따주기 대백과

예나루

따주기 대백과

초판 1쇄 발행_ 2009년 4월 1일
초판 3쇄 발행_ 2011년 10월 20일

지은이_ 청월스님
펴낸이_ 한미경
펴낸곳_ 예나루

등록_ 2004년 1월 5일 제106-07-84229호
주소_ 서울특별시 용산구 갈월동 10-3 한성빌딩 별관 202호
전화_ 02-776-4940
팩시밀리_ 02-776-4948

ⓒ 청월스님, 2009

ISBN_ 978-89-93713-11-4   03510

이 책 내용의 일부 또는 전부를 재사용하려면 반드시
저작권자와 예나루 양측의 서면에 의한 동의를 받아야 합니다.

머리말

17살 사춘기 때, 밤하늘을 보다가 문득 이제까지 살아온 날들을 되돌아 보니 무척이나 짧다는 생각이 들었다.

어느 순간 문득 17살이 되어버린 느낌이 찰라처럼 느껴졌다.

고등학교를 졸업하고, 대학을 나오고, 직장생활을 하고, 아무리 성공한 인생을 살았다 하더라도 금방 17살이 돼버렸듯이 60살이 되어서도 그럴 것만 같았다.

순간 인생이 허망하다는 생각이 들었다. 영원히 변하지 않는 진리가 정말 있을까, 죽고 나면 영계(靈界)가 정말 있을까, 운명은 정말 존재할까 등 수많은 물음이 나를 괴롭혔다.

답을 찾으려고 책을 뒤졌다. 성공학, 철학, 운명학, 기공(氣功) 서적 등 손이 가는 대로 읽었다. 그러다 우연히 기공(氣功) 수련을 접하게 되었다. 모 단체에서 수련을 하고 있을 때 7살된 소아마비 아이를 치료하기 위해 오신 한 여자분을 만났다. 아이가 수련을 할 수 없으니 아이를 옆에 앉혀 놓고 자신이 수련을 대신한다고 하였다. 동기감응(同氣感應)이라나? 묘자리가 후손에게 영향을 미치듯이 엄마가 수련을 하면 아이에게 기가 가서 좋아진다고 하였다.

그 말을 처음 들었을 때, 믿기는 커녕 그런 말을 하는 사람이 이상하게 생각되었다. 그런데 기적처럼 그날 그 아이가 일어섰다. 아이 엄마는 울고불고 난리가 났고 옆에서 같이 수련하시던 분들도 눈물을 찍으며 축하해 주셨다. 그날 난 망치로 머리를 세게 한 대 맞은 듯했다. 그때, 드

디어 내가 가야할 길을 찾은 것 같았다. 부처님이 생로병사(生老病死)를 해결하시기 위해서 수도의 길을 가셨다면, 적어도 나는 병고 하나만은 해결을 해야겠구나 하는 생각이 들면서 이런 수련법을 세상에 다 알리고 싶었다.

그리고 수련을 시작한지 17년이 되었다. 대학 재학 중에도 시간만 나면 기인(奇人)들을 찾아 다녔고 수련을 게을리하지 않았다. 그리고, 문득 동양 사상과 의학을 좀더 심도 있게 공부해야겠다는 생각을 하게 되었다. 어차피 뜻이 외국에 있었으니 미국에 있는 한의대로 유학을 갔다. 대학 재학 중에는 가든글로브시(GardenGrove City)에 있는 라이프한의원의 이주홍 원장님을 만나 수기치료지압을 배우면서 한의원에서 일을 했다. 미주 괄사협회 이건일 회장님을 만나 괄사요법의 정수도 터득했다. 한국사회교육원 김정구 원장님을 만나 사암침법을 공부했으며, 한국에서 재야의료인의 설움을 떨쳐버리려 도미한 많은 분들로부터 카이로프락틱, 수도침, 약침, 봉침요법, 접골 등의 민간 의료법들을 공유하고 배울 수 있었다. 한의원에서 5년 동안 일하면서 그 전에 배운 것들을 마음껏 활용할 수 있었으며, 'Pure Spirit Meditation'이라는 수련 단체를 만들어 교포들과 미국인들에게 기공(氣功) 수련도 시켰다.

여름 휴가에 명상 수련지로 유명한 세도나(Sedona)에 수련 여행을 갔다가 벨락(Bellrock)이라는 기가 많이 나오는 바위 위에서 수련을 할 때 몸이 허공에 녹아 들어가면서 약사여래 부처님과 합일되는 종교 체험 후 조계종 산하 로메리카불교대학도 다녔다. 졸업 후 포교사로써 활동도 했다. 공부하는 동안 생노병사 중 병고뿐만 아니라 다른 세 가지도 해결하고 싶어 결국 승려가 되었다. 지금까지 살아온 인생이 어찌 보면 무척 짧다고 생각할 수 있으나 오직 병고(病苦)를 해결하여 세상에 보탬이 되고 싶다는 생각으로 살아온 삶이다. 어렸을 때는 뜻이 외국에 있었으나 내 조국, 내 민족에게도 혜택을 못 주면서 외국 생각을 먼저 한 것 같아 다시 한국을 찾게 되었다.

지금은 종로5가에서 청심선원(淸心禪院)을 열어 글을 쓰고 있다. 심기혈정(心氣血精)이라는 말이 있다. 곧 '마음에서 먼저 병이 들고, 기병(氣病)이 생기고, 피에서 병이 늘며, 그 다음이 몸에서 병이 든다.'는 말이다. 한달에 두 번 법회를 열며 중생들과 교류하고 마음의 병을 고치려 노력하면서 수련 지도를 통해 건강한 몸을 만들어 주려고도 한다. 한국에서는 의료법이라는 거대한 장벽이 있어 미국에서처럼 환자 치료를 하지는 못하지만, 그동안 배운 것을 정리하며 제자들을 가르치고 있다. 또 혼자만 알기가 아까운 것들이 많아 하나씩 책으로 정리하여 남기고자 한다. 그 중 하나가 따주기 책이며, 이어서 수기(手氣) 치료법과 기공(氣功)에 관련된 서적들도 나올 예정이다. 따주기는 정훈따주기와 광명침, 정암수지침, 수도침, 중국의 수족침을 공부하고 미국에서의 임상 경험을 바탕으로, 누구나 손쉽게 공부할 수 있도록 꾸며 보았다. 따주기만으로도 일반적인 병들은 스스로가 치료할 수 있을 것이다. 이 책이 나오기까지 조언을 아끼지 않으셨던 김성호 예나루 사장님과 직접 오수혈(五輸穴) 부분과 원혈(原穴), 육경론(六經論)을 정리하여 주신 한국사회교육원 김정구 원장님께 감사의 말씀을 드린다. 이 책이 국민들의 건강과 의료비 절감에 도움이 되었으면 하는 마음이 간절하다.

일반인은 물론 전문인도 필요한 책

현대 의학은 과학적인 지식과 기술이 접목되어 오늘날과 같은 눈부신 업적을 이루게 되었다. 그렇다고 해서 자연 치료법이 사라진 것은 아니다. 인류의 탄생과 함께 같이한 자연 치료법은 수천 년의 역사를 가지고 있으며, 이제는 서양 의학과 함께 양대 산맥을 이루고 있다.

자연 치료법은 한의학, 대체의학 등으로 자리매김하였으며, 현대 의학의 부족한 한 축을 담당하고 있다. 한의학은 만물의 변화상이 인간 개개인에 어떻게 적용되어 나타나는가를 연구하는 학문이라고 한다.

따주기 요법도 우리 조상들에게서 수천 년 동안 전해져 내려 온 지혜와 경험으로 검증된 훌륭한 자연 치료 요법이다. 우리에게 친근한 민간요법이면서 최고의 응급 조치법인 따주기는 누구나 자연스럽게 습득할 수 있는 구급법이다.

그 원리도 간단하다. 바늘이나 침의 간단한 도구로 인신(人身)의 말단을 기가 막혀 급체했거나 여타 급성 병이 발생했을 경우 자극하거나 사혈, 기가 정체된 것을 손끝으로 빼내는 것이다. 손끝에 사혈을 하면 물량의 3대 법칙 중, 작용과 반작용의 법칙에 의하여 가장 먼 체내의 막혔던 부위부터 기운이 소통되고 치료의 효과를 나타내게 된다. 그리고 자극 순간 말단의 전압이 낮아진다. 순간적 진공 상태가 되어 유체의 법칙으로 전신 중 특히 혈관 내의 압력이 낮아진다.

그리하여 전신 내압이 안정되고 호흡이 소통된다. 그러므로 급성의 위급한 상황에서 소생하게 되는 것이다. 따주기를 하게 되면 혈액의 전해질 감소로 소듐 전자가 이동을 하여 기의 흐름이 개선된다. 즉, 음전압을 형성해서 신경의 기가 말단으로 빠져나가는 것이다.

  청월 스님이 전 세계 의학 요법 가운데 가장 쉽고 우수한 자연 치료법 중의 하나인 따주기를 책으로 엮어 출간한 것은 축하할 만한 일이다. 한의학을 전공하신 청월 스님은 기존의 여러 이론들을 종합하고, 그간의 기공 수련과 수기 치료법, 괄사 치료법 등의 임상 경험들을 토대로 따주기 요법을 집대성하셨다. 이렇게 만들어진 『따주기』는 일반인은 물론 의학을 전공하는 전문인에게까지 하나의 지침이 되는 필수 가정 보감이 될 것으로 확신하는 바이다.

김정구

동의학회 제4대 회장

스님의 의술 보시에 감사의 마음을 전합니다

만물에는 에너지가 깃들어 있다. 우리는 그것을 기(氣)라고 한다. 물에도 기가 있고, 돌에도 바위에도 기가 있다. 동양의 미신 취급받던 기에너지는 이제 과학의 관심을 넘어서서 서양철학의 과제로도 떠오르고 있다.

동양에서 수 천 년 이래 존재해오던 기에 대한 사상과 만날 수 있는 지점에 온 것이다. 이제 동양은 기철학에 입각한 한방으로, 서양은 현대 세계시장의 자본주의 비판에 입각한 철학으로 인간의 영혼과 몸의 치료를 위해 서로를 도울 수 있는 최적의 단계에 이른 것이다. 실제로 현재 미국 대륙과 유럽의 동양의학 도입은 이미 괄목할 만한 수준인 것으로 보인다.

미국의 인류학자였던 카를로스 카스타네다는 남아메리카 인디언들의 향신성 약초재배에 대한 논문을 쓰려고 멕시코에 갔다가 돈 후안이라는 원주민 샤먼을 만나 새로운 인식의 세계에 입문하게 되는데, 그의 스승이 된 돈 후안은 그에게 인간은 배꼽으로부터 방사되는 빛나는 섬유로 만들어져 있으며, 각성의 종류에 따라 그 길고 짧음이 결정된다는 것을 알려주었다. 그리고 샤먼의 첫 번째 입문과정은 '우리가 사는 세계는 상투적인 외양의 세계와는 전혀 다른 세계를 볼 수 있도록 하는데' 있는 것이며, 일차적으로는 '세계를 정지시키는 것'을 배우면서 그것을 '보는 것'을 익힌다는 것을 배웠다.

인류의 깨달은 자들은 인간이라는 이름의 축생들이 보지 못하는 것을 보고, 듣지 못하는 것을 들어 이들의 고통을 덜어주려 했다. 깨달은 자들만이 자비심을 가질 수 있다는 것을 절감한다.

한국에서 만난 청월 스님도 분명 우리 범인들과는 다른 분인 것 같다. 그 분이 계시는 청심선원에 들어가니 굳어진 몸에서 에너지가 도는 것이 느껴졌다. 바싹 말랐던 입안에 침이 돌며 편안해졌다. 얼마 후엔 삐었던 다리가 갑자기 정상이 되어버리는 자연치유를 경험했다. 이상한 체험이었다.

이상한 체험이라고 했지만 그것이야말로 나의 기(氣)에 대한 무지만큼의 이상함이리라. 이후 기에 대한 실천적인 학습과 체험이 없이는 내 몸과 마음의 아주 조그만 부분조차도 이해할 수 없으리라는 확신을 갖게 되었다.

더구나 청월 스님이 베푸는 의술적 보시에 감화되어 기에 대한 관심은 배가되었다. 그에 대한 감사의 표시로 조그마한 경험을 적어 보았다. 지금 세상에 나가는 <따주기 대백과>가 부디 동양철학의 실천적 표현인 한방요법에 관심 있는 모든 사람들과 강호재현의 호평을 받기를 기원한다. 많은 이들이 이 책을 통해 육신적·경제적 고통에서 벗어나는 계기가 되길 마음으로 빌어본다.

김연숙
성균관대 교환교수(파리8대학 철학박사)

차례

I 기(氣)와 경혈(經穴)

1. 기(氣)란 무엇인가? • 16
2. 경락(經絡)이란? • 18
3. 혈(穴)이란? • 19
4. 12정경(正經) • 20
   - 1) 수태음폐경(手太陰肺經) • 21
   - 2) 수양명대장경(手陽明大腸經) • 23
   - 3) 족양명위경(足陽明胃經) • 25
   - 4) 족태음비경(足太陰脾經) • 28
   - 5) 수소음심경(手少陰心經) • 30
   - 6) 수태양소장경(手太陽小腸經) • 32
   - 7) 족태양방광경(足太陽膀胱經) • 34
   - 8) 족소음신경(足少陰腎經) • 38
   - 9) 수궐음심포경(手厥陰心包經) • 40
   - 10) 수소양삼초경(手少陽三焦經) • 42
   - 11) 족소양담경(足少陽膽經) • 44
   - 12) 족궐음간경(足厥陰肝經) • 48
5. 기경팔맥(奇經八脈) • 50
   - 1) 임맥(任脈) • 51
   - 2) 독맥(督脈) • 53
   - 3) 대맥(帶脈) • 55
   - 4) 충맥(衝脈) • 56
   - 5) 양교맥(陽蹻脈) • 57
   - 6) 음교맥(陰蹻脈) • 58
   - 7) 양유맥(陽維脈) • 59
   - 8) 음유맥(陰維脈) • 60

II 따주기 요법

6. 따주기란? • 62
- 따주기란 무엇인가? • 62
- 따주기의 효능 및 장점 • 64
- 따주기의 원리 • 64

7. 상응점의 형태로 본 진단법 • 66

8. 손의 인체 상응도 • 68

9. 증상에 따른 치료법 • 70
- 급체(急滯) • 70
- 두통 • 72
- 낙침 • 74
- 견비통 • 76
- 요통 • 78
- 무릎 통증 • 80
- 늑간신경통 • 82
- 좌골신경통 • 84
- 발 바깥쪽 저림 • 86
- 발 안쪽 저림 • 88
- 발이 냉할 때 • 90
- 손 바깥쪽 저림 • 92
- 손 안쪽 저림 • 93
- 뇌졸중 • 94
- 소아경기 • 96
- 심인성(心因性) 정신 혼미 • 98
- 심계항진 • 100
- 감기 • 102
- 탈모증 • 104
- 편도선염 • 106
- 갑상선염 • 108
- 목적안통(目赤眼痛) • 110
- 결막염 • 112
- 백내장 • 114
- 혓바늘 • 116
- 치통 • 118
- 입이 부르틀 때 • 120
- 축농증, 비염 • 122
- 이명, 중이염 • 124
- 오심구토 • 126
- 당뇨병 • 128
- 대장 질환과 치질 • 130
- 변비 • 132
- 전립선염 • 134
- 다이어트 • 136
- 금연 • 138
- 금주 • 140
- 머리 좋아지는 법 • 142
- 키가 크고 싶을 때 • 144
- 여드름 • 146
- 아토피 피부염 • 148
- 멀미 • 150
- VDT증후군 • 152
- 불면증 • 154

| 숙취 • 156
| 화병(火病) • 160
| 생리불순 • 164
| 몸살 • 158
| 정력 약화 • 162
| 생리통 • 166

Ⅲ 사암침법

10. 사암도인(舍岩道人) • 170

11. 오수혈(五輸穴) • 173
  1) 정(井) • 174
  3) 유(兪) • 174
  5) 합(合) • 175
  2) 형(滎) • 174
  4) 경(經) • 175

12. 원혈(原穴) • 176

13. 낙혈(絡穴) • 179

14. 극혈(郄穴) • 180

15. 모혈(募穴) • 181

16. 배유혈(背俞穴) • 182

17. 팔맥교회혈(八脈交會穴) • 183

18. 각 혈위표 정리 • 184

19. 육경론(六經論) • 185
  1) 태양경(太陽經) • 185
  3) 소양경(少陽經) • 188
  5) 소음경(少陰經) • 190
  2) 양명경(陽明經) • 187
  4) 태음경(太陰經) • 189
  6) 궐음경(厥陰經) • 191

20. 사암침법(舍岩鍼法) • 193

   1) 수태음폐경(手太陰肺經) • 193
   2) 수양명대장경(手陽明大腸經) • 195
   3) 족양명위경(足陽明胃經) • 198
   4) 족태음비경(足太陰脾經) • 200
   5) 수소음심경(手小陰心經) • 203
   6) 수태양소장경(手太陽小腸經) • 205
   7) 족태양방광경(足太陽膀胱經) • 207
   8) 족소음신경(足小陰腎經) • 209
   9) 수궐음심포경(手厥陰心包經) • 212
   10) 수소양삼초경(手少陽三焦經) • 214
   11) 족소양담경(足少陽膽經) • 216
   12) 족궐음간경(足厥陰肝經) • 218

Ⅳ 한국을 넘어 세계로

21. 세계의 한의사 제도 • 232

   1) 미국 • 232
     (1) 미국의 한의학 현황 • 234
     (2) 미국의 한의사 시험 제도 • 236
   2) 중국 • 237
     (1) 중의대 현황 • 237
     (2) 입학 및 조건 • 238
     (3) 학제 • 238
     (4) 중의사(中醫師) 시험 • 239
     (5) 중의사의 향후 전망 • 239
   3) 캐나다 • 241
   4) 영국 • 241
   5) 스페인 • 241
   6) 브라질 • 242
   7) 아르헨티나 • 242
   8) 터키 • 242
   9) 독일 • 243
   10) 프랑스 • 243
   11) 이탈리아 • 243
   12) 러시아 • 244

❙ 참고서적 • 245

❙ 인터넷자료 • 245

❙ 청심선원 강좌 안내 • 246

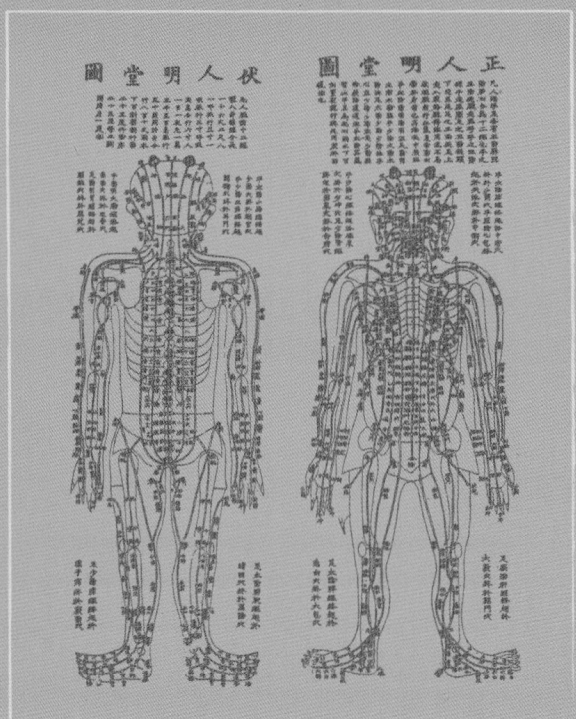

正人明堂圖, 伏人明堂圖

Ⅰ 기(氣)와 경혈(經穴)

1. 기(氣)란 무엇인가?
2. 경락(經絡)이란?
3. 혈(穴)이란?
4. 12정경(正經)
5. 기경팔맥(奇經八脈)

1. 기(氣)란 무엇인가?

　기(氣)란 쉽게 얘기해서 에너지라고 생각하면 된다. 동양에서 말하는 기의 개념은 무척이나 광범위해서 한마디로 정의하기가 어려운데 에너지 개념으로 이해를 하면 쉽다. 물질은 분자로 이루어져 있다. 물을 예로 들면 물의 분자식은 H_2O이다. 수소원자 2개와 산소원자 1개로 결합되어 있는 것이 물이다.

　분자를 나누면 원자가 된다. 지구상에는 100여 종의 원자가 있다고 한다. 이 원자를 나누면 12개의 미립자가 되고 미립자를 나누면 5개의 소립자가 된다. 소립자마저 나누면 그때는 물질이 아니라 +-에너지만 남는다.

　즉 +-에너지가 합쳐져서 5개의 소립자가 형성되고, 5개의 소립자가 조합되어서 12개의 미립자가 만들어지고, 12개의 미립자가 합쳐져서 100여 개의 원자가 만들어진다. 이 100여 개의 원자가 다시 조합되면서 삼라만상(森羅萬象)이 만들어지는 것이다. 그래서 현대의 양자물리학에서는 물질과 에너지의 구분이 없어진 지 오래이다.

　이렇게 보았을 때 세상은 기로 이루어져 있다고 보아도 과언이 아니다. 불교의 핵심 사상 중에 색즉시공 공즉시색(色卽是空 空卽是色)이란 말이 있다. 즉, 보이는 것이 보이지 않는 것이요, 보이지 않는 것이 보이는 것이다는 말인데, 보이지 않는 기(氣)가 뭉쳐지면 보이는 물질이 되고 보여지는 물질이 흩어지면 기(氣)가 된다는 이야기이다. 오래전에 동양의 선인(仙人)들이 알고 있던 사실을 현대의 양자물리학이 증명해 준 것이다.

동양에서는 고대로부터 공간에 기(氣)라고 부르는 어떤 에너지가 충만해 있다고 보았다.

또한 현대의 신과학에서도 우주의 공간, 현실의 공간은 그냥 텅 비어 있는 곳이 아니라 무언가 어떤 물질로서 그 공간이 가득 채워져 있다고 보고 있다. 그 어떤 물질을 프리에너지(free energy, 氣)라고 명명하고 있다. 이런 프리에너지를 면밀히 분석하고 연구하는 일본, 중국, 미국, 러시아 등에서는 프리에너지라는 물질의 많은 차이를 발견하고 그 등급까지 분류해 놓고 있다고 한다. 일반인들에게는 공개되고 있지 않지만 그 종류가 600여 가지나 된다고 하니 이렇듯 기(氣)에너지의 존재는 의심할 수 없는 사실인 것이다. 기(氣)에너지는 우주 공간에 가득 차 있는 에너지, 인간의 의식과 공명하는 에너지이다.

즉, 이러한 기(氣)에너지야 말로 신과학의 핵심 요체이다. 인체는 이러한 기(氣)에너지(공간에너지, free energy)를 가장 효율적으로 집적시킬 수 있는 기관이다. 인간의 육체 또한 물질로 이루어져 있으니 결국은 기로 이루어져 있다고 볼 수도 있다. 그러나 사상이 아닌 의학으로 축소시켜 봤을 때, 한의학에서는 인체 외부의 육기(六氣)와 인체 내부의 기로 나누어 본다.

다시 인체의 기는 그 작용 여부에 따라 경락을 따라 흐르는 경기(經氣), 인체 외부를 보호하는 위기(衛氣), 혈을 따라 움직이는 영기(榮氣) 등으로 나눈다. 인체에 적용해서 기(氣)를 얘기할 때 그냥 쉽게해서 생체에너지(vital energy)로 표현하면 적절하겠다.

2. 경락(經絡)이란?

경락이란 앞에서 얘기한 이러한 생체에너지가 몸속을 흐르는 통로를 말한다. 인체에서 세로로 흐르는 것을 경(經)이라 하고, 이 경과 경을 가로로 이어 주는 통로를 낙(絡)이라 한다. 경락은 12개의 정경(正經)과 8개의 기경팔맥(奇經八脈), 15개의 낙맥(絡脈)으로 이루어져 있다. 낙맥의 세소한 분지를 손락(孫絡)이라 하며, 이 손락은 모세혈관만큼이나 몸속에 분포되어 있다.

또한 경락은 내장의 기가 체표로 반사되는 통로와 같다. 하늘의 마음이 풍한서습조화(風寒暑濕燥火)의 육기(六氣)로 표현되듯이 경락은 인간마음의 통로, 즉 인간의식의 통로이다. 그래서 보이지는 않지만 느낄 수 있는 것이다. 북한의 봉한학설에서는 경락을 봉한관, 기를 봉한액이라 하여 해부를 통해 실제 밝혔다는 설도 있다.

3. 혈(穴)이란?

혈은 경락의 기와 혈(血)이 신체 표면에 모여들고, 흘러들며 통과하는 중점 부위를 말한다. 기(氣)와 혈(血)이 경락을 통과하면서 신체 내부의 장부(腸腑)의 생리, 혹은 병리변화에 대하여 일정한 반응을 일으킨다. 따라서 신체 표면의 주위 환경에 각종 자극(침, 뜸, 지압, 따주기 등)을 받게 되면 체내의 기능이 조절되고 치료의 효과를 얻게 된다. 즉, 혈(穴)이란 기와 혈이 모여 있는 곳으로 우주와 인간 내부 장기를 연결하는 반사점이라 할 수 있다. 따주기는 손에 있는 이러한 반사점을 이용하는 치료법이다.

4. 12정경(正經)

이 책은 경혈학(經穴學) 서적이 아니며, 경혈이나 경락에 대해서는 경혈학 총서를 비롯하여 많은 한의학 서적에서 자세히 다루고 있으므로 여기서는 초심자를 위해서 간단히 언급하고자 한다.

또 따주기의 장점 중 하나가 굳이 어렵게 경락 공부까지 하지 않아도 된다는 점이기 때문이다.

그러나 혹 독자 중에 재야침구인이거나, 한의학에 관심이 있는 분들을 위해서 요약 정리본을 첨부한다.

2) 수양명대장경(手陽明大腸經)

1. 상양(商陽) 解表退熱 淸肺利咽 泄熱消腫
2. 이간(二間) 散邪熱 利咽喉 淸熱消腫
3. 삼간(三間) 泄邪熱 利咽喉 調腑氣
4. 합곡(合谷) 發表解熱 疏風解表 淸泄肺氣 通降腸胃 鎭痛安神 通經活絡
5. 양계(陽谿) 祛風泄火 疏散陽明邪熱
6. 편력(偏歷) 淸肺氣 調水道 通脈絡
7. 온류(溫溜) 淸邪熱 理腸胃
8. 하렴(下廉) 瀉胃中之熱
9. 상렴(上廉) 瀉胃中之熱
10. 수삼리(手三里) 祛風通絡 和胃利腸
11. 곡지(曲池) 疎邪熱 利關節 祛風濕 調氣血
12. 주료(肘髎) 疏通經絡
13. 수오리(手五里) 祛風通絡, 和胃利腸
14. 비노(臂臑) 通絡 明目 止痛鎭痛
15. 견우(肩髃) 疎散經絡風濕 淸泄陽明氣火 通利關節 祛邪解熱 調和氣血
16. 거골(巨骨) 散瘀 通絡 通利關節
17. 천정(天鼎) 利咽氣 淸肺氣
18. 부돌(扶突) 疏通經絡 調暢氣血
19. 구화료(口禾髎) 扶脾氣 化濕滯
20. 영향(迎香) 通鼻竅 散風邪 淸氣火

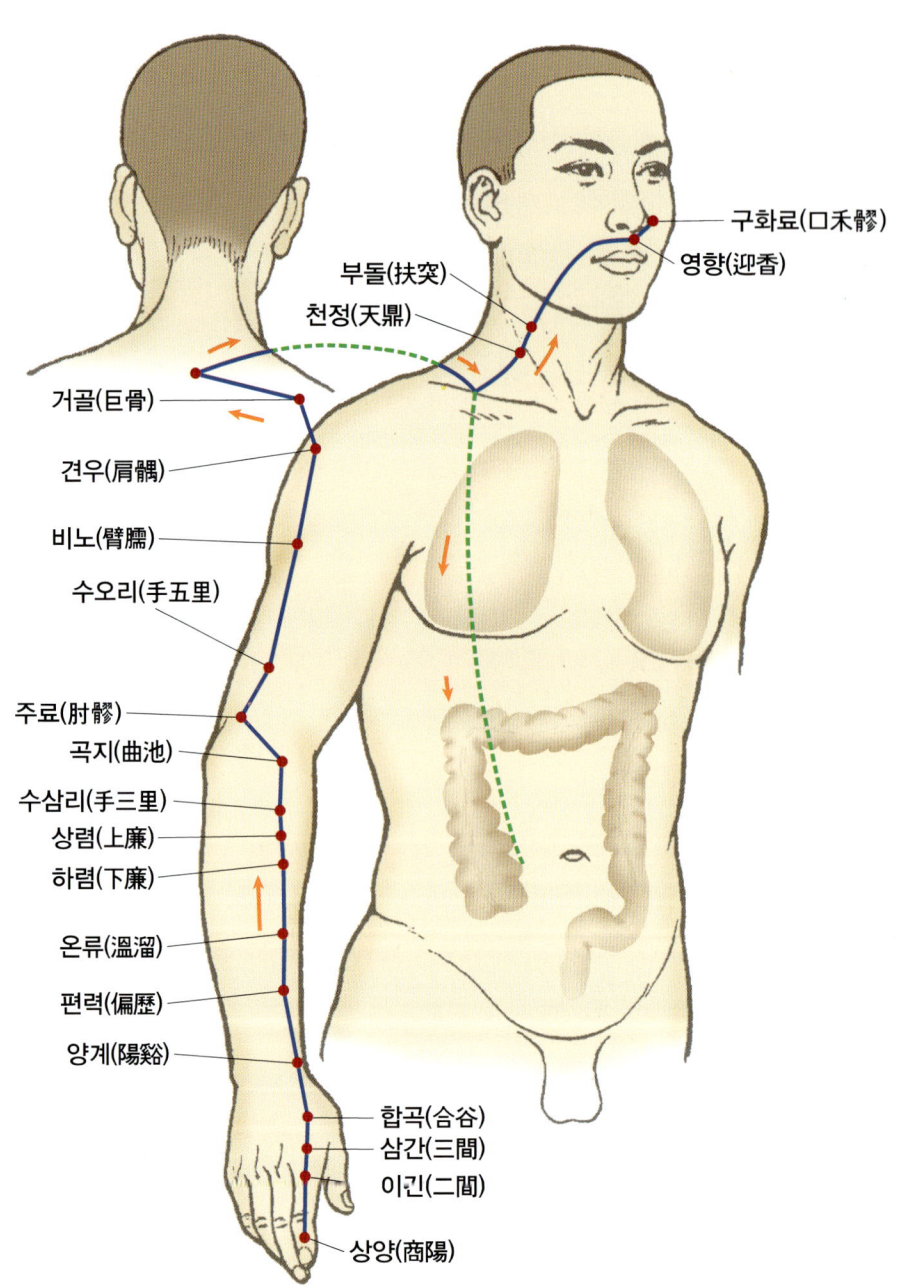

3) 족양명위경(足陽明胃經)

1. 승읍(承泣) 祛風散火 開竅明目
2. 사백(四白) 祛風明目 疏肝利痰 舒筋鎭痛
3. 거료(巨髎) 舒筋通絡
4. 지창(地倉) 祛風邪 通氣滯 利機關 扶正鎭痛
5. 대영(大迎) 淸心寧神
6. 협거(頰車) 開竅通絡 祛風調氣鎭痛
7. 하관(下關) 疏風活絡 開竅益聽
8. 두유(頭維) 祛風泄火 止痛明目淸頭
9. 인영(人迎) 通經絡 調氣血 淸熱平喘 利咽喉
10. 수돌(水突) 淸濕熱 化胃氣
11. 기사(氣舍) 調氣益原
12. 결분(缺盆) 祛風通絡
13. 기호(氣戶) 淸熱寬胸
14. 고방(庫房) 理氣寬胸
15. 옥예(屋翳) 理氣寬胸
16. 응창(膺窗) 淸熱解鬱 止痛消腫
17. 유중(乳中) 乳房痛 乳汁分泌遲延
18. 유근(乳根) 宣通乳絡 活血化鬱
19. 불용(不容) 調中和胃
20. 승만(承滿) 和胃理氣
21. 양문(梁門) 調中氣 和腸胃 助調運化積滯
22. 관문(關門) 調理腸胃

23. 태을(太乙) 理氣疏通
24. 활육문(滑肉門) 淸胃氣
25. 천추(天樞) 疏調大腸 調中和胃 理氣健脾 扶土化濕 和營調經
26. 외릉(外陵) 通三焦 疏水桶
27. 대거(大巨) 調帶脈 利濕熱
28. 수도(水道) 淸濕熱 利膀胱
29. 귀래(歸來) 疏經絡氣化
30. 기충(氣衝) 舒宗筋 散厥氣 調膀胱 和營血
31. 비관(髀關) 溫經活絡 疏風散寒
32. 복토(伏兎) 脚氣 腰痛 麻木不仁
33. 음시(陰市) 散寒溫經
34. 양구(梁丘) 通調胃氣 和中降逆 祛風化濕
35. 독비(犢鼻) 通經活絡 疎風散寒 消腫止痛
36. 족삼리(足三里) 理脾胃 調中氣 和腸消滯 疏風化濕 通調經絡 調和氣血 扶正培元 祛邪防病 强健脾胃
37. 상거허(上巨虛) 理脾和胃 通腸化滯 疏經調氣 淸利濕熱
38. 조구(條口) 疏導經絡
39. 하거허(下巨虛) 通降腑氣 寧神鎭驚
40. 풍륭(豊隆) 和胃氣 化痰濕 淸神志
41. 해계(解谿) 扶脾氣 化濕滯 淸胃熱 寧神志
42. 충양(衝陽) 扶土化濕 和胃寧神
43. 함곡(陷谷) 散寒溫經
44. 내정(內庭) 通降胃氣 和腸化滯 理氣鎭痛
45. 여태(厲兌) 通經勞厥 回陽救逆 和胃淸神 疏泄陽明邪熱 活絡開竅

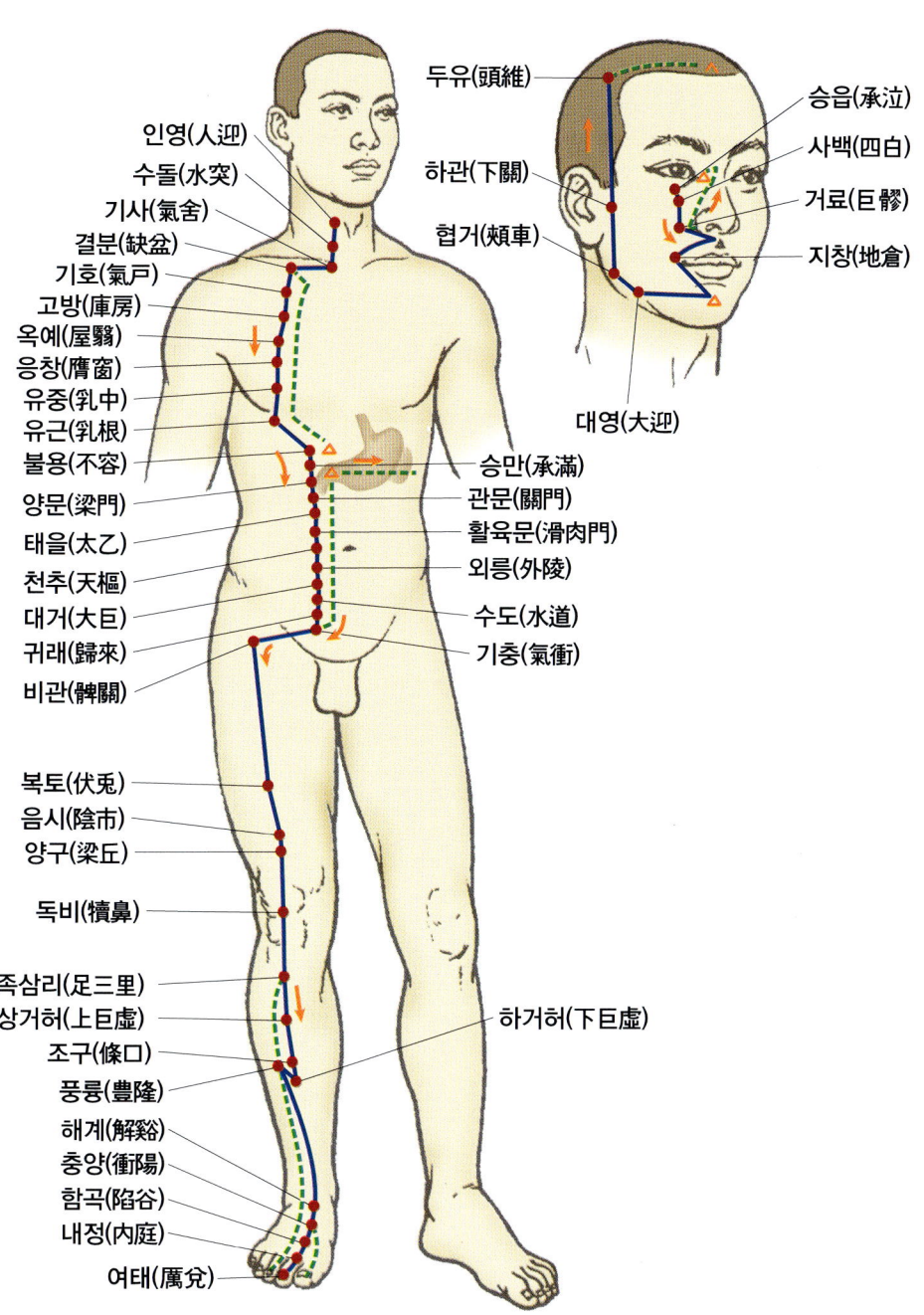

4) 족태음비경(足太陰脾經)

1. 은백(隱白) 調血統血 扶脾溫脾 淸心寧神 溫陽回厥
2. 대도(大都) 健脾和中 回陽救逆
3. 태백(太白) 通經活絡 調脾和胃
4. 공손(公孫) 扶脾胃 理氣機 調血海 和衝脈
5. 상구(商丘) 健脾胃 化濕滯
6. 삼음교(三陰交) 補脾土 助運化 通氣滯 疏下焦 調血室精宮 祛經絡風濕
7. 누곡(漏谷) 扶陽脾氣 化營衛
8. 지기(地機) 和脾理血 調變胞宮
9. 음릉천(陰陵泉) 運中焦 化濕滯 調膀胱 祛風冷
10. 혈해(血海) 調血淸熱 宣通下焦
11. 기문(箕門) 疏脾理氣 散厥氣
12. 충문(衝門) 降逆利濕 理氣消痔
13. 부사(府舍) 祛大腸經邪 散經絡風濕
14. 복결(腹結) 助膀胱 理濕熱
15. 대횡(大橫) 通經絡 續筋骨
16. 복애(腹哀) 助膀胱 理濕熱
17. 식두(食竇) 消息和胃
18. 천계(天谿) 理氣營血
19. 흉향(胸鄕) 和胃
20. 주영(周榮) 和胃氣 利中焦
21. 대포(大包) 統諸絡 束筋骨

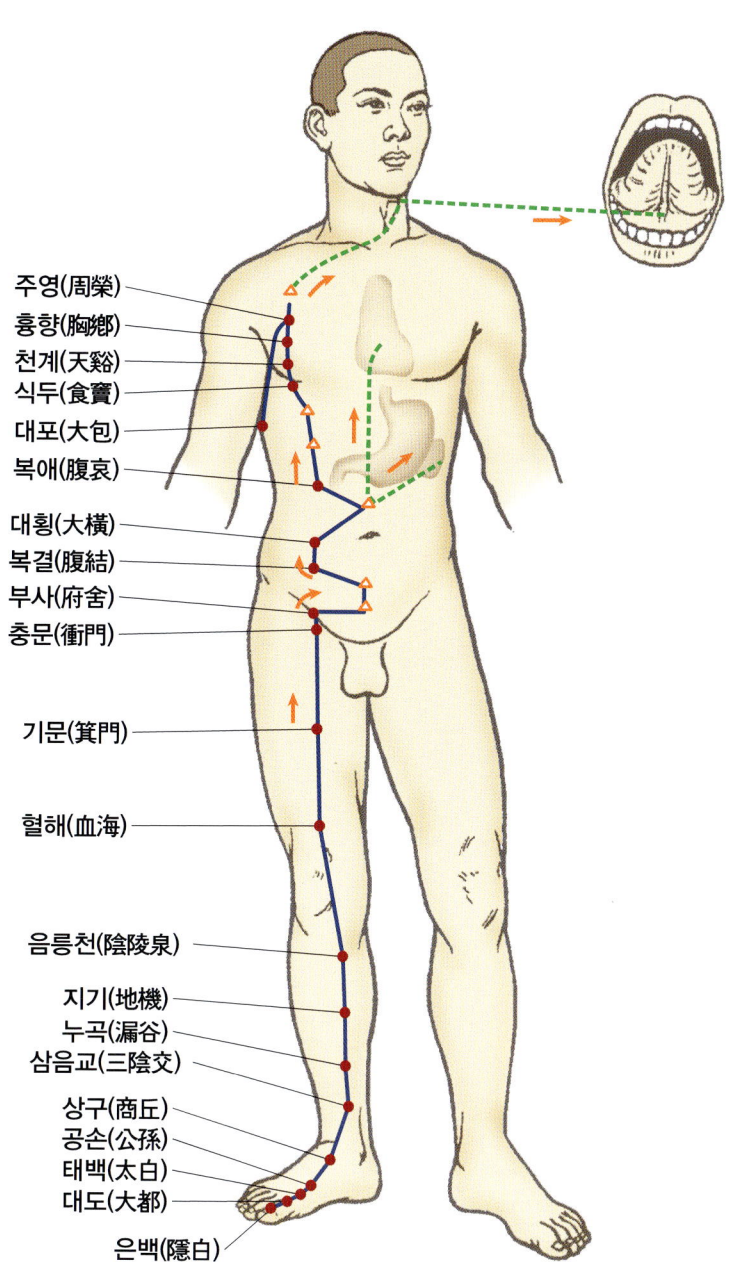

5) 수소음심경(手少陰心經)

1. 극천(極泉) 理氣寬胸
2. 청영(靑靈) 利氣 和營衛
3. 소해(少海) 疏心氣 淸包絡 寧神志 化痰涎
4. 영도(靈道) 寧心安神 調心氣 鎭靜
5. 통리(通里) 安心寧神 熄風和營
6. 음극(陰郄) 淸心火 潛虛陽 安神志 固表分
7. 신문(神門) 安心寧神 淸化凉營 淸心熱 調氣逆
8. 소부(少府) 寧神志 調心氣
9. 소충(少衝) 開心竅 淸神志 勞厥逆 泄邪熱

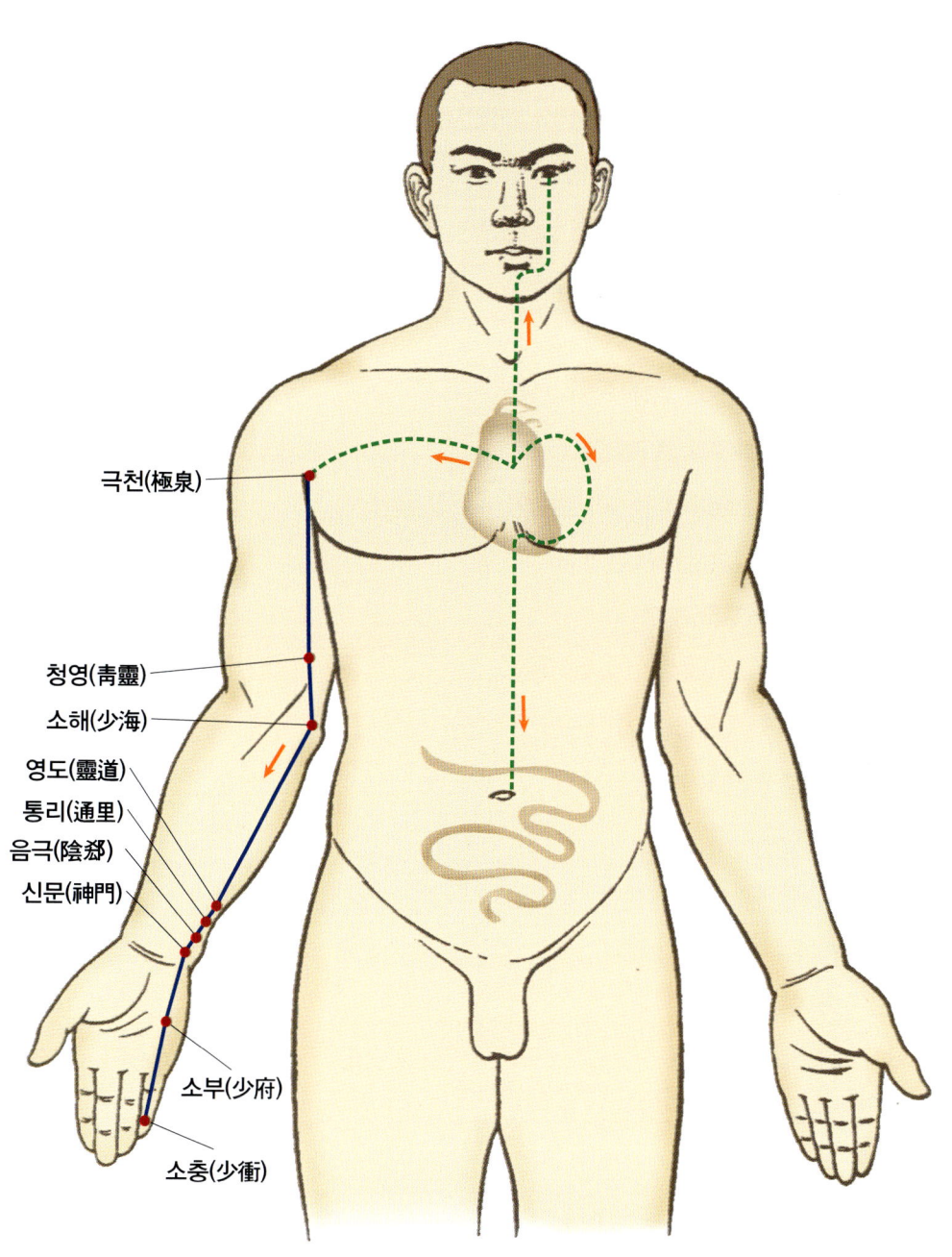

I. 기(氣)와 경혈(經穴) 31

6) 수태양소장경(手太陽小腸經)

1. 소택(少澤) 淸心火 散鬱熱 開竅利乳 通經活絡
2. 전곡(前谷) 疏風泄火 和營衛
3. 후계(後谿) 寧心安神 淸熱利濕 通督脈 固表分
4. 완골(腕骨) 疏太陽經邪 淸小腸濕熱
5. 양곡(陽谷) 散陽明邪熱
6. 양로(養老) 舒筋通絡 明目
7. 지정(支正) 淸神 解表熱 疏經邪
8. 소해(小海) 散太陽經邪 通小腸熱結 祛風氣 淸神志
9. 견정(肩貞) 疏經絡 活血利氣
10. 노수(臑俞) 祛太陽經邪
11. 천종(天宗) 解太陽經邪 宣胸肠氣滯
12. 병풍(秉風) 祛風通絡
13. 곡원(曲垣) 淸熱貫中
14. 견외수(肩外俞) 理氣疏通
15. 견중수(肩中俞) 理氣 疏通肩胛筋骨
16. 천창(天窓) 疏心氣 淸神氣
17. 천용(天容) 舒經活絡
18. 관료(顴髎) 鎭痛鎭痙
19. 청궁(聽宮) 宣耳竅 止痛 益聽 寧神志

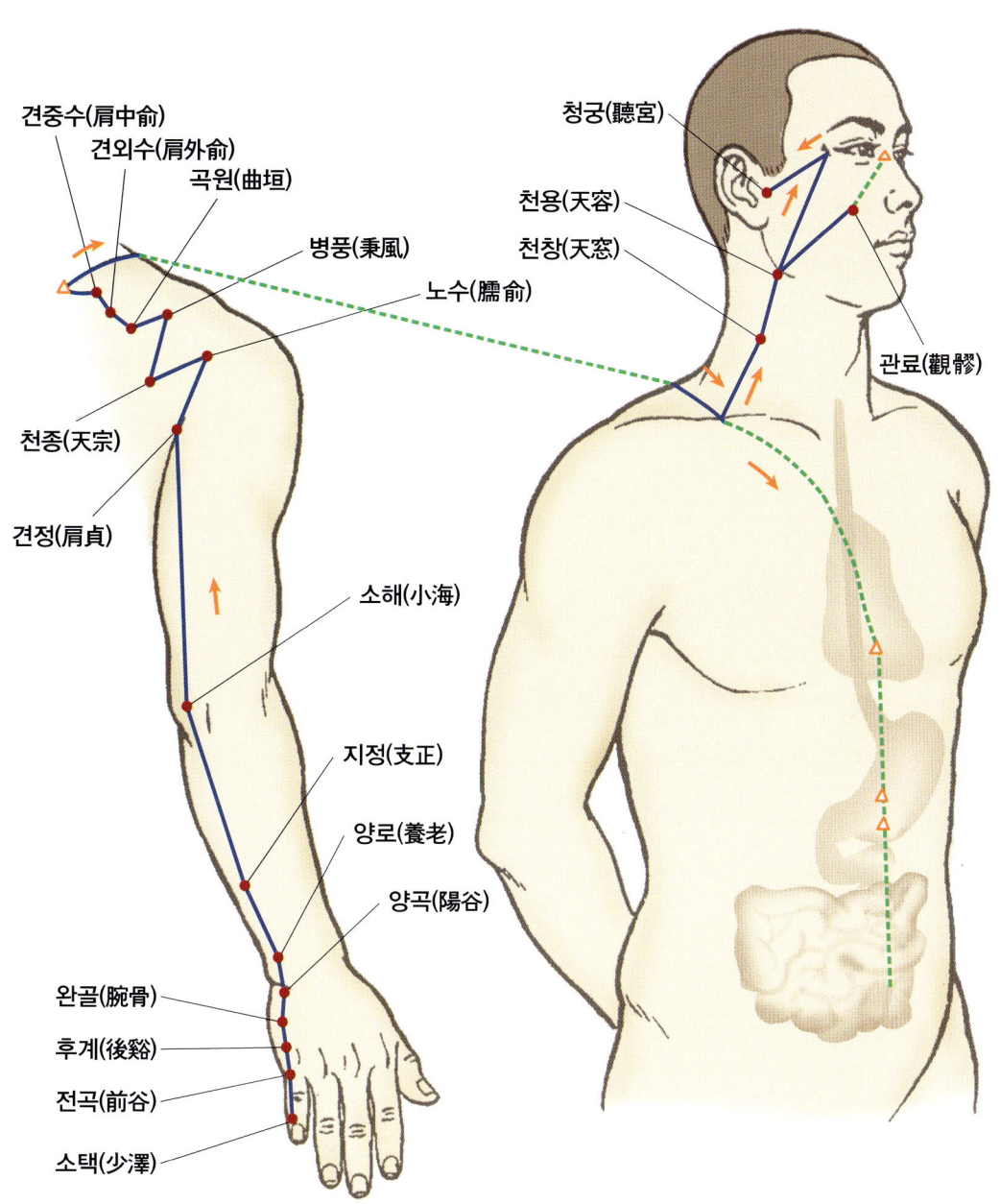

1. 기(氣)와 경혈(經穴) 33

7) 족태양방광경(足太陽膀胱經)

1. 정명(睛明) 疏風泄火 滋水明目
2. 찬죽(攢竹) 宣泄太陽熱氣 治絡明目
3. 미충(眉衝) 泄熱開竅
4. 곡차(曲差) 泄熱開竅 清頭明目
5. 오처(五處) 宣泄風熱 清頭明目
6. 승광(承光) 清頭明目
7. 통천(通天) 清頭開竅
8. 낙각(絡却) 經絡疏通
9. 옥침(玉枕) 清頭明目
10. 천주(天柱) 理氣清火
11. 대저(大杼) 祛風邪 解表退熱 舒筋脈 調骨節
12. 풍문(風門) 疎散風寒 宣泄諸陽之熱 調理肺氣
13. 폐수(肺俞) 調肺氣 補勞損 清虛熱 和營血
14. 궐음수(厥陰俞) 通經活絡 舒肝理氣
15. 심수(心俞) 養心安營 清神寧志 調理氣血
16. 독수(督俞) 理氣活血
17. 격수(膈俞) 清血熱 理虛損 和胃氣 寬胸膈
18. 간수(肝俞) 補營血 消瘀疼 補肝膽濕熱 能寧神明目
10. 담수(膽俞) 清泄肝膽邪熱 和胃寬膈 明目
20. 비수(脾俞) 扶土祛水濕 理脾助運化 益營血
21. 위수(胃俞) 健脾和胃 化濕消滯 扶中氣虛弱

22. 삼초수(三焦俞) 調氣化 利水濕

23. 신수(腎俞) 滋補腎陰 振氣化 祛水濕 强腰脊 益水壯火 益聽明目

24. 기해수(氣海俞) 調氣血 健腰膝

25. 대장수(大腸俞) 疏調二腸 理氣化滯 强健腰膝

26. 관원수(關元俞) 通經活絡 疏風散寒 泄利濕滯 調理下焦 强健腰膝

27. 소장수(小腸俞) 理小腸 化滯積 淸利下焦濕熱 通調二便 調膀胱

28. 방광수(膀胱俞) 調膀胱 利腰脊 通理水道 培補下元

29. 중려수(中膂俞) 調膀胱 通利水道

30. 백환수(白環俞) 利小腸 助氣化

31. 상료(上髎) 通經活絡 補益下焦 强健腰膝

32. 차료(次髎) 通經活絡 補益下焦 强健腰膝

33. 중료(中髎) 通經活絡

34. 하료(下髎) 舒筋活絡

35. 회양(會陽) 利氣疏通

36. 승부(承扶) 舒筋活絡

37. 은문(殷門) 調三焦氣

38. 부극(浮郄) 疏肝 利氣 通絡

39. 위양(委陽) 通三焦 疏水道 利膀胱

40. 위중(委中) 淸血泄熱 舒筋通絡 祛風濕 利腰膝 止吐瀉

41. 부분(附分) 疏風散寒 舒筋活絡

42. 백호(魄戶) 宣通肺氣 平喘止咳

43. 고황(膏肓) 補肺健脾 益氣補虛 治勞益損 寧心培腎

44. 신당(神堂) 疏通和營

45. 의희(譩譆) 和氣營衛

46. 격관(膈關) 寧心益氣

47. 혼문(魂門) 宣通肺氣

48. 양강(陽綱) 淸痰胃 化濕熱

49. 의사(意舍) 疏泄濕熱 健運脾陽

50. 위창(胃倉) 理氣和胃化濕 理氣暢中

51. 황문(肓門) 淸熱泄熱

52. 지실(志室) 補腎益精 利水導濕

53. 포황(胞肓) 舒筋活絡

54. 질변(秩邊) 疏通經絡 强健腰膝

55. 합양(合陽) 利腰膝

56. 승근(承筋) 舒筋活絡

57. 승산(承山) 舒筋凉血 和腸療痔

58. 비양(飛揚) 祛太陽經邪 散經絡風濕 淸熱消腫

59. 부양(跗揚) 舒筋活絡

60. 곤륜(崑崙) 祛太陽經邪 理胞官淸血 舒筋化濕 健腰强腎 消腫止痛

61. 복삼(僕參) 通經活絡 消腫止痛

62. 신맥(申脈) 疏表邪 治風痰 寧神志 舒筋脈

63. 금문(金門) 導水濕祛痰

64. 경골(京骨) 祛風疎邪 寧心淸腦

65. 속골(束骨) 利氣降逆

66. 족통곡(足通谷) 疏導經氣

67. 지음(至陰) 疏癲頂風邪 淸頭明目 宣下焦氣機 矯正胎胃

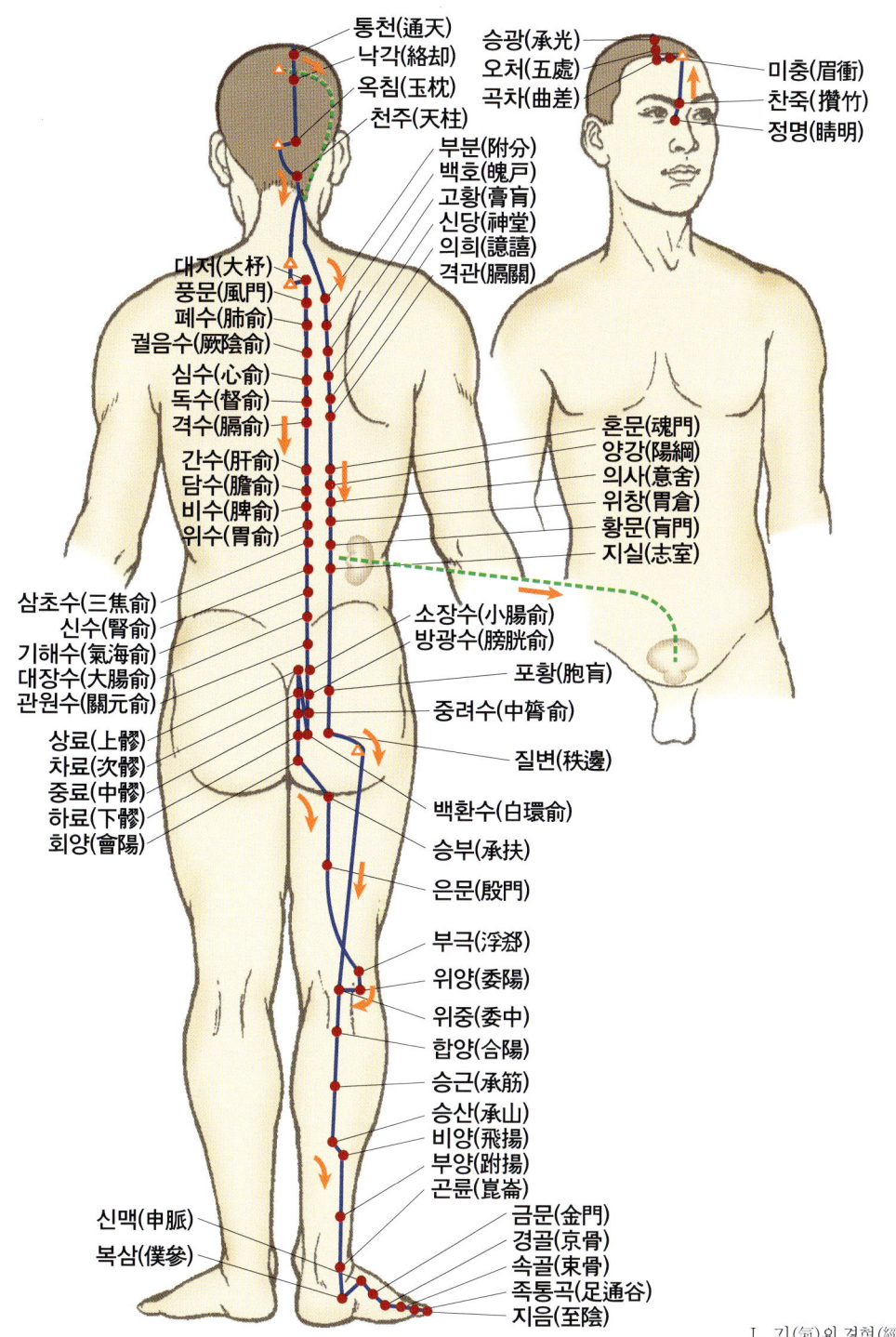

8) 족소음신경(足少陰腎經)

1. 용천(湧泉) 淸腎熱 降陰火 寧神志 勞厥逆
2. 연곡(然谷) 退腎熱 疏厥氣 理下焦
3. 태계(太谿) 滋腎陰 退虛熱 壯元陽 理胞宮 强健腰膝
4. 대종(大鍾) 調腎和血 補益精神
5. 수천(水泉) 通調經 疏泄下焦
6. 조해(照海) 通經和熱 泄火疏氣 淸神志 利咽喉
7. 부류(復溜) 疏調玄府 利導膀胱 祛濕淸滯 滋腎潤燥祛濕
8. 교신(交信) 調營衛
9. 축빈(築賓) 利少陰之氣
10. 음곡(陰谷) 祛濕通藪 滋腎淸熱 疏泄厥氣 利導下焦
11. 횡골(橫骨) 和胃濕熱
12. 대혁(大赫) 助經氣和胃
13. 기혈(氣穴) 利道下焦
14. 사만(四滿) 和胃 利腸胃
15. 중주(中注) 調理脾胃
16. 황수(肓俞) 淸腎熱 疏厥氣 調衝脈 利下焦
17. 상곡(商曲) 退腎熱 利氣通絡
18. 석관(石關) 利下焦
19. 음도(陰都) 調氣腎虛
20. 복통곡(腹通谷) 淸邪熱 理膀胱
21. 유문(幽門) 淸腎熱 利腸胃
22. 보랑(步廊) 通絡化積滯
23. 신봉(神封) 淸神營衛
24. 영허(靈墟) 調三焦氣化
25. 신장(神藏) 淸宣上焦 化胃氣
26. 욱중(彧中) 疏通胸中邪氣
27. 수부(俞府) 扶中氣虛弱

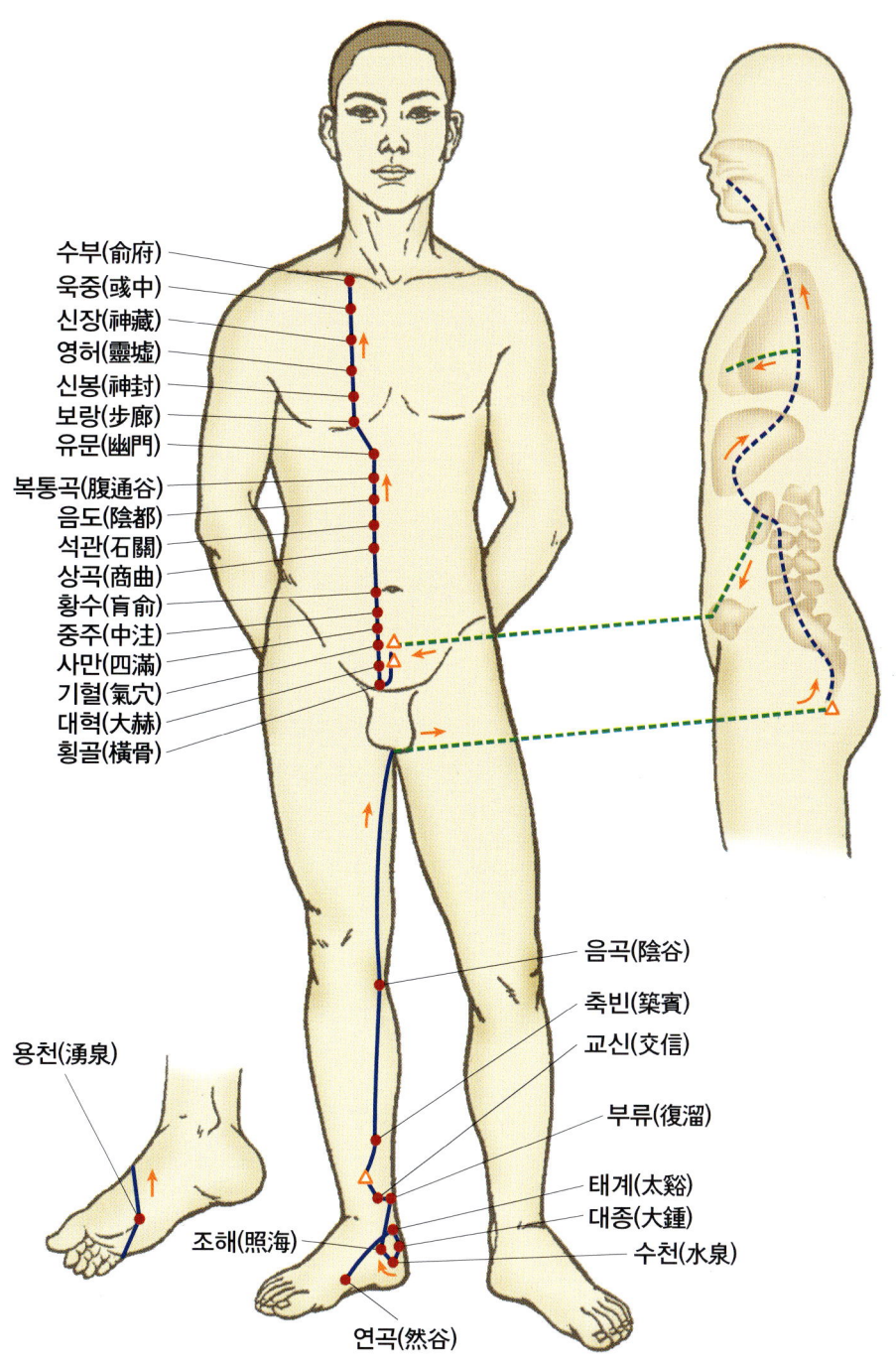

9) 수궐음심포경(手厥陰心包經)

1. 천지(天池) 和營衛 淸營凉血
2. 천천(天泉) 淸神志 寧神安心
3. 곡택(曲澤) 疎降上焦逆氣 淸心火 除血熱 鎭痤攣 止痛止瀉
4. 극문(郄門) 寧心安神 寬胸理氣 通絡止血
5. 간사(間使) 調心氣 淸神志 和胃祛痰 通經治絡
6. 내관(內關) 疏三焦 寧心安神 寬胸理氣 和胃 鎭靜鎭痛
7. 대릉(大陵) 淸心寧神 和胃寬胸 淸營凉血
8. 노궁(勞宮) 淸心火 除濕熱 熄風凉血 安神和胃鎭靜 開竅回陽
9. 중충(中衝) 開竅勞厥 淸心退熱 回陽救逆

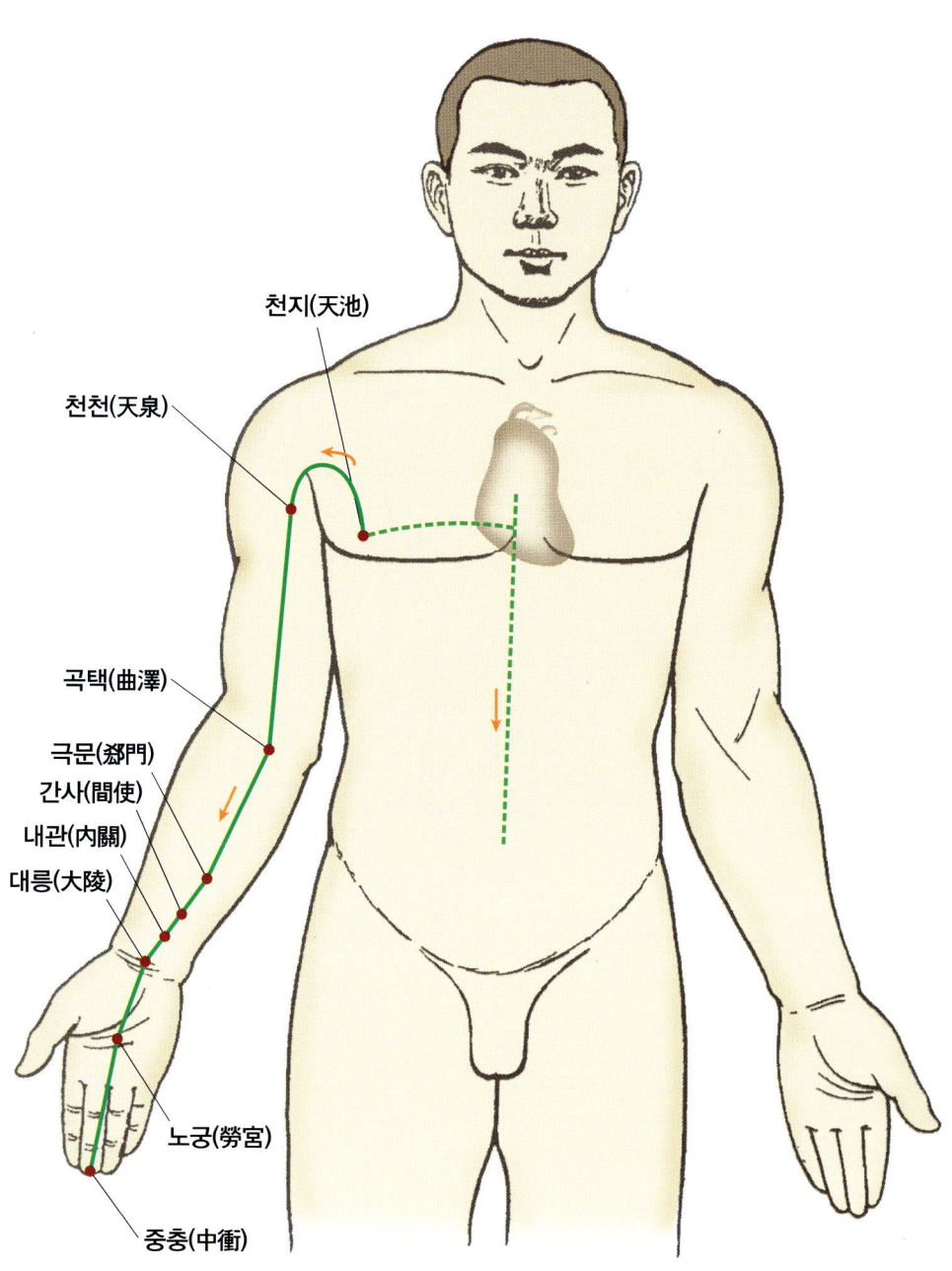

10) 수소양삼초경(手少陽三焦經)

1. 관충(關衝) 疎經絡氣火 解三焦鬱熱
2. 액문(液門) 消火散熱 淸頭開竅
3. 중저(中渚) 疏少陽熱 解三焦邪熱 開竅益聽
4. 양지(陽池) 解半表半裏之邪 淸三焦經絡之熱 舒筋通絡
5. 외관(外關) 祛六淫表邪 疏三焦壅熱 通經絡氣滯 疎風解表
6. 지구(支溝) 淸三焦 通腑氣 通關開竅 活絡散瘀
7. 회종(會宗) 泄經絡風濕
8. 삼양락(三陽絡) 開竅 通絡 鎭痛
9. 사독(四瀆) 寧神志 理水濕
10. 천정(天井) 化經絡痰濕 疏三焦氣火
11. 청랭연(淸冷淵) 疏肝 利氣 通絡
12. 소락(消濼) 散風熱 化濕滯
13. 노회(臑會) 理氣消痰
14. 견료(肩髎) 祛經絡風濕 調氣血阻滯
15. 천료(天髎) 淸神志 解表熱
16. 천유(天牖) 宣氣機 調營衛
17. 예풍(翳風) 調三焦氣機 開竅益聽 祛風泄熱 鎭痛
18. 계맥(瘈脈) 舒筋活絡
19. 노식(顱息) 宣肺風熱 淸火降逆氣
20. 각손(角孫) 淸頭明目 疎風活絡
21. 이문(耳門) 疏通經絡 開竅益聽 疏邪熱
22. 이화료(耳和髎) 寧心安神
23. 사죽공(絲竹空) 平肝熄風 明目鎭痛 淸火泄熱 通調三焦氣機

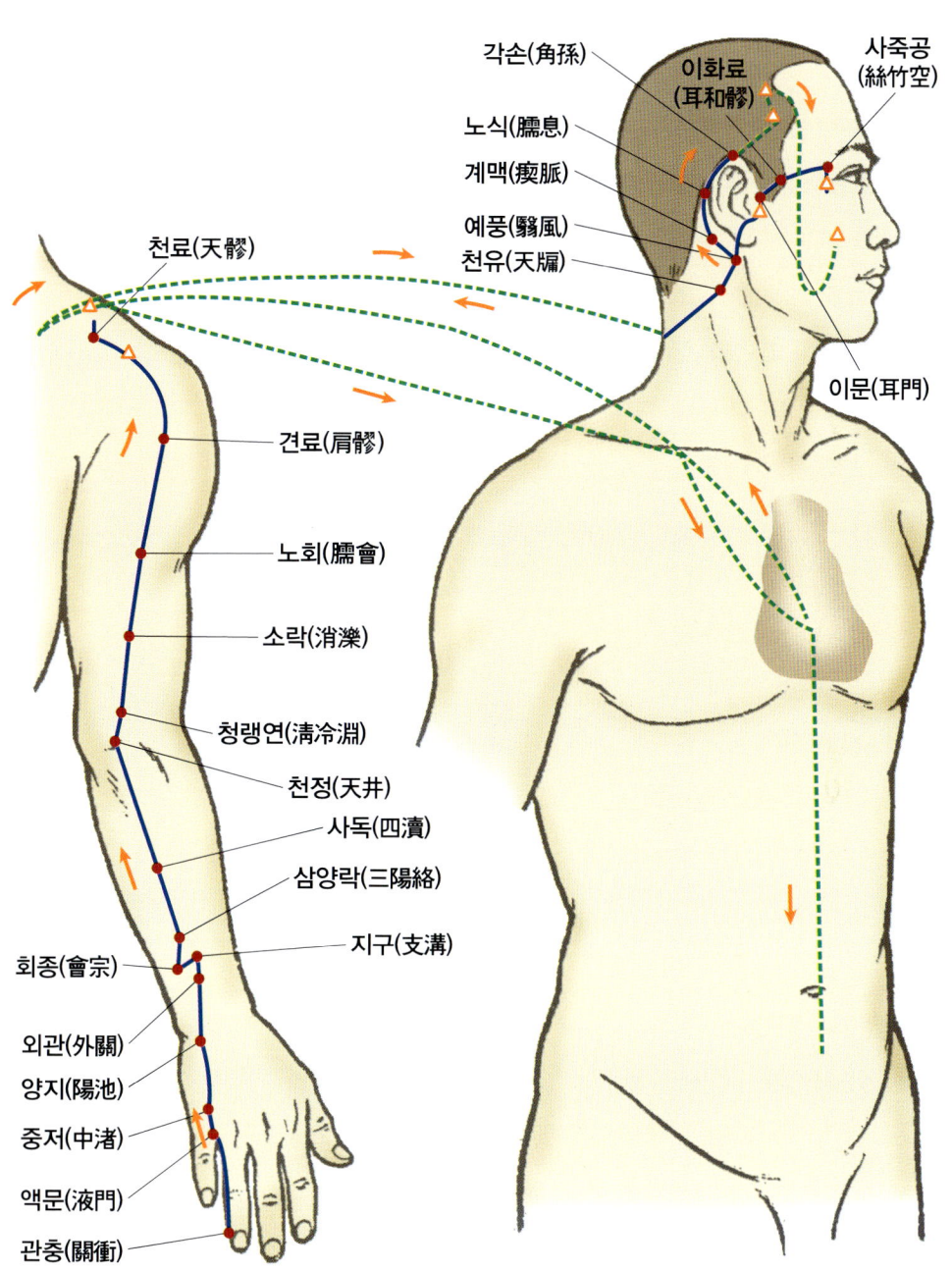

11) 족소양담경(足少陽膽經)

1. 동자료(瞳子髎) 祛風泄熱 淸頭明目 消腫止痛
2. 청회(聽會) 疎經活絡 淸泄肝膽濕火 祛風邪 開耳竅益聽
3. 상관(上關) 通經活絡 開竅益聽
4. 함염(頷厭) 疏風活絡 止痛益聽
5. 현로(懸顱) 疏風活絡 止痛益聽
6. 현리(懸釐) 瀉少陽相火之氣
7. 곡빈(曲鬢) 洩少陽濕熱
8. 솔곡(率谷) 利氣機 化濕熱
9. 천충(天衝) 淸頭明目 疏風活絡
10. 부백(浮白) 祛經絡風濕
11. 두규음(頭竅陰) 淸頭開竅
12. 완골(完骨) 和胃利氣
13. 본신(本神) 寧神安神
14. 양백(陽白) 祛風泄火 宣氣明目
15. 두임읍(頭臨泣) 調血氣
16. 목창(目窓) 疏通經絡 淸頭明目
17. 정영(正營) 和營衛
18. 승영(承靈) 安神志 淸心安神
19. 뇌공(腦空) 通經活絡 調理氣血 淸頭明目
20. 풍지(風池) 調氣血 祛風解表 疏邪淸熱 淸頭開竅 明目益聽 利氣關
21. 견정(肩井) 通經活絡 豁痰開竅

22. 연액(淵腋) 通經活絡 豁痰開竅
23. 첩근(輒筋) 疎肝和胃 平喘降逆
24. 일월(日月) 疏膽氣 化濕熱 和中焦
25. 경문(京門) 溫腎寒 導水濕 降胃逆 舒筋活絡
26. 대맥(帶脈) 束帶脈 調營血 滋肝腎 淸理下焦濕熱 調經止帶下
27. 오추(五樞) 和胃氣 和中焦
28. 유도(維道) 疏氣滯 理二腸 束帶脈
29. 거료(居髎) 舒筋活絡 强健腰腿
30. 환도(環跳) 通經活絡 疏散經絡風濕 宣利腰翡氣滯
31. 풍시(風市) 通經活絡 疎風邪 淸濕熱 强健腰腿 止痒止痛
32. 중독(中瀆) 舒筋活絡 驅風散寒
33. 슬양관(膝陽關) 舒筋活絡
34. 양릉천(陽陵泉) 舒筋脈 淸泄濕熱 驅腿膝風邪 疏經絡濕滯
35. 양교(陽交) 疏經絡濕滯
36. 외구(外丘) 疏散經絡風濕
37. 광명(光明) 調肝明目 祛風利濕
38. 양보(陽輔) 祛痰活血
39. 현종(懸鍾) 泄膽火 淸髓熱 驅經絡風濕
40. 구허(丘墟) 祛半表半裏之邪 活絡化瘀 淸肝膽 化濕熱 疏厥氣
41. 족임읍(足臨泣) 淸火熄風 明目聰耳 疏肝膽氣滯 化痰熱 阻逆
42. 지오회(地五會) 調營衛
43. 협계(俠谿) 淸熱 熄風 止痛
44. 족규음(足竅陰) 熄風陽 淸肝膽 疏氣火

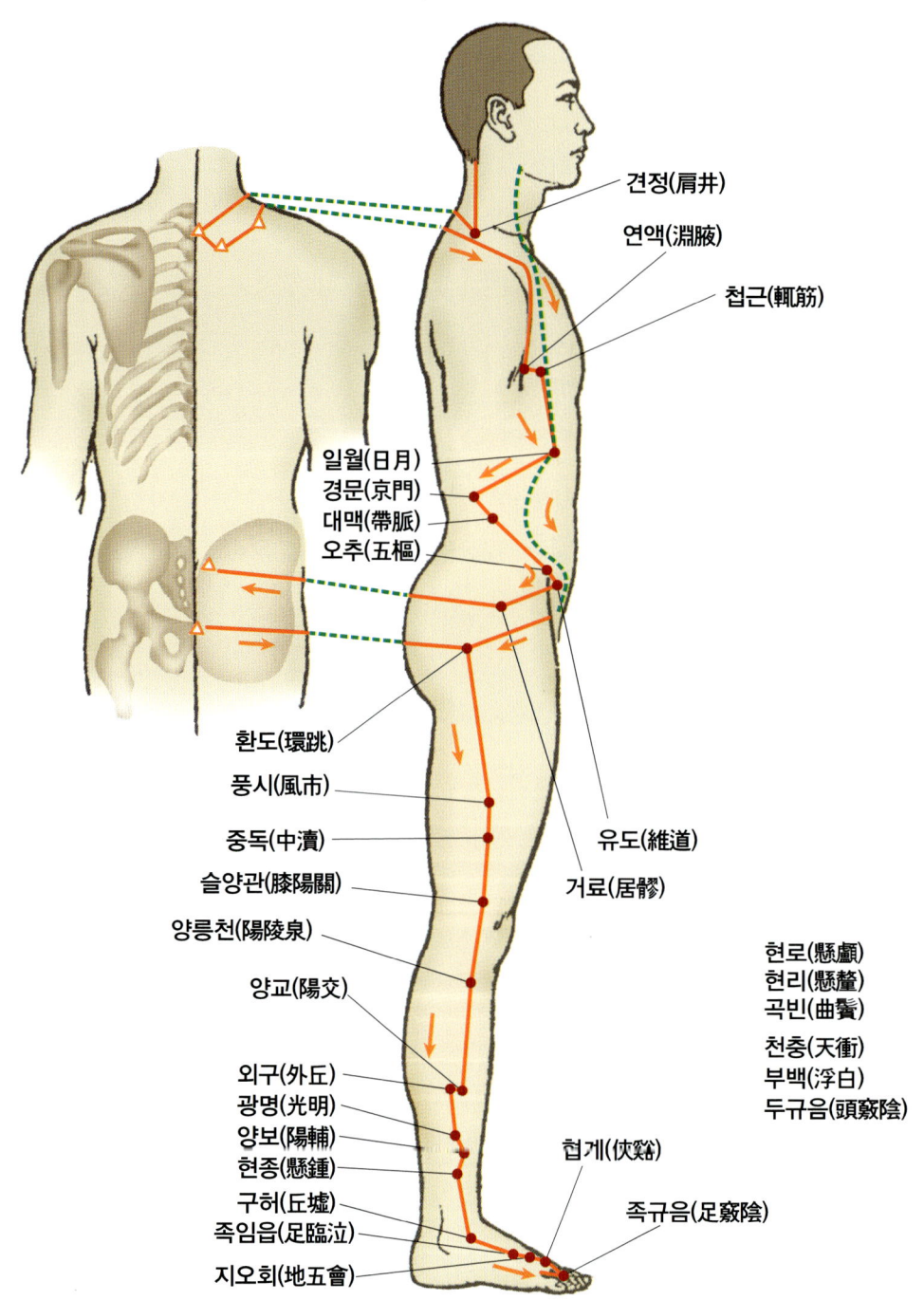

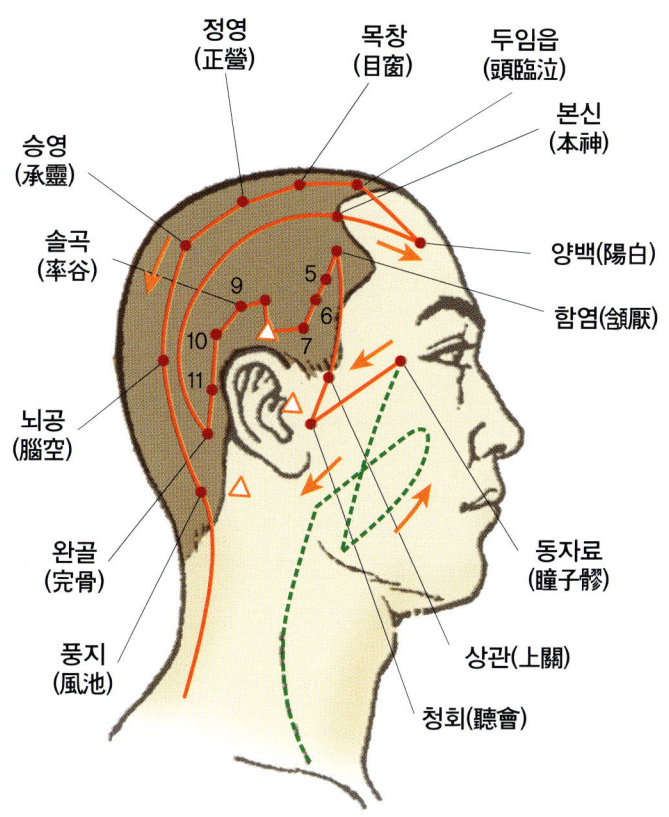

12) 족궐음간경(足厥陰肝經)

1. 대돈(大敦) 疏泄厥氣 調經和營 理下焦 回厥逆 淸神志
2. 행간(行間) 泄肝火凉血熱 淸下焦 熄風陽
3. 태충(太衝) 淸熄肝火肝陽 疏泄下焦濕熱 舒肝理氣 通絡活血
4. 중봉(中封) 疏肝通絡
5. 여구(蠡溝) 疏肝 理氣 通絡
6. 중도(中都) 通經絡 調氣血 鎭痛止痛
7. 슬관(膝關) 舒筋活絡
8. 곡천(曲泉) 淸濕熱 利膀胱 泄肝火 通下焦 舒筋活絡
9. 음포(陰包) 滋陰養血
10. 족오리(足五里) 理氣和胃
11. 음렴(陰廉) 滋腎凉血
12. 급맥(急脈) 通絡活血
13. 장문(章門) 散五臟寒氣 化中焦積滯 疏肝理氣 消痰瘀 調運化
14. 기문(期門) 祛血室邪熱 調半表半裏 化痰消瘀 平肝理氣

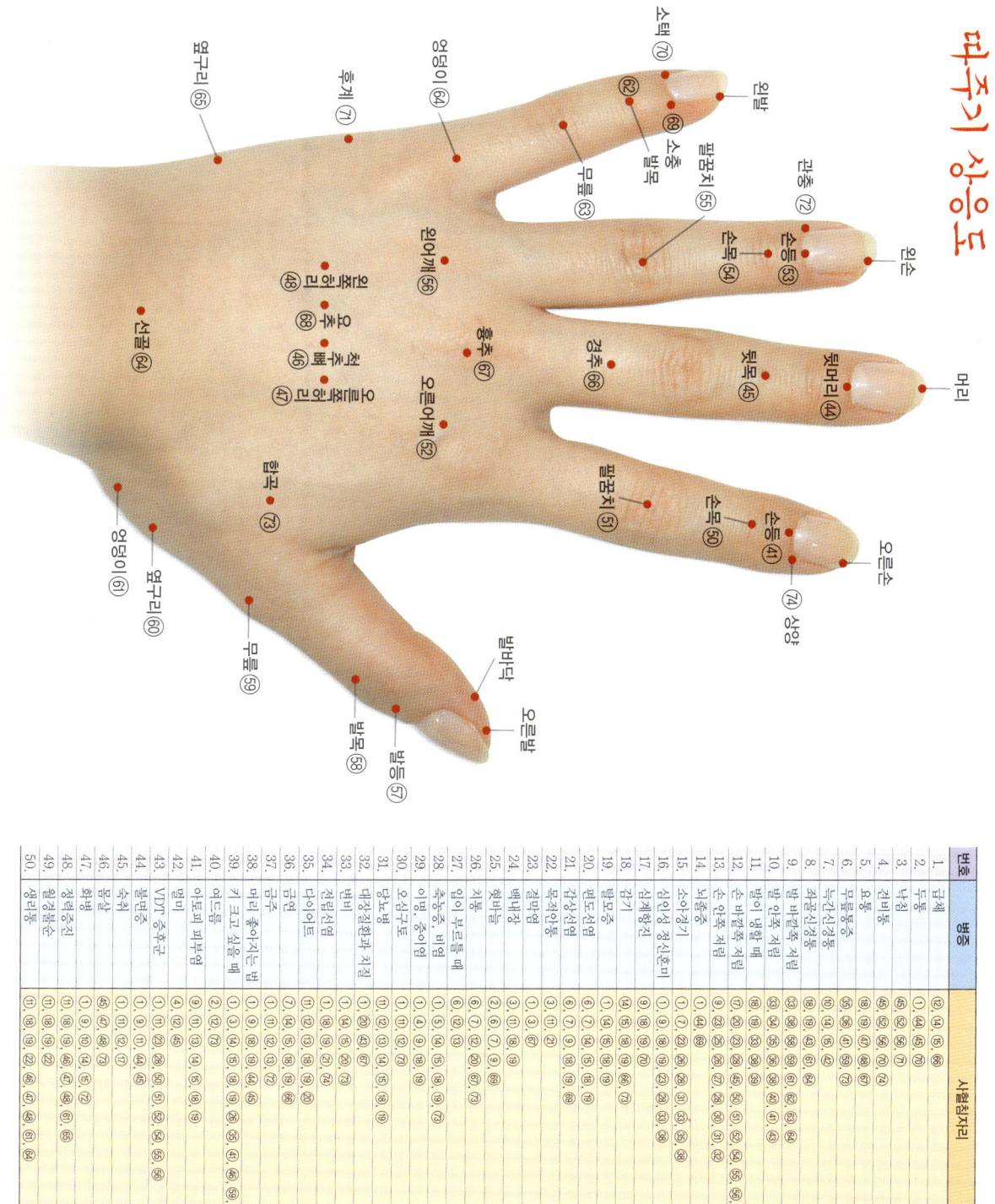

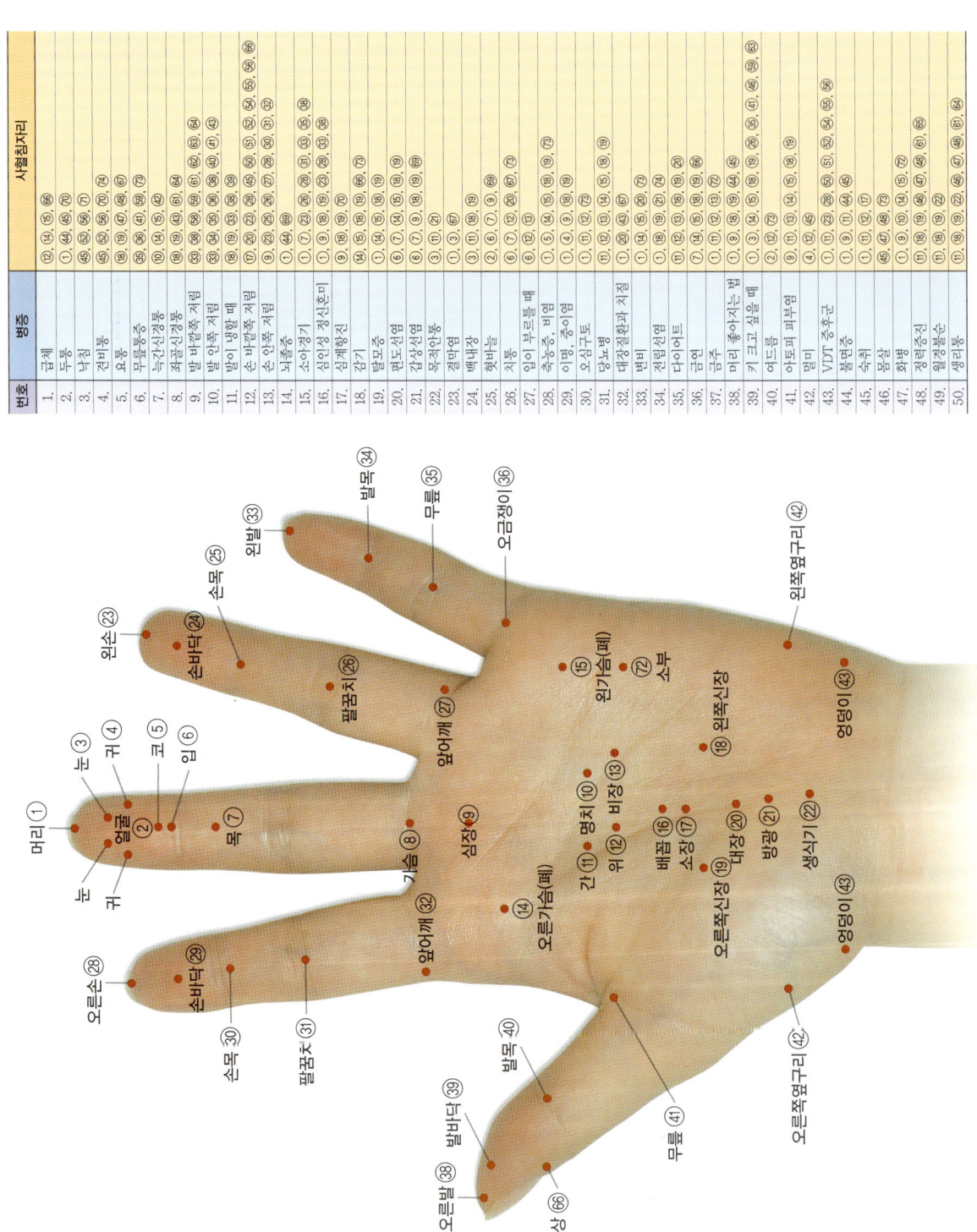

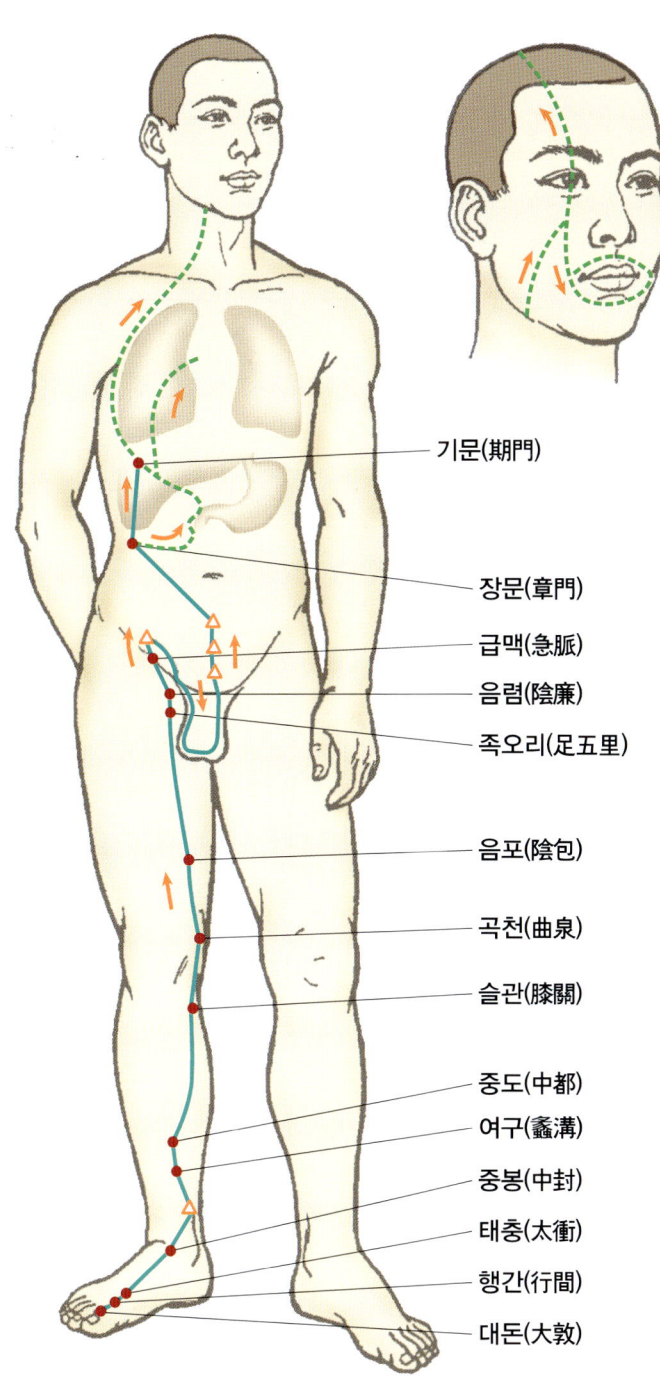

5. 기경팔맥(奇經八脈)

기경팔맥은 선천(先天)의 저수지와 같은 곳이다. 12정경에서 기가 부족하면 기경팔맥에서 채워 준다. 각 경락과 밀접히 연관되어 각 경의 기혈의 성쇠를 통솔, 연합, 조절하고 12경맥의 기혈을 공급 및 저장한다.

독맥(督脈), 임맥(任脈)을 제외한 나머지 6맥은 고유의 경혈이 없고 다른 경혈에서 서로 교회한다.

대맥(帶脈), 충맥(衝脈), 양교맥(陽蹻脈), 음교맥(陰蹻脈), 양유맥(陽維脈), 음유맥(陰維脈)은 고유의 경혈이 없다.

기경팔맥은 또한 선도(仙道) 수련 시 중요시되는 경맥이기도 하다.

1) 임맥(任脈)

1. 회음(會陰) 利下焦 溫經絡
2. 곡골(曲骨) 培保元氣 利下焦
3. 중극(中極) 培元助氣化 調血室 溫精宮 淸利濕熱 利膀胱 理下焦
4. 관원(關元) 培腎固本 補益元氣 回陽固脫 溫調血 室精宮 祛除寒濕陰冷 分淸別濁 調元散邪
5. 석문(石門) 調營血 利膀胱
6. 기해(氣海) 調氣益元 培腎補虛 和營血理經帶 溫下焦 祛濕振陽固精
7. 음교(陰交) 助胃虛原
8. 신궐(神闕) 溫通元氣 勞厥固脫 運腸胃氣機 化寒濕積滯
9. 수분(水分) 運脾土 利水濕消腫
10. 하완(下脘) 助腸胃運化 消食積氣滯
11. 건리(建里) 運脾理氣 和胃消積 化濕寬中
12. 중완(中脘) 和胃氣 化濕滯 理中焦 調升降
13. 상완(上脘) 理脾胃 化痰濁 疏氣機 寧神志
14. 거궐(巨闕) 消胸膈痰凝 化中焦濕滯 淸心寧神 理氣暢中
15. 구미(鳩尾) 理氣機 和營血
16. 중정(中庭) 疏通經絡
17. 전중(膻中) 調氣降透 淸肢化痰 寬胸利膈
18. 옥당(玉堂) 健和胃
19. 자궁(紫宮) 安心寧神
20. 화개(華蓋) 寬胸理膈
21. 선기(璇璣) 瀉胸中之氣 理和胃

22. 천돌(天突) 宣肺化痰 利咽開音

23. 염천(廉泉) 利機關 除痰氣 淸火逆

24. 승장(承漿) 調陰陽氣機乖逆 疏口齒面目風邪

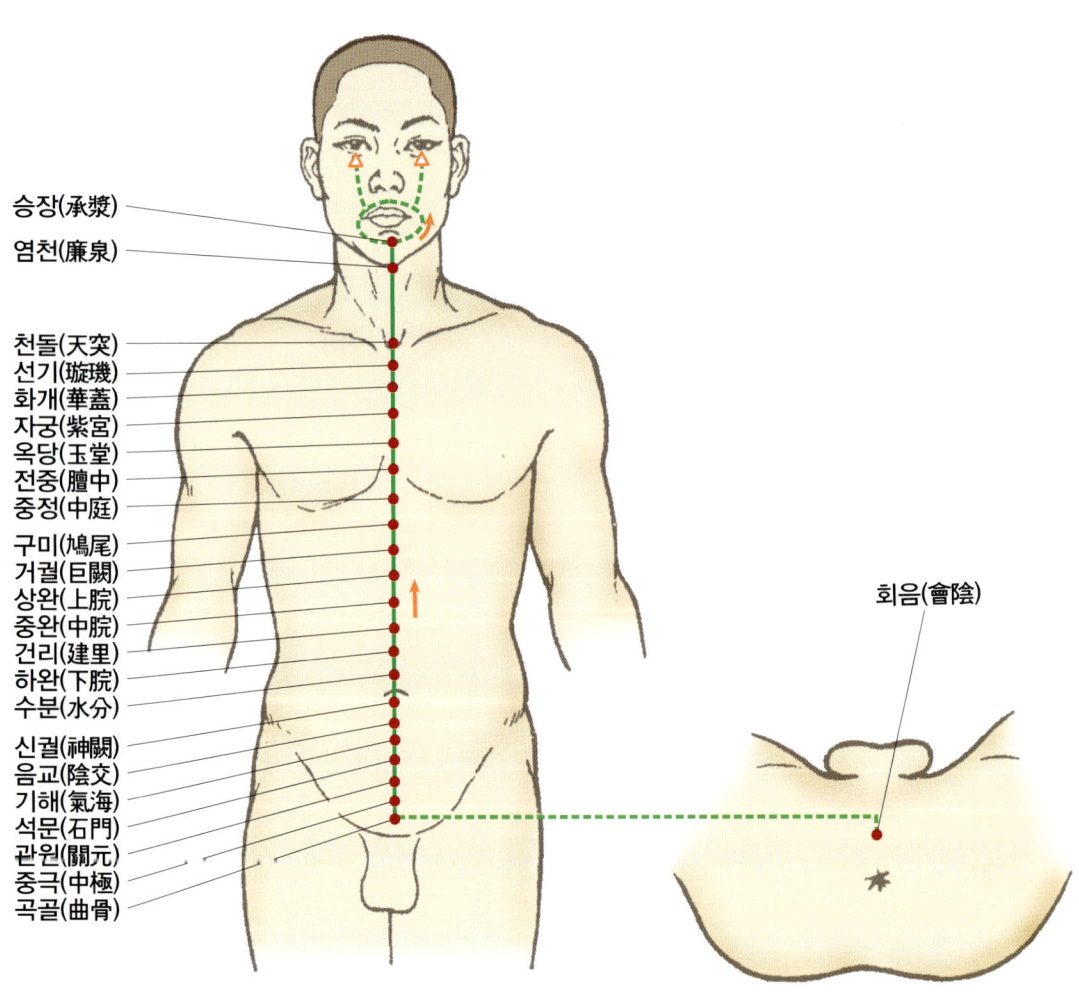

2) 독맥(督脈)

1. 장강(長强) 通任督 調腸府
2. 요수(腰俞) 溫下焦 舒經脈 驅風濕 强腰膝
3. 요양관(腰陽關) 溫血室精宮 祛下焦寒濕 利腰膝
4. 명문(命門) 培元補腎 固精止帶 舒筋和血 疏經調氣 强健腰脊
5. 현추(懸樞) 疏泄肝膽 淸肺化痰
6. 척중(脊中) 淸濕熱 祛痰活血
7. 중추(中樞) 降痰氣 利濕熱
8. 근축(筋縮) 舒筋通絡
9. 지양(至陽) 理氣機 化濕熱 寬胸膈
10. 영대(靈臺) 安胃寧神
11. 신도(神道) 淸神祛風利氣
12. 신주(身柱) 理氣降逆 祛邪退熱 淸心寧志 補肺淸營 止咳喘和鎭靜
13. 도도(陶道) 疏表邪 淸肺熱 補虛損 安神
14. 대추(大椎) 疏風散寒 解表通陽 理氣降逆 鎭靜安神與健腦
15. 아문(瘂門) 通經絡 利機關 開神竅 淸神志
16. 풍부(風府) 祛風邪 利機關 淸神志 泄氣火
17. 뇌호(腦戶) 祛風邪 淸神志
18. 강간(强間) 强經絡疏通
19. 후정(後頂) 疏泄風熱
20. 백회(百會) 熄肝風 潛肝陽 淸神志 回陽固脫 擧陽氣下陷 淸熱開竅
21. 전정(前頂) 疏太陽經風熱
22. 신회(顖會) 祛風散寒
23. 상성(上星) 散風熱 通鼻竅
24. 신정(神庭) 健腦寧神 散風熱 通鼻竅

25. 소료(素髎) 回陽救逆 開竅泄熱
26. 수구(水溝) 淸熱開竅 淸神志 祛風邪 消內熱 能調陰 降逆氣 鎭痛寧神回陽救逆
27. 여태(兌端) 祛風冷 化濕熱
28. 은교(齦交) 泄熱和胃

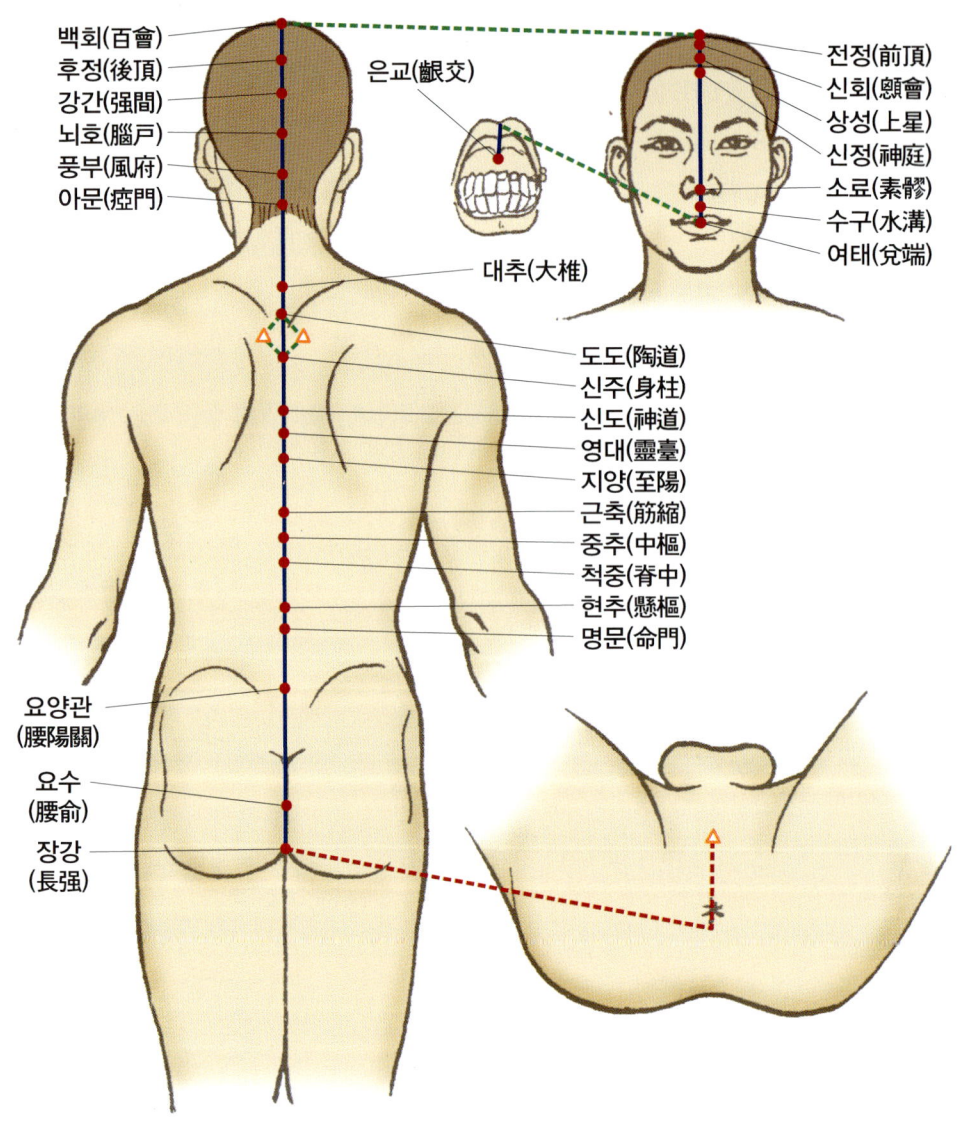

대맥, 충맥, 양교맥, 음교맥, 양유맥, 음유맥은 자기 고유의 경혈이 없어 다른 경의 교회혈(交會穴)을 쓴다. 앞에서 다 언급했던 혈자리이기 때문에 반복해서 주치(主治)를 설명하지 않겠다.

3) 대맥(帶脈)

1. 대맥(帶脈)
2. 오추(五樞)
3. 유도(維道)

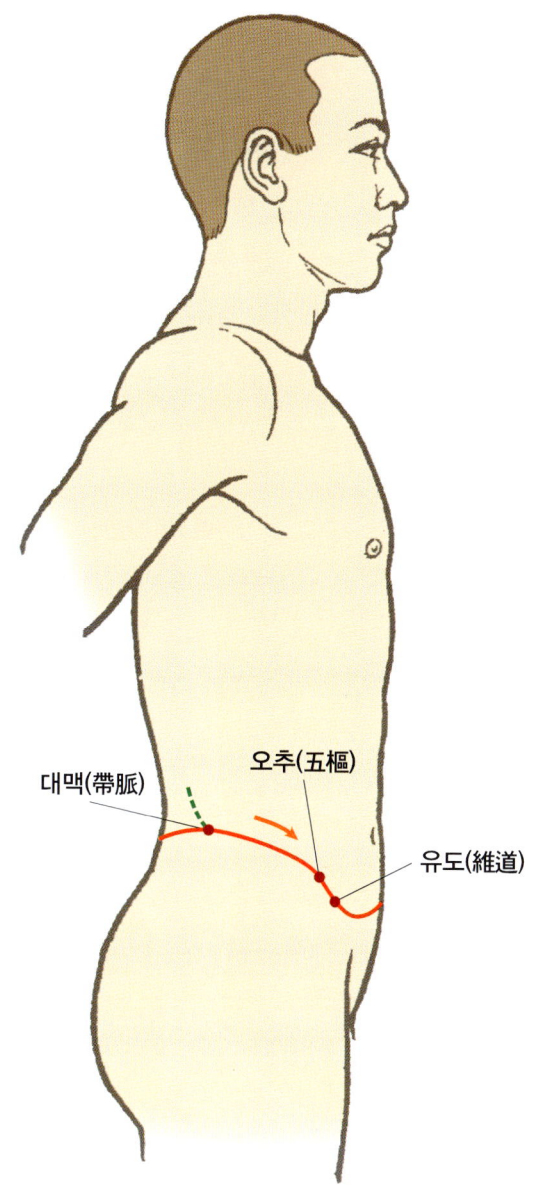

4) 충맥(衝脈)

1. 기충(氣衝)
2. 횡골(橫骨)
3. 대혁(大赫)
4. 기혈(氣穴)
5. 사만(四滿)
6. 중주(中注)
7. 황수(肓俞)
8. 상곡(商曲)
9. 석관(石關)
10. 음도(陰都)
11. 복통곡(腹通谷)
12. 유문(幽門)

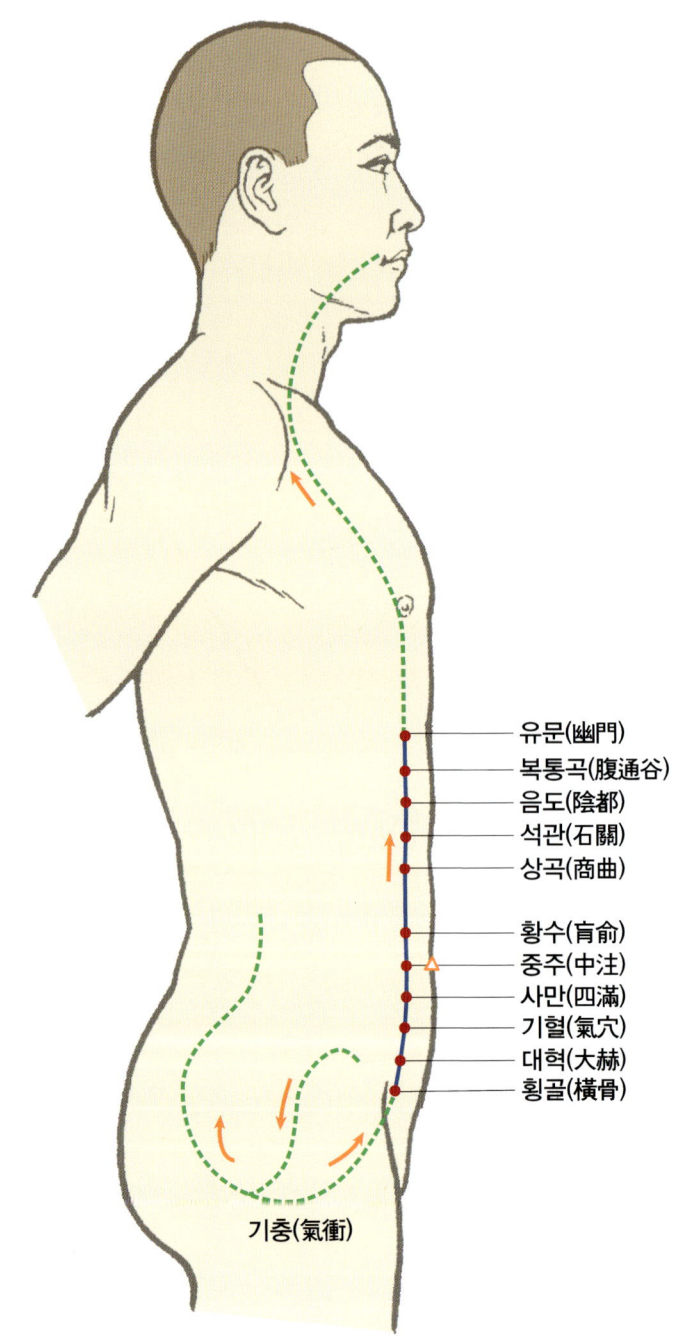

5) 양교맥(陽蹻脈)

1. 신맥(申脈)
2. 복삼(僕參)
3. 부양(跗陽)
4. 거궐(居髎)
5. 노수(臑俞)
6. 견우(肩髃)
7. 거골(巨骨)
8. 지창(地倉)
9. 거료(巨髎)
10. 승읍(承泣)
11. 정명(睛明)
12. 풍지(風池)

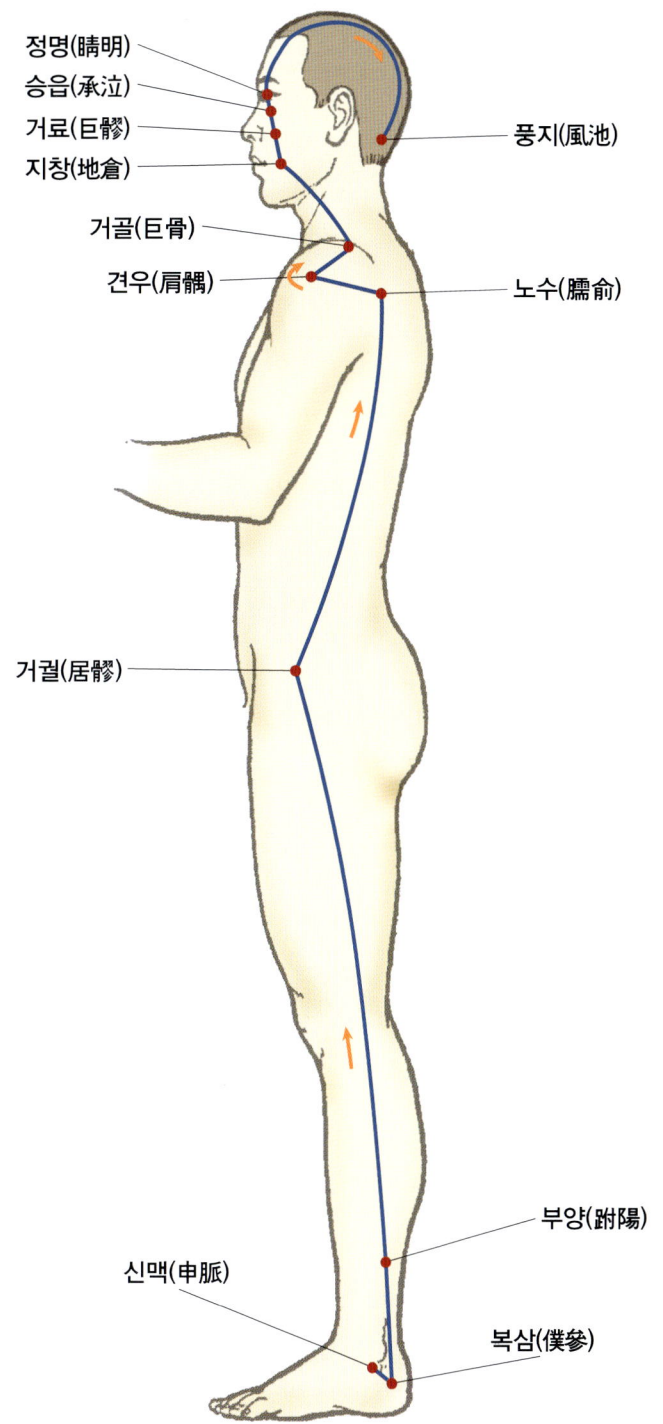

6) 음교맥(陰蹻脈)

1. 연곡(然谷)
2. 조해(照海)
3. 교신(交信)
4. 정명(睛明)

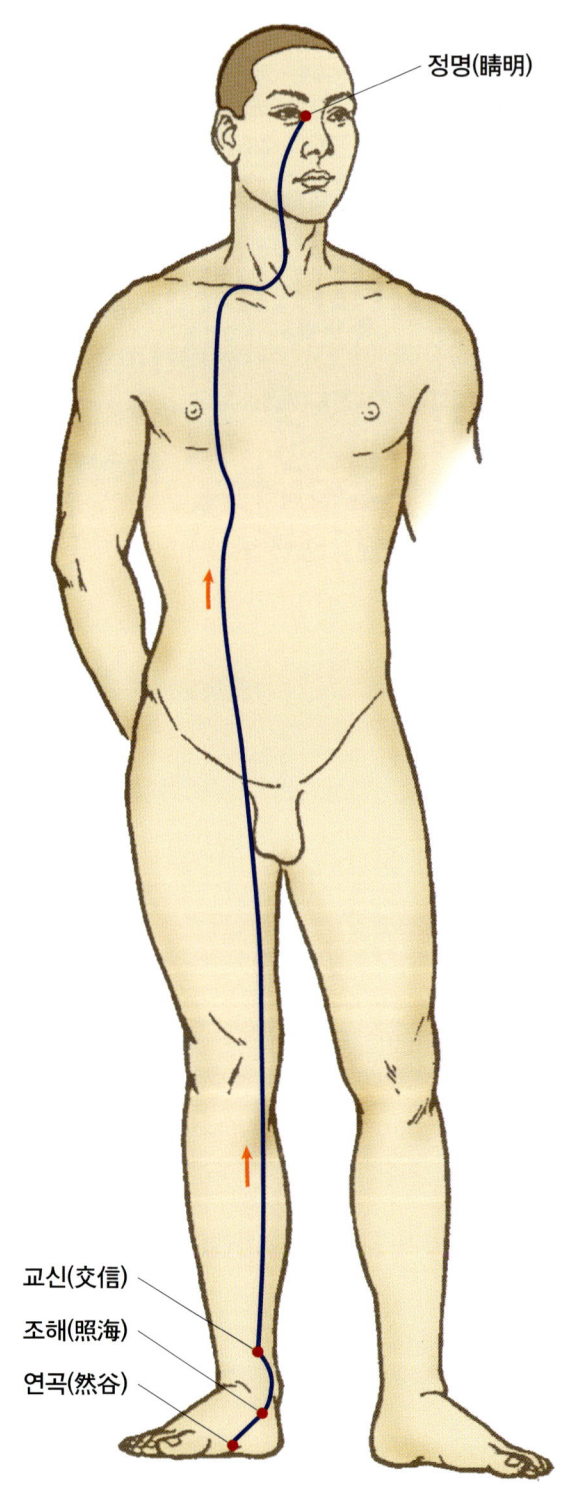

7) 양유맥(陽維脈)

1. 금문(金門)
2. 양교(陽交)
3. 노수(臑俞)
4. 천료(天髎)
5. 견정(肩井)
6. 본신(本神)
7. 양백(陽白)
8. 두임읍(頭臨泣)
9. 목창(目窓)
10. 정영(正營)
11. 승영(承靈)
12. 뇌공(腦空)
13. 풍지(風池)
14. 아문(瘂門)

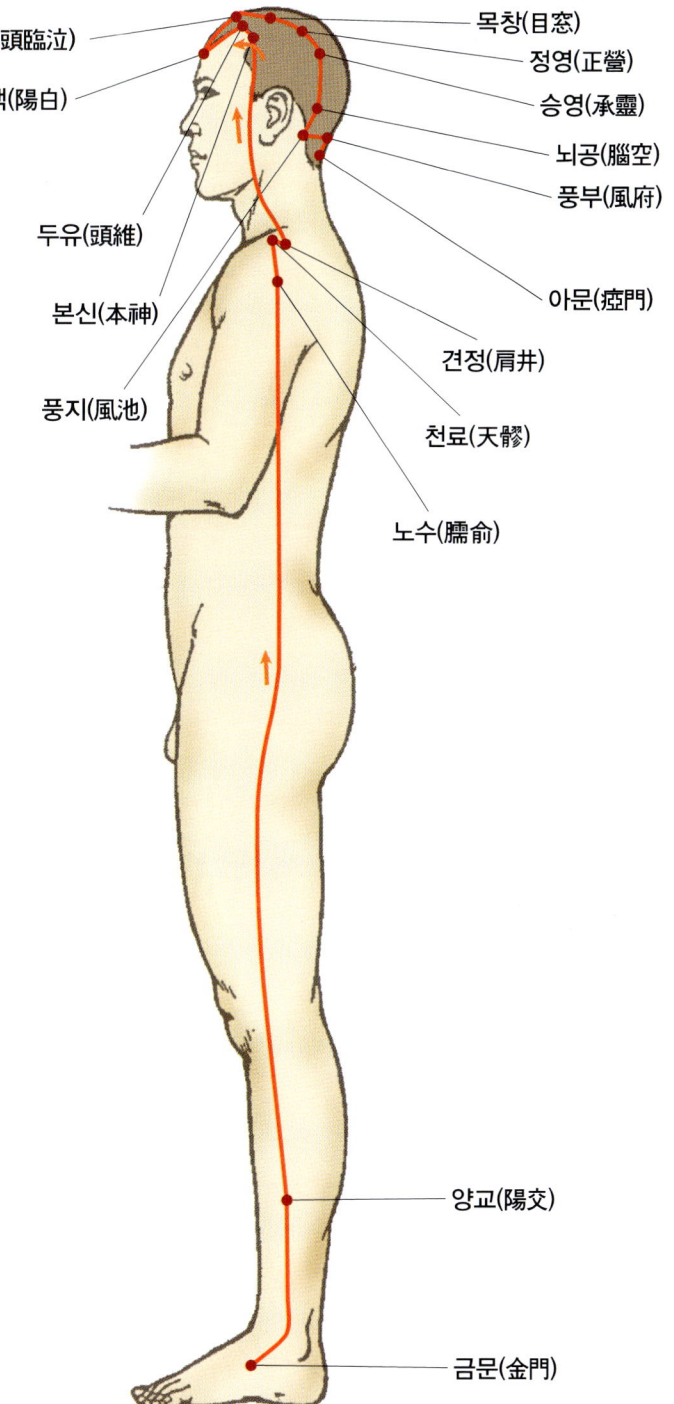

8) 음유맥(陰維脈)

1. 축빈(築賓)
2. 부사(府舍)
3. 대횡(大橫)
4. 복애(腹哀)
5. 기문(期門)
6. 천돌(天突)
7. 염천(廉泉)

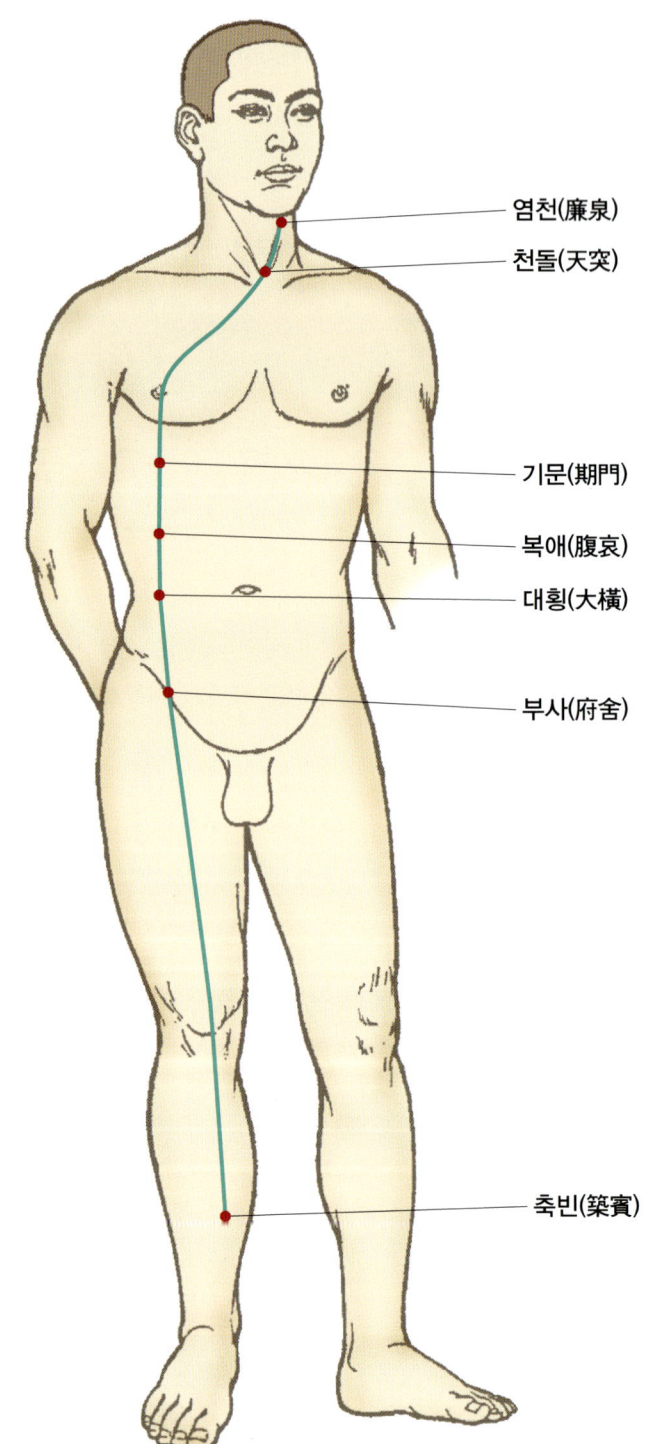

Ⅱ 따주기 요법

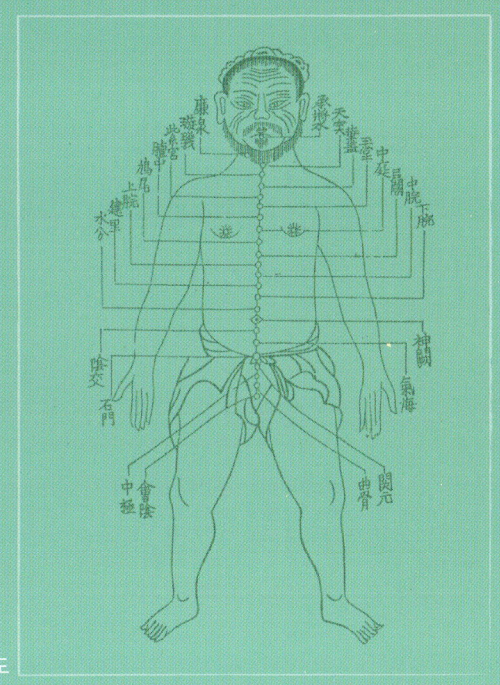

'신응경'에 소개된 임맥도

6. 따주기란?

7. 상응점의 형태로 본 진단법

8. 손의 인체 상응도

9. 증상에 따른 치료법

6. 따주기란?

따주기란 무엇인가?

'훌륭한 의사란 병을 잘 고치는 것이 아니라 병을 잘 이해하는 사람이다.' 라는 말이 있다. 한의학에서는 병의 원인을 크게 풍한서습조화(風寒暑濕燥火)의 외감(外感)과 희노우사비공경(喜怒憂思悲恐驚)의 칠정(七情)과 독사에 물리거나 높은 곳에서 떨어지거나 칼에 찔리거나 하는 등의 외인(外因)의 세 가지 범주로 본다. 그런데 나는 한 가지 생리를 더 포함시켜야 된다고 생각한다. 병이란 생리적으로 몸이 스스로를 보호하기 위해서도 생길 수 있다는 것이다.

입 옆에 뾰루지가 난 것은 위장경락의 약화로 몸이 스스로를 치료하기 위해서 스스로 뜸을 뜨는 행위이다. 이럴 때 족삼리에 뜸을 떠 주면 뾰루지가 없어진다. 외부에서 자극이 들어오니 스스로 뜸을 뜰 이유가 없어져서 들어가는 것이다.

암(癌)도 세포가 살아남기 위해서 스스로 돌연변이를 일으키는 것이다. 피가 탁해져서 모세혈관이 막히고 제대로 된 영양 공급이나 산소 공급이

풍한서습조화(風寒暑濕燥火) 바람과 추위와 더위와 습기를 아울러 이르는 말로 육기에 해당된다. 육기란 우주의 변화에 따라서 일 년 사계절의 기온의 변화에 속하지만 우리 몸에 생기는 질병 중에 육기로 인해서 생기는 병이 많이 있다. 육기가 넘치거나 부족하게 되면 육음(六淫)이라 하여, 질병이나 재난을 일으키는 원인이 된다.

되지 않아 그러한 환경에서 생존하기 위해서 변이를 일으키는 것이다. 막힌 곳을 뚫어 주고 피가 맑아지면 암도 치료가 될 수 있는 것이다.

병리학적으로 대부분의 통증은 충혈로 시작된다. 기허가 생기면 허열이 발생하게 되고 그 열로 인해서 세포가 탈수 현상을 일으키게 되는데, 염증은 세포가 이 탈수 현상을 극복하기 위해서 일어나는 현상이다.

대부분의 병은 초기에 발열부터 시작된다. 병원에 갔을 때 열부터 재는 것은 몸의 염증이 있는지를 알아보기 위해서다. 몸에서 병이 생길 때 허하든 실하든 발열 증상부터 나타난다. 그리고 2차적으로 탈수 증세가 유발되는 것이다. 그러므로 따주기를 하면 순간적으로 열을 내려 신체의 안정화를 도모할 수 있어 기본적인 대증 치료를 할 수 있는 것이다.

또한 유체의 법칙으로 우리 몸에는 동일한 유압이 걸려있다. 그런데 아주 사소한 행동이지만 손끝을 하나 땀으로 인해서 피가 나면 몸속에 있는 전해질의 감소를 가져오고 소듐전자가 이동하게 되면서 동일 압력을 맞추기 위해서 머리에 걸려 있던 압력이 떨어지게 된다. 이것이 풍이 오려고 할 때 손끝 십선혈을 따주는 이유이다.

인체를 우주의 축소판이라고 하듯이 손이나 발, 귀에도 인체가 축소판처럼 들어 있다. 이침(耳鍼)이나 수족침(手足鍼)은 이 반응점들을 활용하는 것이다. 따주기 역시 마찬가지이다. 손을 하나의 전체 사람 형상으로 보고 각 통증 부위에 상응하는 점을 사혈함으로써 그 부위를 치료할 수 있다.

우리 민족의 무형의 자산인 따주기는 지금도 할머니들이 손주들이 체했을 때 엄지손가락(소상혈)을 따주는 것을 보면 면면히 전해져 오고 있음을 알 수 있다.

따주기의 원리

따주기법은 손이라는 한 부분에 우리 몸 전체가 반영된다는 원리에서 출발한다. 부분이 전체를 반영한다는 것은 인체가 그대로 손에 담겨져 있다는 것이다. 장지는 머리와 목이고, 검지는 오른팔과 손, 약지는 왼팔과 손, 소지는 왼쪽 엉덩이에서 왼발, 엄지는 오른쪽 엉덩이에서 오른쪽 발까지를 나타낸다.

이러한 반응점과 인체의 각 부분이 서로 상응한다는 것이 핵심 원리이다. 손의 위장점을 따주면 위장이 자극되어서 위장의 운동이 원활해지고, 손의 신장점을 따주면 신장이 좋아진다는 원리이다.

또한 따주기를 해 주면 혈액이 맑아지고 막혀 있던 곳이 소통이 되어 기혈순환을 원활히 해 준다.

따주기의 효능 및 장점

피가 탁하면 만병의 근원이 된다. 특히 현대인들은 고기 위주의 식사, 인스턴트 식품의 과잉 섭취, 스트레스 등으로 심혈관계 질환이나, 뇌경색, 동맥경화, 고지혈증, 당뇨병 등을 많이 앓고 있다. 대부분이 혈액이 탁해서 오는 질환들이다.

우리들 몸속에는 체중의 약 8%나 되는 혈액이 흐르고 있다. 혈액의 가장 중요한 임무는 산소와 영양분을 몸 전체로 운반하고 노폐물을 모아 폐나 간, 신장에서 처리하는 것이다. 그 외에도 상처를 아물게 하는 혈소판, 병균과 싸우는 백혈구 등도 모두 혈액의 성분이다. 이와 같이 혈액은 우리들 몸속에서 매우 중요한 역할을 하고 있다. 혈액이 원활하게 흐르지 않으면 영양분이 제대로 전달되지 않아 몸 곳곳에서 폐해가 생긴다. 사실 건강의 열

쉬는 혈액순환과 밀접한 관련이 있다고 해도 과언이 아니다.

따주기는 바로 이 혈액을 맑게 하는 요법이다. 따주기로 나쁜 피를 뽑아낸 다음 신경을 자극하여 병의 근원을 치유하므로 치료가 빠르고 부작용이 없다. (단, 너무 과도하게 피를 빼서는 안 된다.)

따주기의 효능 및 장점을 정리하면 다음과 같다.
① 피를 맑게 하여 정신이 맑아진다.
② 손에 있는 신경을 자극하여 뇌에 바로 작용함으로 치료 효과가 빠르다.
③ 손에 간단히 무통사혈침으로 시술함으로 통증이 별로 없다.
④ 인체반응점에 따주기함으로써 거의 모든 질환에 이용할 수 있다.
⑤ 별다른 의학 지식이나 공부 없이도 누구나 쉽게 배워서 활용할 수 있다.
⑥ 특별한 비용이 들지 않아서 경제적이다.
⑦ 침을 유침하거나 뜸뜨기처럼 많은 시간을 요구하지 않는다.

7. 상응점의 형태로 본 진단법

먼저 손의 색을 봤을 때 창백하고 손이 차면 혈액순환이 좋지 않고 몸 전체적으로 혈액이 부족하고 신장이 허한 것이다. 손이 노란색을 띠면 간병을 의심해 봐야 하고 검붉은 색을 띠면 심장이 좋지 않은 것이다. 폐가 나쁘면 엄지의 모제 부분이 푸른색을 띤다. 손톱을 살짝 눌러 보아서 붉은기가 빨리 돌아오지 않으면 간혈(肝血)이 부족한 것이고, 손톱이 푸른색을 띠면 심장에 병이 있다. 손톱이 엷은 흑색이면 소화기병이다.

    진단함에 있어서 가장 중요한 것은 인체상응점의 색깔과 상태를 다른 부위와 비교하여 살펴보는 것이며, 그 부위를 검지로 눌러 보아 통증이 있는 곳이다.

    일례로 위장 부위를 눌렀는데 다른 부위에 비해 통증이 더 심하다면 만성위장병이거나 체기가 있다고 생각해도 무방하다.

    환부를 누를 때는 엄지의 각도를 70도로 하여 손목에 힘을 빼고 나머지 네 손가락으로는 환자의 손을 부드럽게 감싸고 누른다.

    그리고 다음과 같이 인체상응점의 형태나 모양에 따라서도 중요한 진단이 가능하다.

① 상응점의 해당 구역이 약간 불룩하게 올라왔다면 그 해당 기관에 종기나 종양이 있을 수 있고 골격 부위가 불룩하면 골격이 휘었거나 변형이 되어 있을 수 있다.

② 상응점의 해당 구역이 약간 들어가 있으면 해당 기관이 수술 등의 절제로 인해 조직이 감소되었을 수 있다. 또한 병이 치료된 후 그 자리에 흉터 또는 골격의 변형이 있을 수 있다.

③ 상응점의 해당 구역이 주름지고 위축되어 있으면 해당 부위의 위축을 의미한다. 예를 들면 위축성위염이나 대장의 꼬임 등이 있을 수 있다.

④ 상응점의 해당 구역에 홍색이 비교적 조밀하고 자색이나 청색을 나타내면 폐결핵, 비종대, 신기능부전 등의 난치병일 수 있다.

8. 손의 인체 상응도

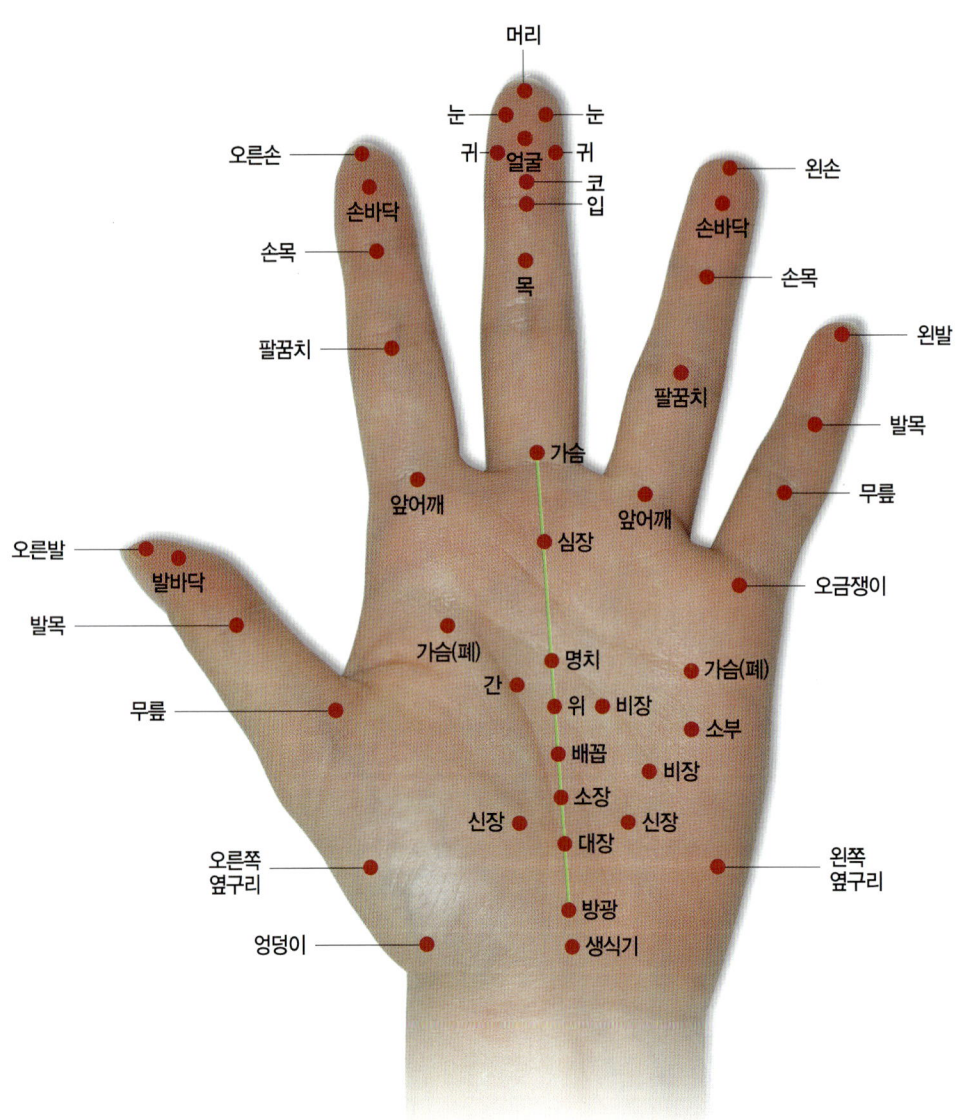

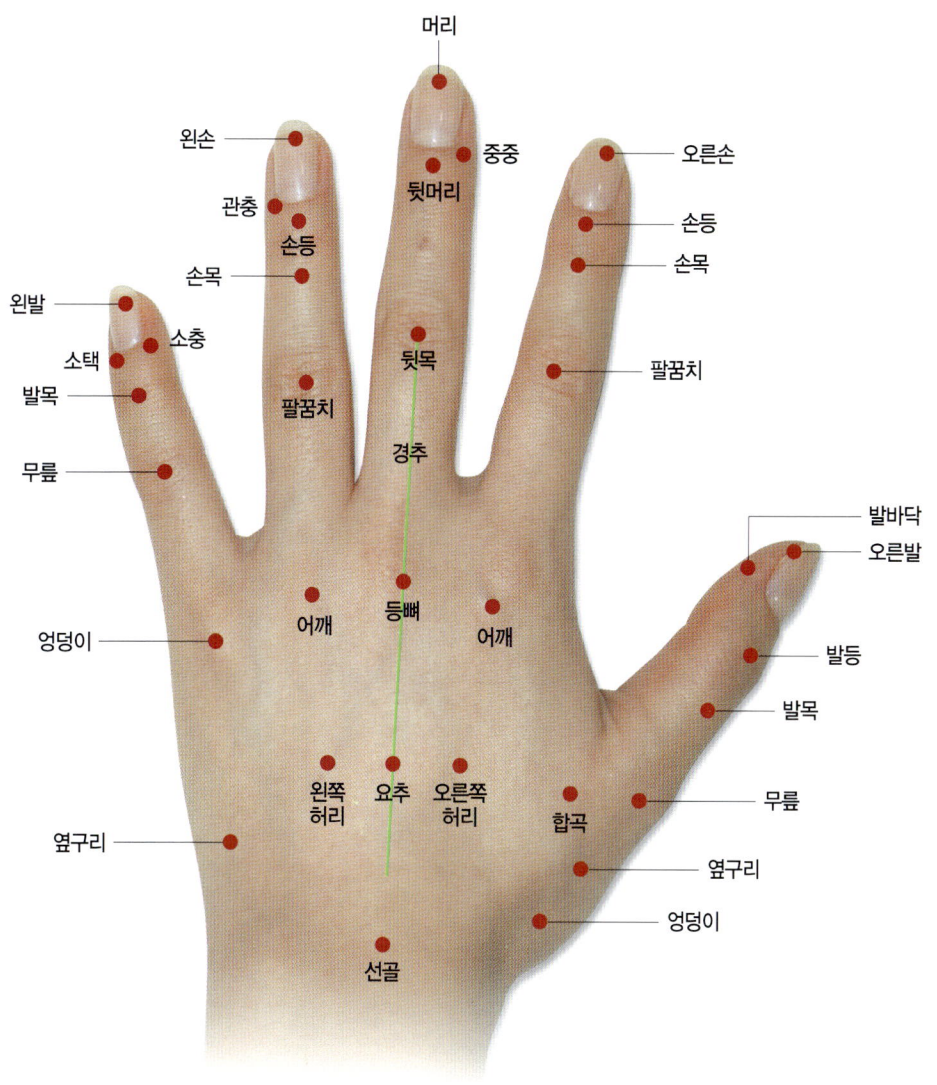

9. 증상에 따른 치료법

급체(急滯)

 개요 음식물을 섭취하고 체해서 가슴이 답답하고 두통이 있는 경우

 처방 위장, 가슴(폐)상응점과 엄지의 바깥쪽 조갑옆(소상)을 따주기 한다.

요즘 의외로 잘 체하고 소화가 안 된다는 사람이 많다.

음식을 한번에 30번 이상 씹어 먹으면 어떤 위장병도 낫는다는 말이 있다. 현대인들은 뭐가 그렇게 바쁜지 음식을 입에 넣자마자 삼키는 경우가 많다. 짧은 점심시간에 빨리 먹고 다시 업무에 복귀를 해야 되니 그럴 수도 있겠지만, 그것이 만성위장장애와 소화불량을 일으키는 원인임도 명심해야 할 것이다.

또 먹자마자 업무를 보거나 책이나 신문 등을 보면 비장이 상한다. 한방에서 비장은 생각하는 장기라고 한다. 위장은 음식을 부술뿐이고 위장에서 소화된 영양분을 인체 각 부위에 맞게 보내는 것이 비장이 하는 일이다. 비장이 생각을 하고 일해야 할 때 머릿속으로 다른 생각이나 책을 읽으면 비장에 부담이 많이 간다.

급할수록 돌아가라는 말이 있다. 아무리 바쁘고 급해도 식사 시간이 1시간이면 30분 정두는 천천히 식사를 하고, 나머지 30분은 가벼운 산책이나 명상을 하는 것이 좋다.

위장과 비장을 한방에서는 오행 중 토(土)에 해당한다고 보고, 비장은

따주기상응점과 약간 부위가 다른 혈자리들은 따로 이름을 붙이기 보다 정경(正經)혈의 혈이름을 그대로 차용하였다.

또한 사지(四肢)를 주관한다고 한다. 비장이 나빠지면 사지가 무력하고 조혈기능이 떨어짐을 잊어서는 안 된다. 따라서 위장과 비장에게 부담을 주지 않는 식습관의 중요성을 꼭 새겨야 할 것이다.

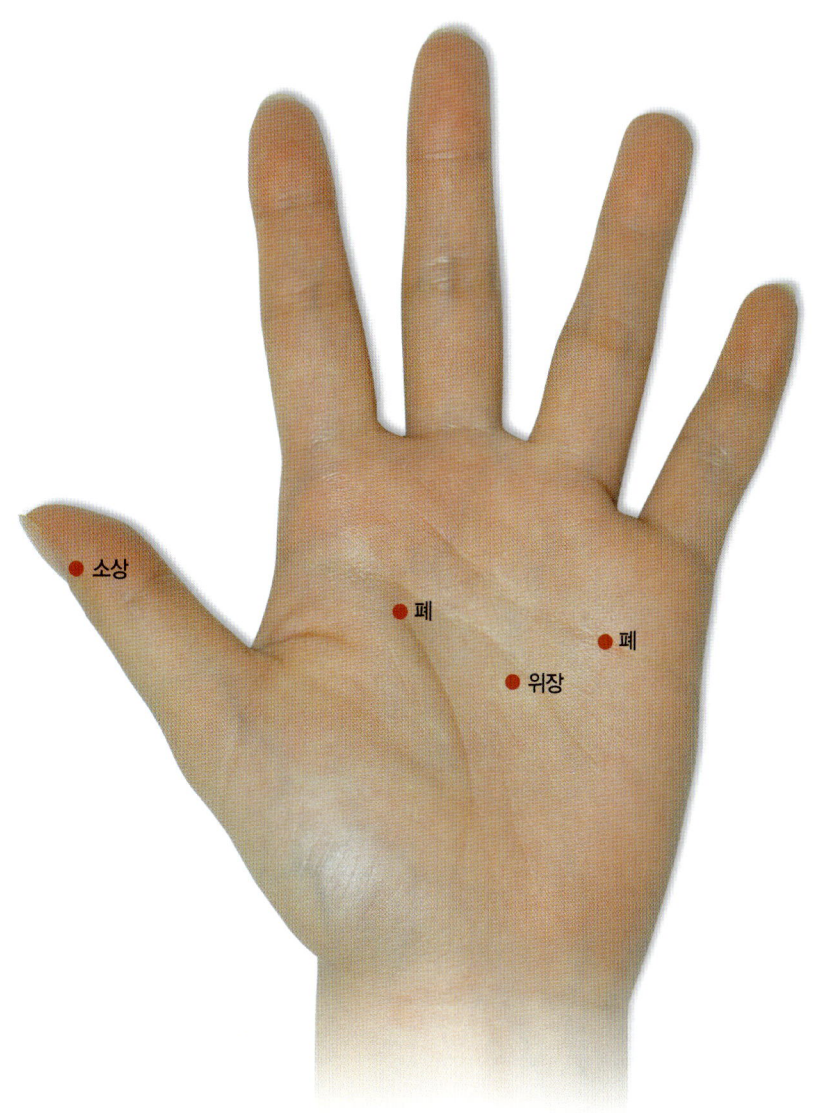

두통

개요 머리가 아프고 무거울 때

처방 머리 부분과 뒷목상응점, 소택(少澤)혈 인체상응도를 보고 자신이 아픈 부위의 상응점에 따주기를 한다.

두통은 위치에 따라 전두통, 후두통, 측두통, 전정두통으로 나눌 수 있다. 병인에 따라서는 습두통, 담두통, 어혈성두통, 신허두통, 간화두통, 간양상항두통 등으로도 나눈다.

전두통은 대개 위장경락에 문제가 있을 때 발생하고, 후두통은 방광경락일 때, 측두통은 담경일 때, 전정두통은 간에 문제가 있을 때 발생한다. 습두통은 몸에 습이 많아서 몸이 무겁고 머리에 안개가 낀 것 같으며, 머리 전체가 무겁고 불쾌하다. 담두통은 보통 습과 결합해서 오는 경우가 많으며 어지럽고, 누워도 어지러움이 가라앉지 않으며, 머리 전체가 둔하고 아프다. 어혈성두통은 통증이 날카롭고 머리가 깨질 것 같다. 신허두통은 머리가 텅 빈 것 같으며 머리 전체가 멍하고 기억력이 떨어진다. 간화두통은 가장 통증이 심하며 머리가 조여들고, 깨지는 것 같다. 간양상항두통은 양방에서 말하는 고혈압성 두통이다.

침을 놓을 때는 위의 모든 것을 반영하여 자침해야 하나 따주기에서는 머리상응 부위 중에서 아픈 곳을 따주면 된다.

현대인들이 가장 많이 앓고 있는 질환 중 하나가 두통이 아닐까 한다. 특히 두통은 양방에서는 신경성진단을 받을 때가 많아 환자들이 답답해 하는 경우가 많다. 그런데 대부분의 경우 병의 원인을 찾지 않고 진통제에 의지하는 경우가 많아 안타깝다. 두통은 스트레스성이 많으니 마음을 차분히 가라앉히고 잠깐이라도 눈을 감고 자신을 돌아보는 명상과 숨을 깊이 쉬는 복식호흡을 하면 의외로 좋아지는 경우가 많다. 따주기와 명상을 병행하기 바란다.

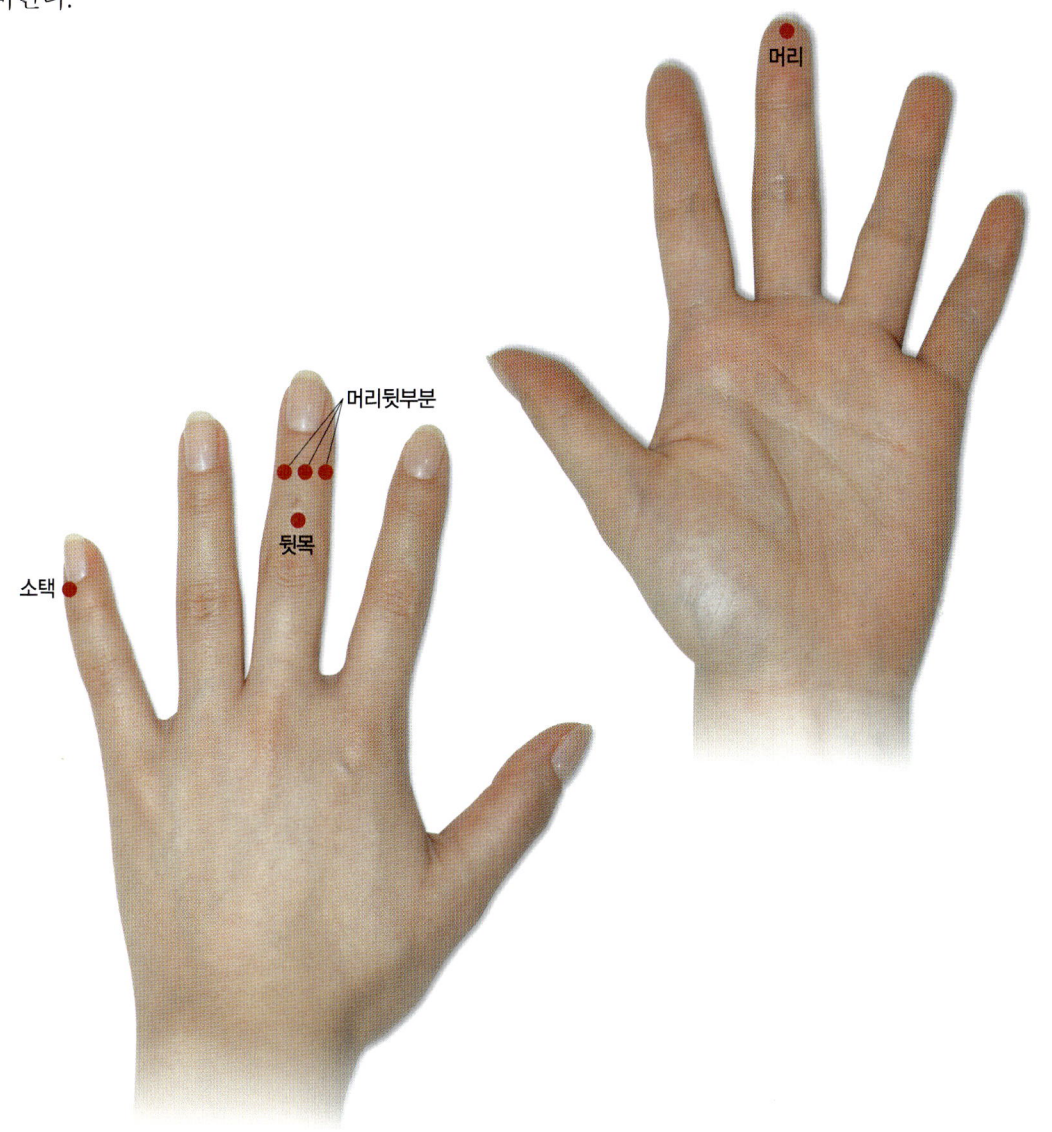

낙침

 잠잘 때 불편한 자세로 인해 아침에 일어나서 목이 돌아가지 않을 때

 뒷목상응점과 어깨상응점 그리고 후계(後谿)혈에 따주기를 해 준다.

자고 일어나서 목이 뻣뻣하고 잘 돌아가지 않고 돌리려면 아픈 것을 낙침이라 한다. 떨어질 낙(落), 베게 침(枕)인데 베게를 베고 자다가 베게를 안 베고 목이 옆으로 많이 꺾이면서 오는 것이라 생각해서 지은 단어일 것이다.

낙침은 누구나 한 번 쯤은 겪어 본 증상일 것이다. 어떨 때는 일주일 이상 가기도 하고 심할 때는 근육주사까지 맞는 경우도 있다. 다행히 따주기로 비교적 치료가 잘 된다. 따주기로 완전히 돌아오지 않으면 후계혈에 실뜸을 떠 주면 더욱 효과적이다. 방금 전까지 목이 뻣뻣해서 옆으로 돌리기도 힘들어 하던 환자가 따주기 후 고개를 돌리는 것을 보면 뿌듯하고 신기할 때가 많다.

여담으로 베게는 높게 베지 않는 것이 건강에 좋다. 심장에서 펌프질을 해서 머리까지 피를 보내야 하는데 심장보다 머리가 높으면 심장이 부담을 받기 때문이다.

또 너무 높은 베게를 베서 목이 앞으로 많이 꺾이면 목, 어깨 근육에도 부담이 많이 가서 근육이 굳을 수 있다. 실제로 목이나 어깨가 안 좋은 환자에게 베개 높이를 낮춰 보라고 한 후 좋아지는 경우가 많이 있었다. 베개 높이를 낮추는 것 또한 숙면의 비밀 중 하나인 것이다

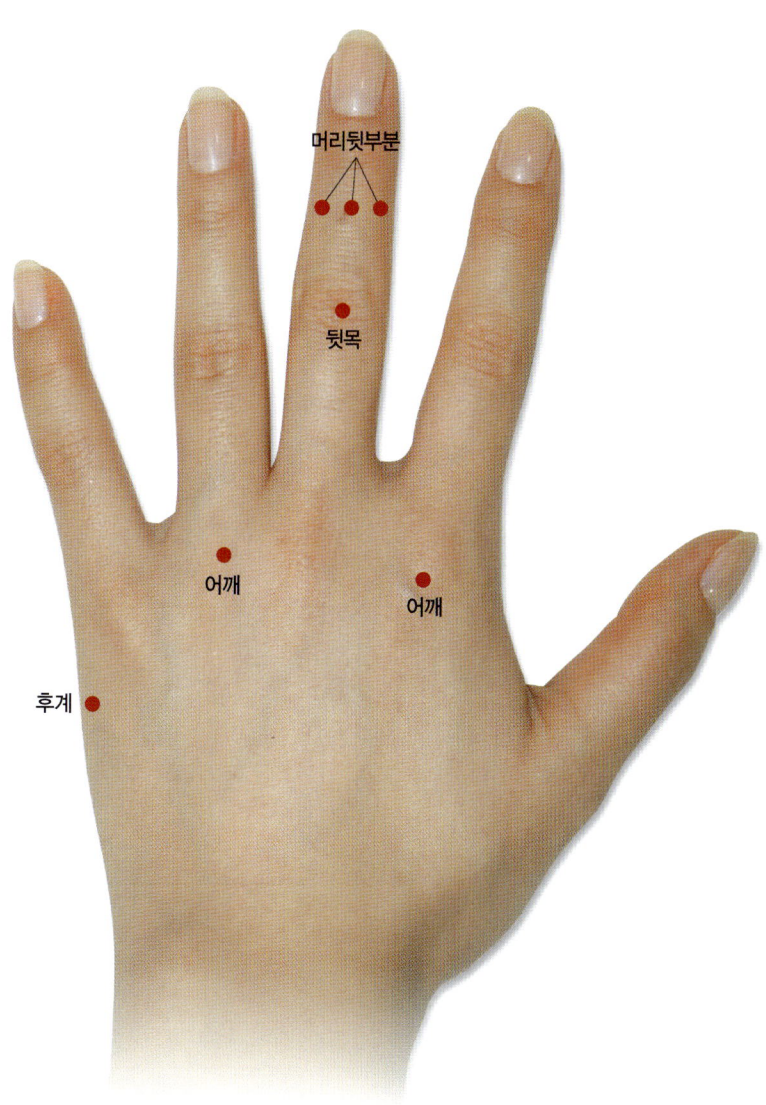

견비통

개요 어깨와 목 부분이 아프고 결릴 때

처방 어깨와 목상응점, 상양(商陽), 소택(少澤)

　무거운 것을 많이 들거나 책상에 오래 앉아서 업무를 하거나 공부를 하는 경우 견비통이 올 확률이 높다. 특히 요즘은 컴퓨터를 많이 사용하다 보니 견비통 환자가 더욱 급증하고 있다. 심한 경우 통증이 너무 심해 잠을 이루지 못하는 경우도 있다. 딱히 통증까지는 아니더라도 목이나 어깨가 결리고 뻐근한 사람은 2명 중 1명꼴은 될 것이다.

　견비통을 예방하는 가장 좋은 방법은 틈틈이 스트레칭을 해 주는 것이다. 잠깐의 시간만 투자하면 쉽고 간단하게 할 수 있는 방법인데 의외로 실행하는 사람은 무척 적다. 모든 것이 습관이다. 관심이 없고 귀찮다 보니 그냥 간과하다가 나중에 더 고생하는 경우가 많다. 업무를 보거나 장시간 책상에 앉아 있을 때 스트레칭하는 습관을 들여라. 학생들이라면 쉬는 시간 종이 울리면 바로 기지개를 켜 보라.

　작은 습관이 쌓여서 버릇이 된다는 것을 잊지 말자.

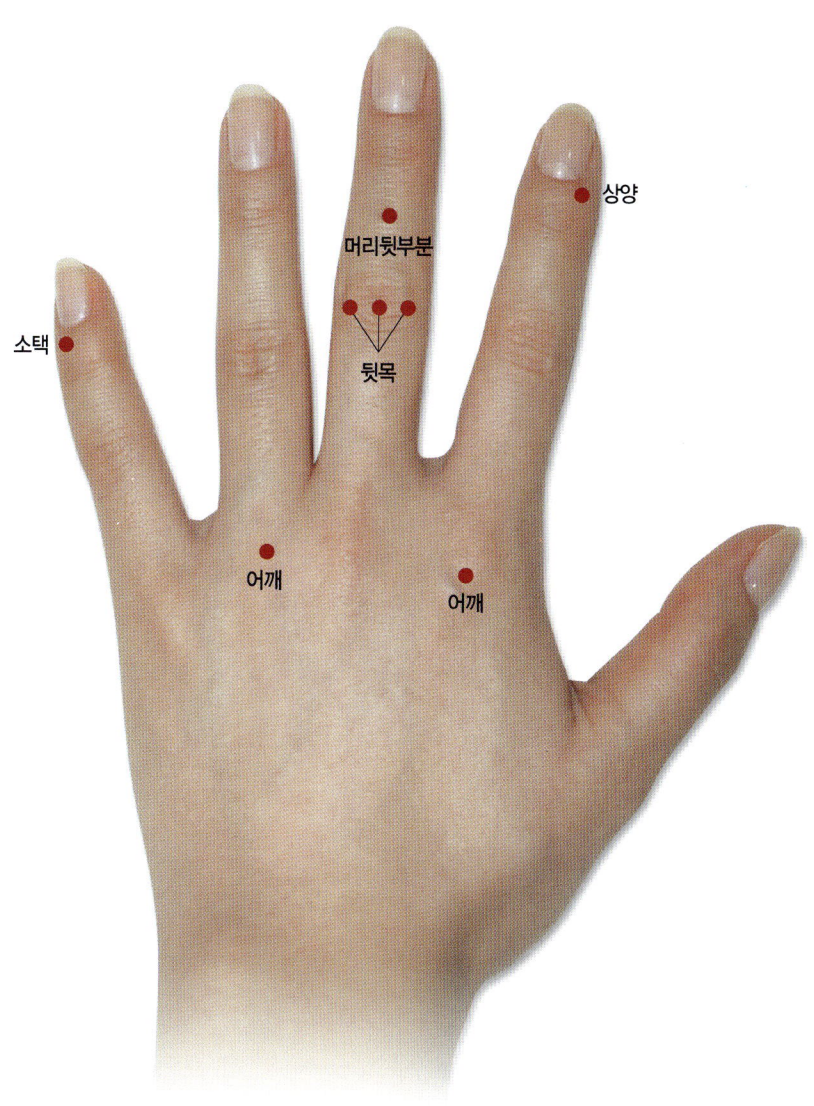

요통

개요 허리가 아프고 뻐근할 때

처방 척추와 허리상응점과 신장부의 상응점, 상양

미국이나 호주, 유럽 쪽은 카이로프락틱이라고 해서 척추전문의가 있다.

카이로프락틱은 인간의 척추를 손으로 교정하여 질병을 치료하는 방법으로 100여 년 전 미국의 데이비드 파머 박사(D. Paimer)에 의해 처음 의학적 체계를 갖추었다. 척추에서 나오는 수많은 신경들은 인체 각 부위에 연결되어 있으며, 척추가 휘거나 삐뚤어지면 이러한 신경이 영향을 받아 해당 신경이 영향을 미치는 부위에 병이 온다는 것이다.

카이로프락틱은 척추를 바로잡아 이러한 질병들을 치료하는 학문이다. 미국에는 5년제 전문대학이 있으며 졸업 후 척추신경전문의로 활동하고 있다. 한국에도 카이로프락틱이 전래된 지는 꽤 되었지만 민간단체에서 교육을 하고 배우다 보니 결국은 무면허 의료인이 되는 안타까운 실정이다.

사실 한국에도 수천년 전부터 전승되어 오는 수기술(手技術)이라는 뛰어난 치료술이 있다. 수기술은 카이로프락틱 기술을 포함하고 있으며, 중국의 추나나 일본의 시아추보다 더 발전된 개념인 경락, 경혈 이론을 포함한 종합 의료술이지만, 이 또한 뛰어난 이는 무면허 의료인이라는 멍에를 안고 있다. 필자는 다행히 미국에서 수기술로 한의원을 운영하는 최고수를 만나 배울 수 있는 행운이 있었다.

따주기가 골반이 틀어지거나 척추가 휘었거나 해서 교정을 필요로 하는 요통까지는 치료가 되지 않지만 어쨌든 아픈 이유는 근육의 문제일 때가

많으니 도움이 되는 것 또한 사실이다.

특히 한방에서 말하는 어혈성요통, 신허성요통, 장무력으로 오는 요통, 독맥과 방광경의 기운이 약해서 오는 요통 등에는 따주기가 효과적이다.

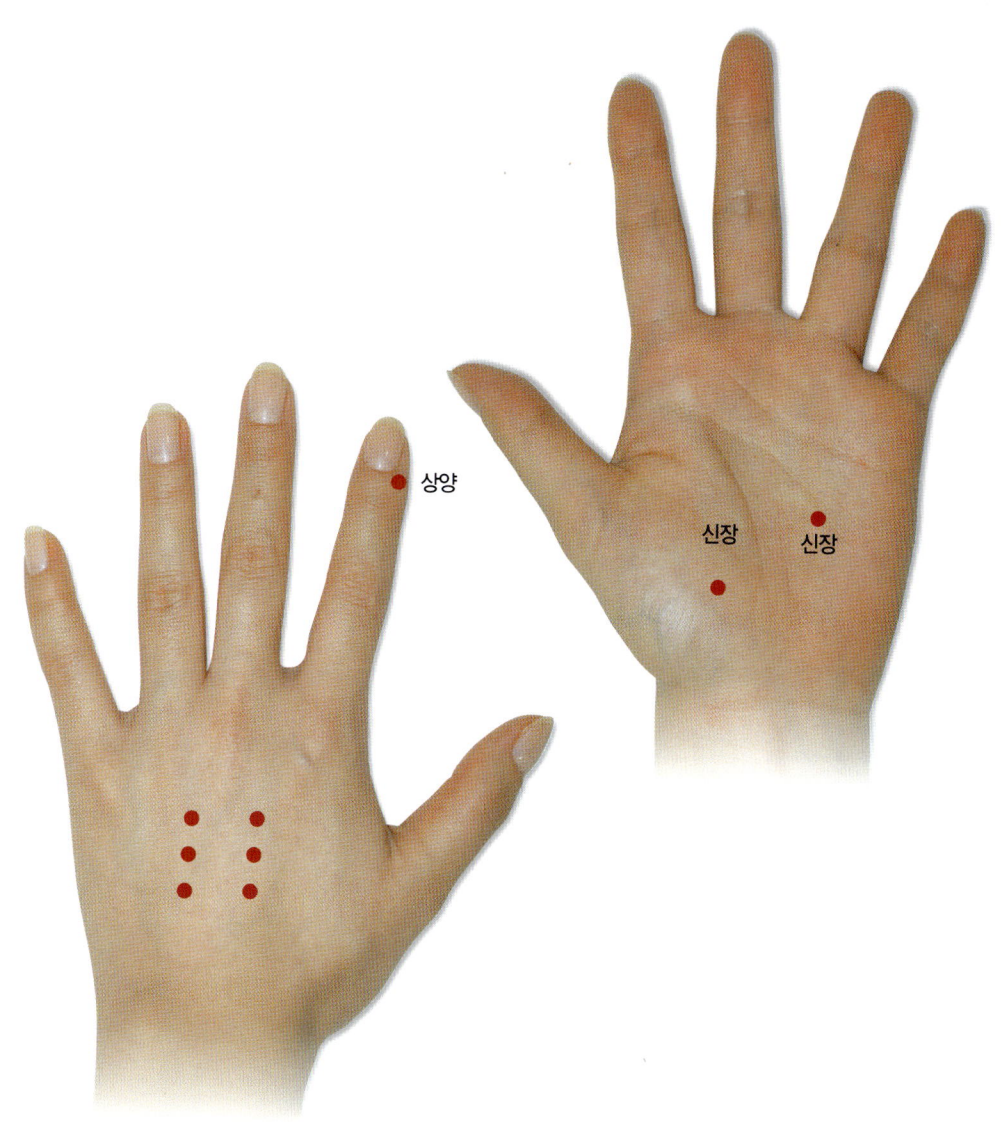

무릎 통증

 무릎이 아프고 걷기가 불편할 때

 무릎 부위 상응점과 소부(少府)혈

무릎 통증은 보통 풍습(風濕)으로 오는 경우가 많다. 그래서 비가 오려고 할 때나 저기압일 때 먼저 무릎이 아파온다. 그 외에 한(寒)증, 풍열(風熱)이나 간과 신장의 음허(陰虛)로 오는 경우와 어혈(瘀血)성 질환과 위장경락과 방경경락, 담경락의 기운이 약해서 오는 경우가 있다. 한증일 경우 무릎이 차가운 데 노출이 되면 통증이 심해진다. 풍열일 경우는 무릎의 관절액이 마르고 열감이 있으며 아프다. 간신음허인 경우는 노인성 환자에게 많이 나타난다. 나이가 들면서 간과 신장이 약해지면서 허리와 무릎이 시리고 힘이 없는 경우이다. 어혈성은 교통사고나 타박상을 입은 후 적절한 치료를 하지 않아 나쁜 피가 빠지지 않아서 오고 경락상의 문제로 오는 통증은 각 경락의 허실을 치료해야 한다. 역시 침구학에서는 이 모든 것을 고려해서 침과 뜸을 적절히 병행해야 하나, 따주기에서는 해당 부위를 사혈(瀉血)하기만 하면 된다.

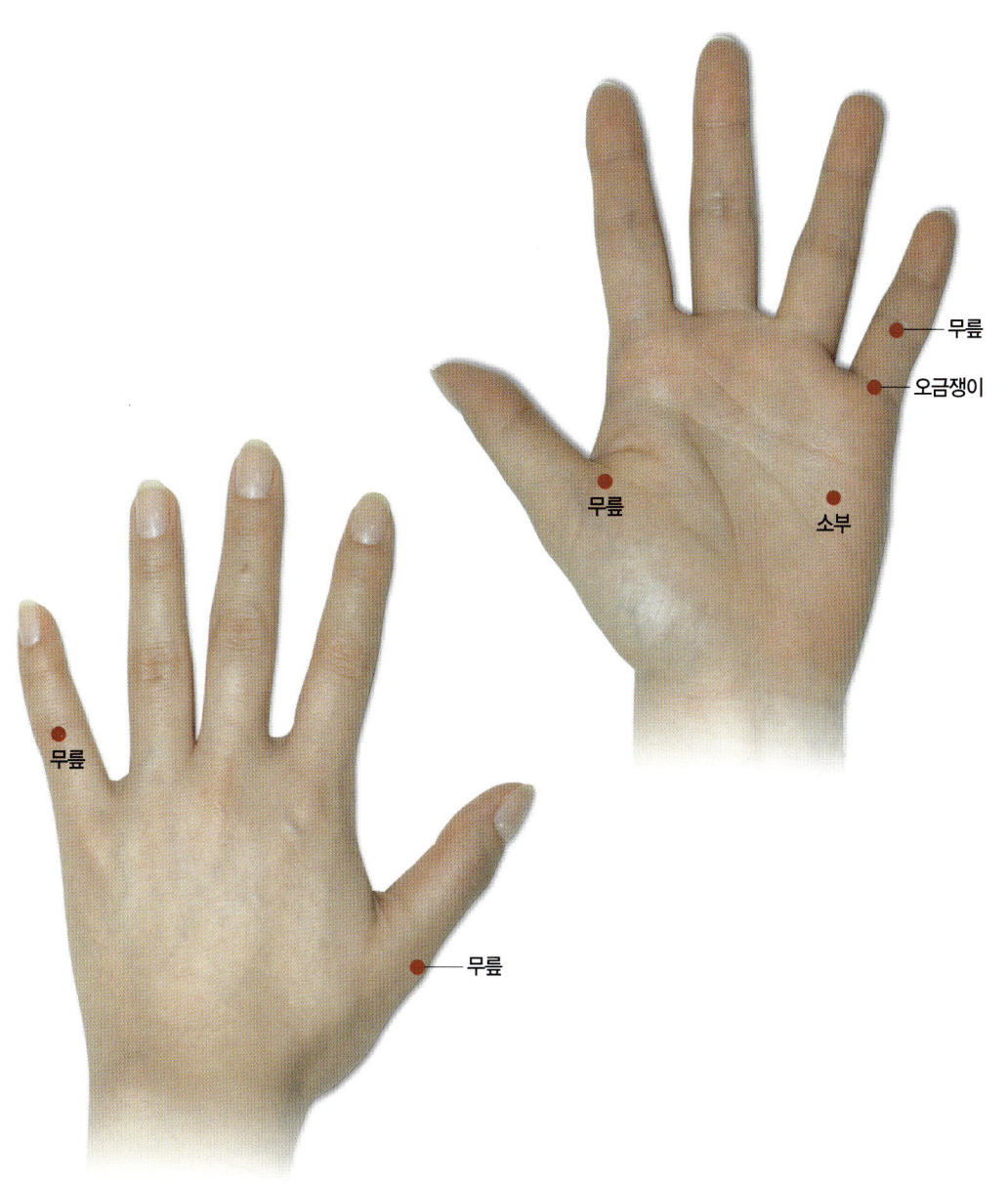

늑간신경통

개요 가슴이 결리고 뻐근하며 아플 때

처방 양쪽가슴상응점, 명치상응점, 양쪽옆구리상응점

늑간신경통은 발작성 통증으로, 그 통증 이외에는 기질적(器質的)인 변화가 없는 것이 특징이다. 통증은 뒤에서 앞으로, 보통은 한쪽에서 일어나고, 우측보다 좌측에서 많이 일어난다. 12쌍의 늑골 중 제5에서 제9 사이에서 흔히 발생한다. 격심한 통증이 발작적으로 일어나며, 심호흡 또는 큰 소리로 말을 하면 더욱 심해진다. 늑골 사이를 누르면 압통을 느낀다.

늑간신경통의 원인은 여러 가지가 있을 수 있다. 먼저, 노인 환자의 경우 갑자기 등과 가슴이 돌아눕기도 힘들 정도로 아프다면, 먼저 척추의 압박골절을 의심하고 척추의 방사선 사진을 통해 골절이 있는지 여부를 확인해야 한다. 노인 환자는 골다공증이 심해서 본인이 느끼지 못하는 충격에도 골절을 입을 수 있기 때문에 특별한 원인이 될 만한 사건 없이도 압박골절이 올 수 있기 때문이다.

다음으로 대상포진 후 신경통으로 가슴 부위 통증을 느끼는 경우도 드물지 않다. 그러나 겉으로는 이상 없이 대상포진 바이러스가 침범한 신경이 분포하는 쪽으로 통증만 계속되는 경우가 있다. 이렇게 피부 쪽으로 특정 병변 없이 가슴과 등쪽으로 통증만 지속되는 경우, 옷깃이 스치는 것에도 불쾌한 찌릿함을 느끼고 바늘로 찌르는 듯 아팠다가 가슴이나 등 속 깊은 곳에서 묵직한 둔통이 지속되기도 하는 등의 대상포진 후 신경통의 통증 양상을 나타내면 바이러스 항체 검사를 통하여 확인을 해 봐야 한다.

그 외에도 당뇨병성 말초신경병증처럼 기존의 당뇨병이 수십 년이 지나면서 늑간 신경의 변성을 가져와 통증이 올 수도 있고, 다른 관절처럼 늑연골에도 염증 반응이 일어나 이로 인해 통증이 올 수도 있다. 또한 흉추의 추간판탈출증은 목이나 허리의 경우보다는 매우 드물지만, 보통은 자동차 사고나 강한 충격 후에 발생되며, 이로 인해 등과 가슴 쪽으로 통증이 오게 된다. 혹은 목의 추간판탈출증에서 가슴이나 등 쪽으로만 주로 통증을 나타내는 경우도 있다.

이외에도 늑막염, 폐결핵, 가슴타박, 갈비뼈골절, 척추결핵, 종양 등에 의하여 오는 경우가 많은데, 기침, 재채기, 힘쓰기, 심호흡 등을 할 때 통증이 심해지곤 한다. 통증이 있는 곳을 중심으로 지각이 예민해지는 것도 이 병의 특징 중 하나이다. 이토록 병의 원인이 다양하다 보니 따주기로 일단 3회 정도 사혈을 해 보고 차도가 없으면 가까운 병원이나 한의원을 찾아보는 것이 좋다.

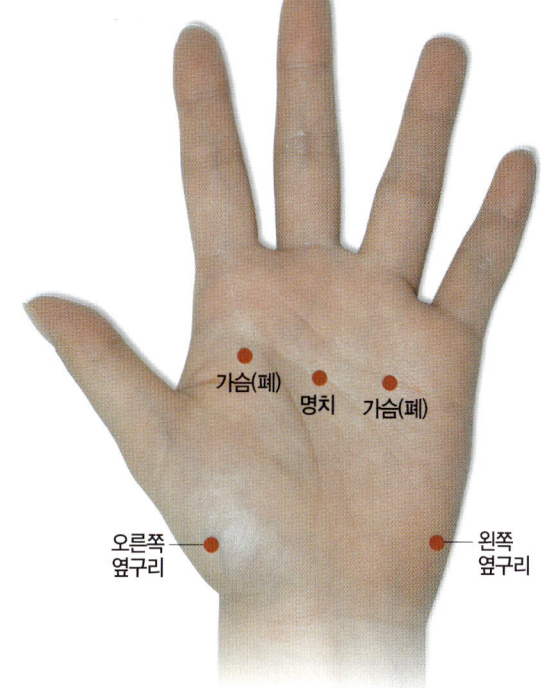

좌골신경통

개요 좌골신경이 지나는 부분으로 허리부터 발까지 저리고 아플 때

처방 양쪽엉덩이상응점, 양쪽발바닥상응점, 신장점

요추 4, 5번과 선골열공 1, 2, 3에서 나오는 신경이 합쳐져서 다리 뒤쪽으로 흐르는 신경을 좌골신경이라고 하는데, 좌골신경통은 이 신경이 압박을 받아서 다리 뒤쪽이 저리고 엉덩이 부위가 아픈 증상을 말한다. 일반적으로 한방에서는 간신음허(肝腎陰虛)로 진단을 많이 하고 침구 치료나 독활기생탕의 가감방을 많이 사용한다. 그런데 실제로 요추추간판탈출에 의한 신경압박과 엉덩이 근육이 뭉쳐서 좌골신경을 압박하는 경우도 많이 있다. 예전에는 주로 50대 이후의 노인층에서 많이 볼 수 있었는데 요즘은 청장년층에도 많이 나타난다.

너무 오래 같은 자세로 앉아서 업무나 공부 또는 운전을 할 경우 엉덩이 근육이 뭉쳐서 신경을 누를 수 있다. 또 다리를 꼬고 앉거나 바지 뒷주머니에 두툼한 지갑을 넣은 상태에서 앉아 있을 경우 골반이 틀어짐으로 인해 신경을 압박하는 경우도 많이 있다. 일단 좌골신경의 치료에 있어서 가장 중요한 것은 바른 생활 자세를 갖는 것이다.

그 다음에는 따주기로 상응점들을 자극하고 엉덩이의 근육을 마사지로 잘 풀어 주면 무척 효과적이다. 추간판탈출증이나 허리측만증일 경우는 척추교정을 받는 것이 좋다.

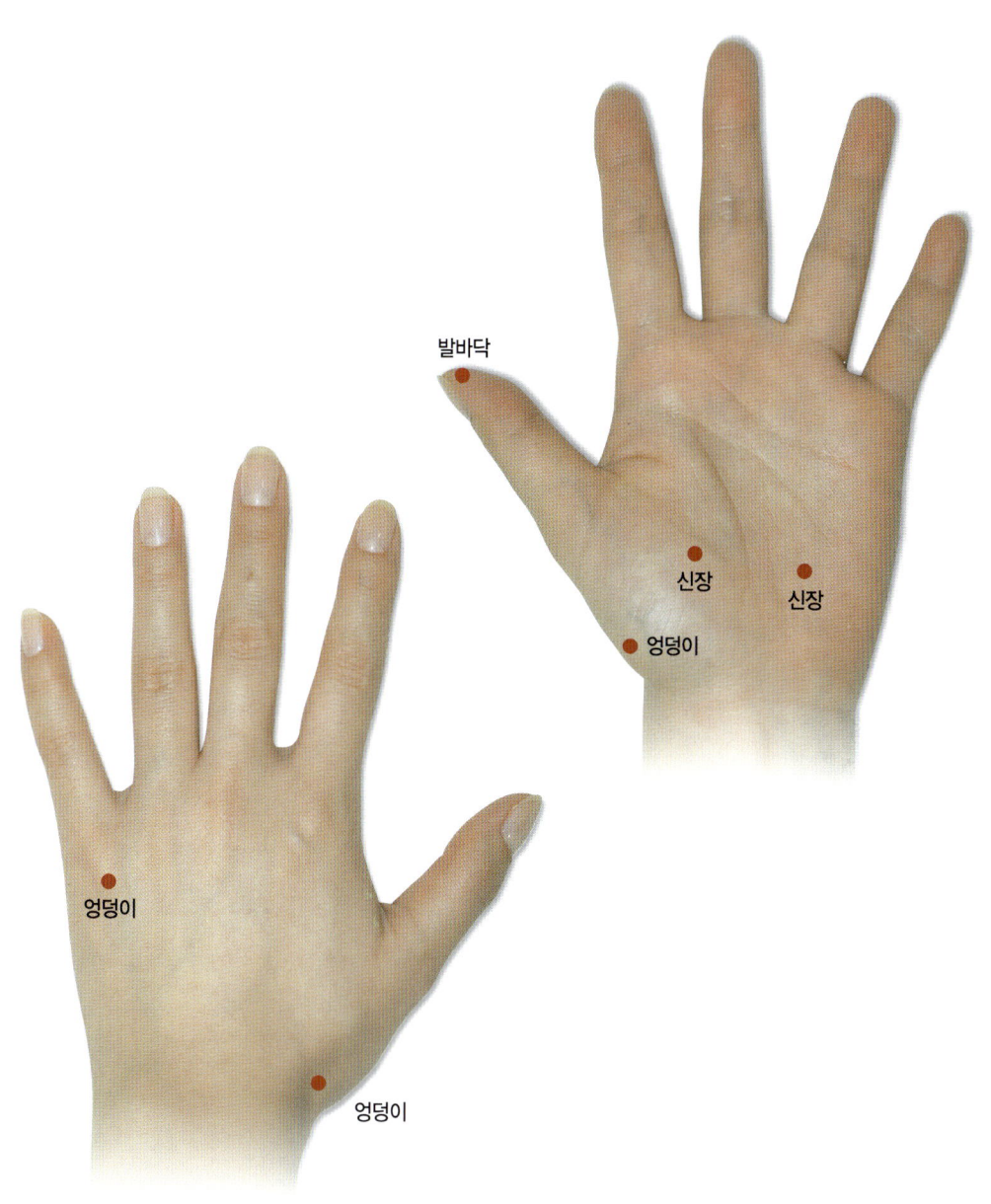

발 바깥쪽 저림

개요 다리 바깥쪽으로 찌릿찌릿 전기가 통하는 것 같고, 저리고, 아플 때

처방 손등 쪽의 다리상응점, 엉덩이상응점, 옆구리상응점

다리가 저리는 것은 척추신경의 압박에 의해서 올 수도 있고, 위경이나 담경의 이상으로 올 수도 있다. 일단 양쪽 다리 길이를 재어 보아 길이의 차이가 없는지를 확인해 봐야 한다. 길이의 차이가 있다면 대체로 골반이 틀어져서 신경을 압박하는 경우가 많기 때문에 골반 교정이 선행되어야 한다. 길이가 같다면 족양명위경이나 족소양담경의 기운이 허한 경우거나 근육이 굳어서 신경을 압박하는 경우가 많다. 이럴 때 상응점 따주기를 해 주면 혈액순환이 원활해지고, 신경에 자극을 주어 좋아지는 경우가 많다. 혹은 가끔 혈허(血虛)로 인한 경우도 있으니 피를 보충해 주는 음식들을 섭취하는 것도 중요하다.

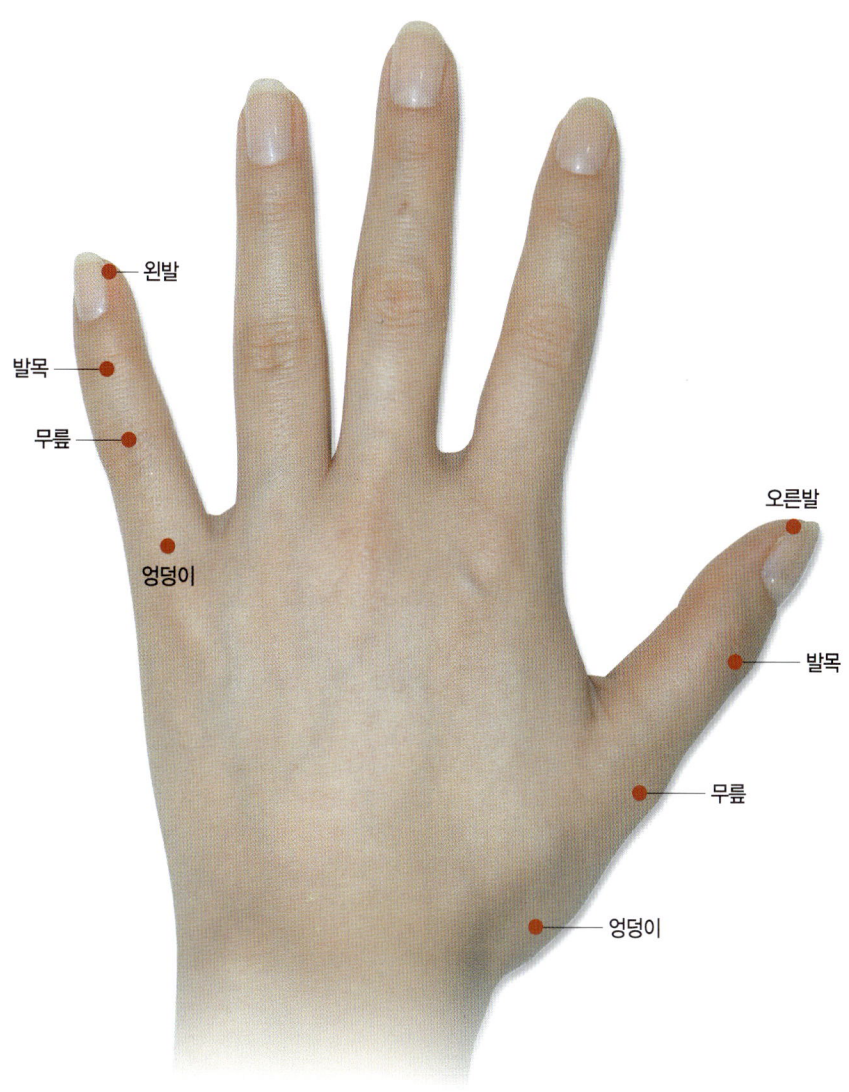

발 안쪽 저림

개요 다리 안쪽으로 찌릿찌릿 전기가 통하는 것 같고, 저리고, 아플 때

처방 손바닥 쪽의 다리상응점, 엉덩이상응점, 옆구리상응점

대체로 간경(肝經)이나 신경(腎經)에 문제가 있을 때 안쪽 다리가 많이 저리다.

따주기는 국소통락을 우선 처방으로 하니 다리나 엉덩이 옆구리상응점만 잘 따주어도 효과를 볼 수 있다. 만일 효과가 더디다면 간점과 신장점에도 따주기를 병행해 주면 더욱 효과가 좋다. 발이 냉하고 찬 경우는 혈액순환에 문제가 있을 수도 있으니 잠자기 전 따뜻한 물에 족탕(足湯)을 해 주면 밤에 잠도 잘 오고 전신순환도 좋아져서 건강에 매우 좋다.

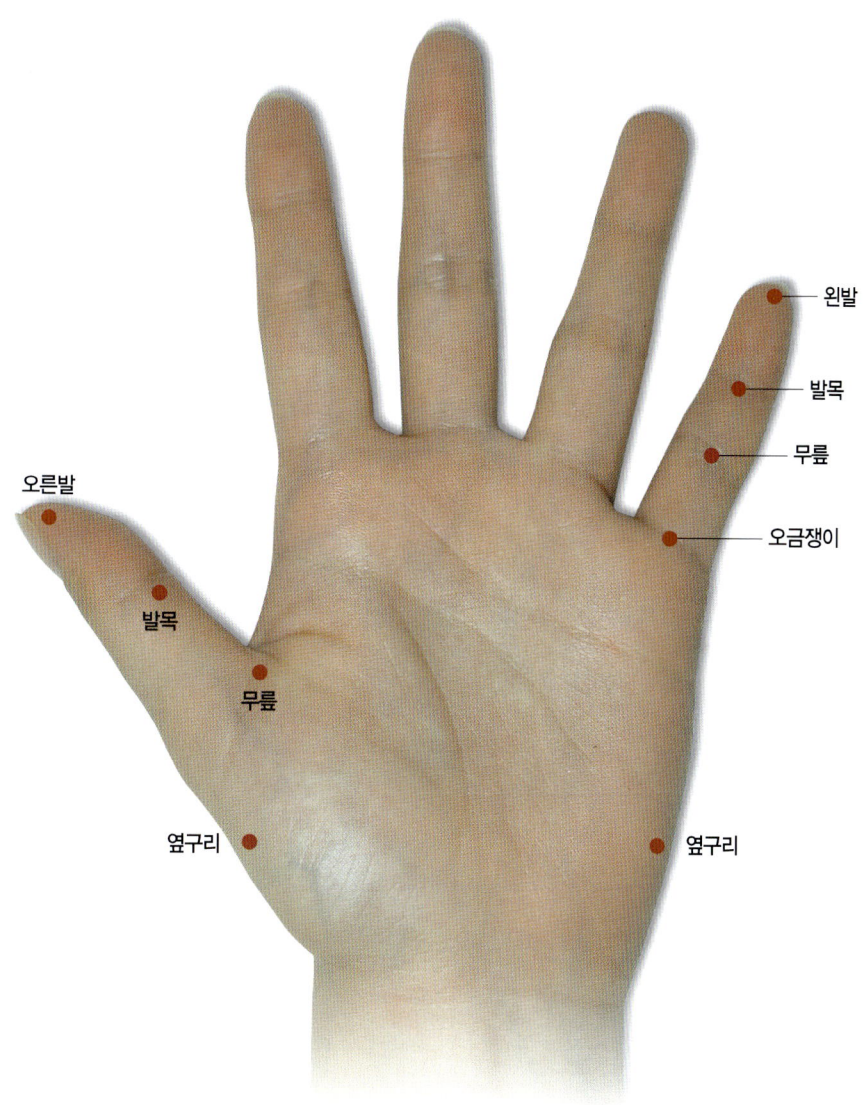

발이 냉할 때

개요 평상시에도 유독 발이 차고 시릴 때

처방 발바닥상응점, 신장상응점

대체로 한방적으로는 신양허(腎陽虛)로 인한 경우가 많다. 가끔 사역산(四逆散)증으로 가슴 부위에 양기가 뭉쳐서 사지로 뻗치지 못해 손발이 찬 경우도 있다.

양방적으로 봤을 때는 단지 발이 찬 것은 큰 문제가 아닌 것 같지만, 한방적으로 봤을 때는 여자가 손이나 발이 차면 대체로 자궁이 냉(冷)한 경우가 많아 임신이 잘 안 될 수도 있다. 남자의 경우는 정력에 문제가 있을 수 있다. 신장의 양기가 부족하여 오는 병증을 적으라면 몇 장으로도 모자랄 것이다. 발이 차다는 것은 혈액순환 장애와 신장의 기운이 약하다는 첫 신호와 같은 것이므로 가볍게 여기지 말고 치료에 신경을 써야 할 것이다.

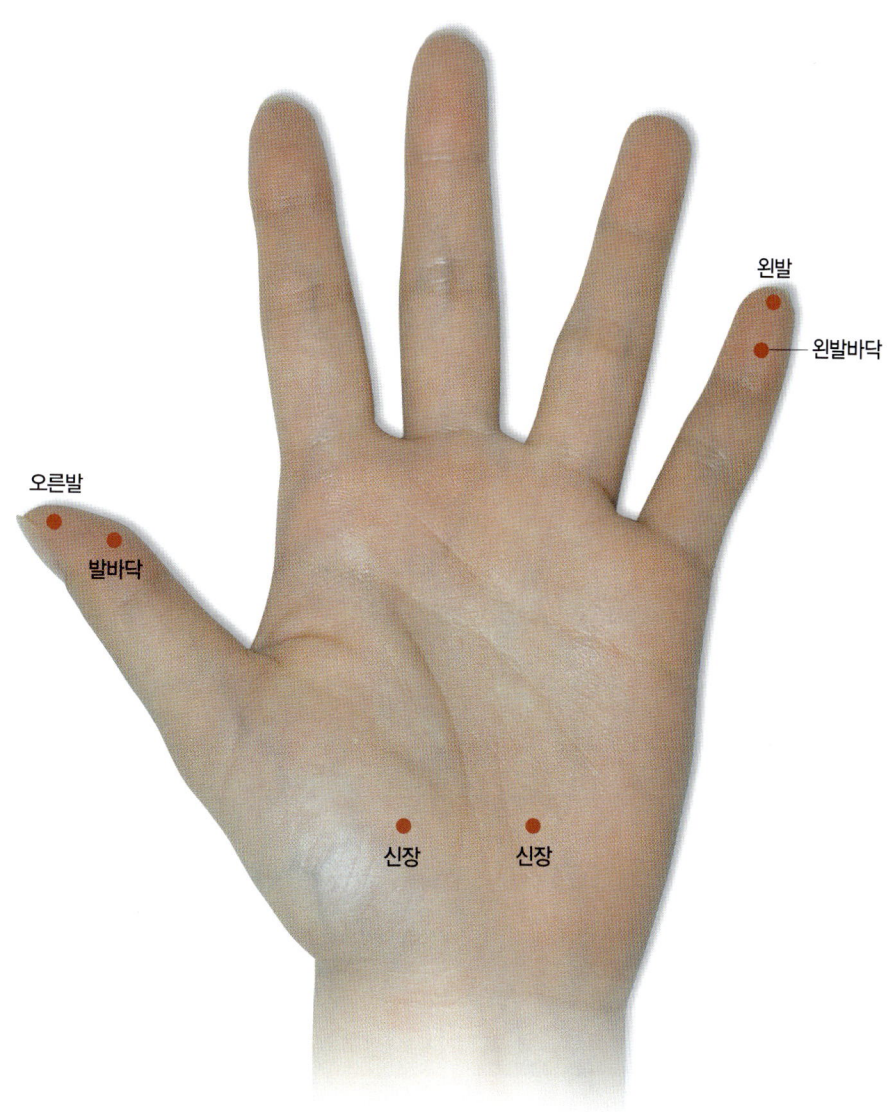

손 바깥쪽 저림

개요 손 바깥쪽이 어깨부터 저리고 찌릿찌릿하며 심하면 아플 때

처방 손등 쪽 목상응점, 어깨상응점, 팔상응점, 소장점, 대장점

양방에서는 몇 번째 손가락이 저리냐에 따라 신경을 나누어 놓고 그 신경에 문제가 있다고 하는 경우가 많다. 한방에서는 대장경이나 소장경에 기가 허할 경우 손바깥 쪽이 저리다고 본다. 혹은 실제 경추에 이상이 있어서 신경이 눌려 저린 경우도 있다. 경추(頸椎)가 이상이 있을 시는 경추교정이 우선시되어야 하지만 따주기로 목뒤상응점이나 어깨, 팔, 손쪽상응점을 자극하여도 효과가 있다.

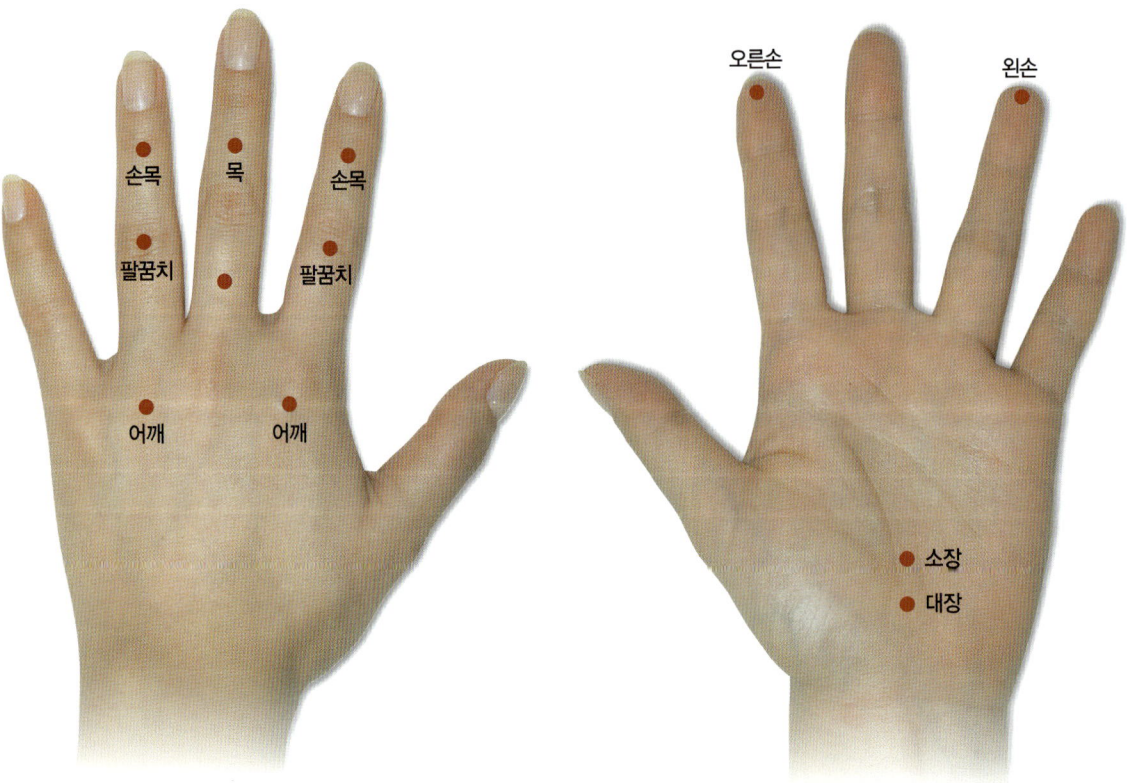

손 안쪽 저림

개요 손 안쪽이 어깨부터 저리고 찌릿찌릿하며 심하면 아플 때

처방 손바닥 쪽 목상응점, 어깨상응점, 팔상응점, 심장점

양방적 기전은 손바깥 쪽 저림과 유사하며 한방적으로는 대체로 심장경락의 기가 허할 경우가 많다. 혹은 무거운 짐을 많이 들거나 가위질을 많이 하는 등의 일로 인해 손과 팔의 근육에 무리가 가서 저린 경우가 꽤 있다.

먼저 위의 처방대로 따주기를 해 주고 심장상응점을 추가해 주면 더욱 효과가 좋다.

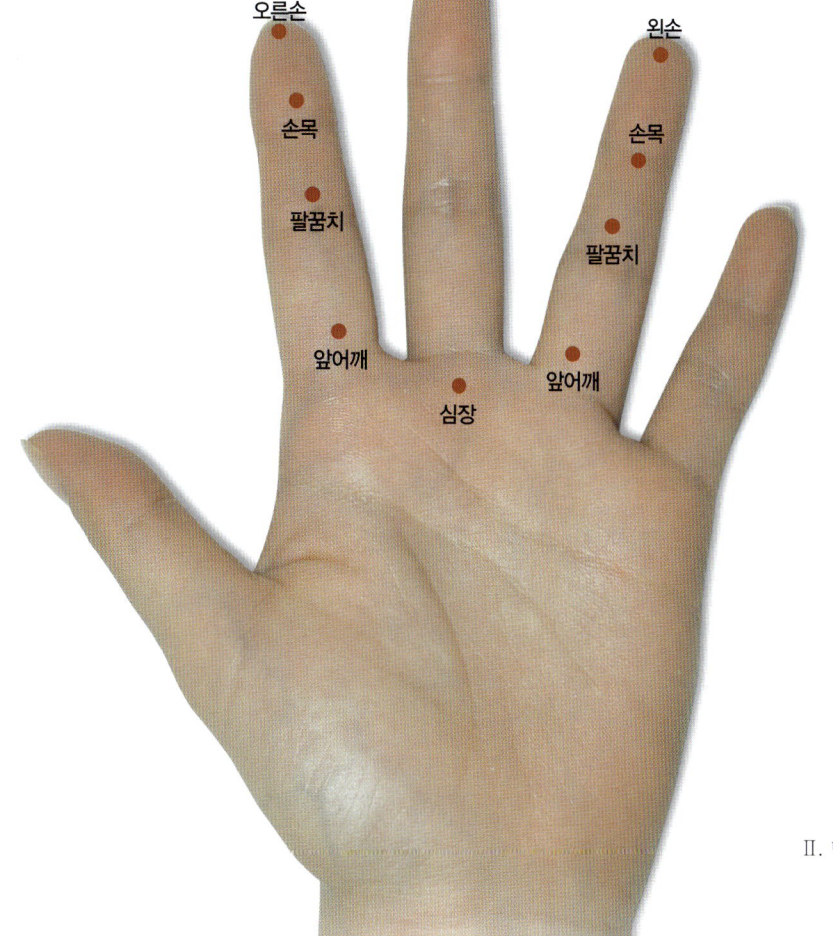

뇌졸중

개요 뇌혈관이 압력을 받아 터지거나 혈전이 뇌혈관을 막은 상태

처방 머리상응점, 뒷목상응점, 소충(少衝)혈

뇌졸중(腦卒中; stroke)은 뇌혈류 이상으로 인해 갑작스레 유발된 국소적인 신경학적 결손 증상을 통칭하는 말이다. 뇌졸중은 증상에 대한 용어로서, 의학적인 질병으로 칭할 때에는 뇌혈관 질환(腦血管疾患; cerebrovascular disease, 줄여서 CVD)이라고 한다. 흔히 중풍(中風)이라고 부르기도 하지만, 중풍이라는 말은 좀더 광의의 표현이다.

뇌는 몸 전체에서 무게로는 체중의 2%만 차지하지만, 뇌로 가는 혈류량은 심박출량의 15%나 되고, 산소 소모량은 몸 전체 산소 소모량의 20%나 된다. 게다가 뇌는 에너지원으로 포도당만을 사용하므로 에너지 공급이 잠시만 중단되어도 쉽게 괴사가 일어난다. 따라서 뇌혈류의 이상은 뇌 손상과 밀접한 관련이 있다. 이미 뇌졸중이 온 경우에는 병원에서 전문치료를 받아야 하지만, 막 증상이 시작되려 하거나, 시작되기 전에 예방 차원에서 따주기를 해 준다면 뇌졸중만큼 따주기로 효과를 보는 질환도 없을 것이다. 앞에서 따주기의 원리에 대해서 설명했듯이 따주기는 전체 혈액에 걸려있는 압력을 낮춰 주고 피를 맑게 함으로써 혈관이 터지는 것을 예방해 줄 수 있다. 초기에 쓰러졌을 때 응급법으로 시행해 주면 예후가 무척 좋다.

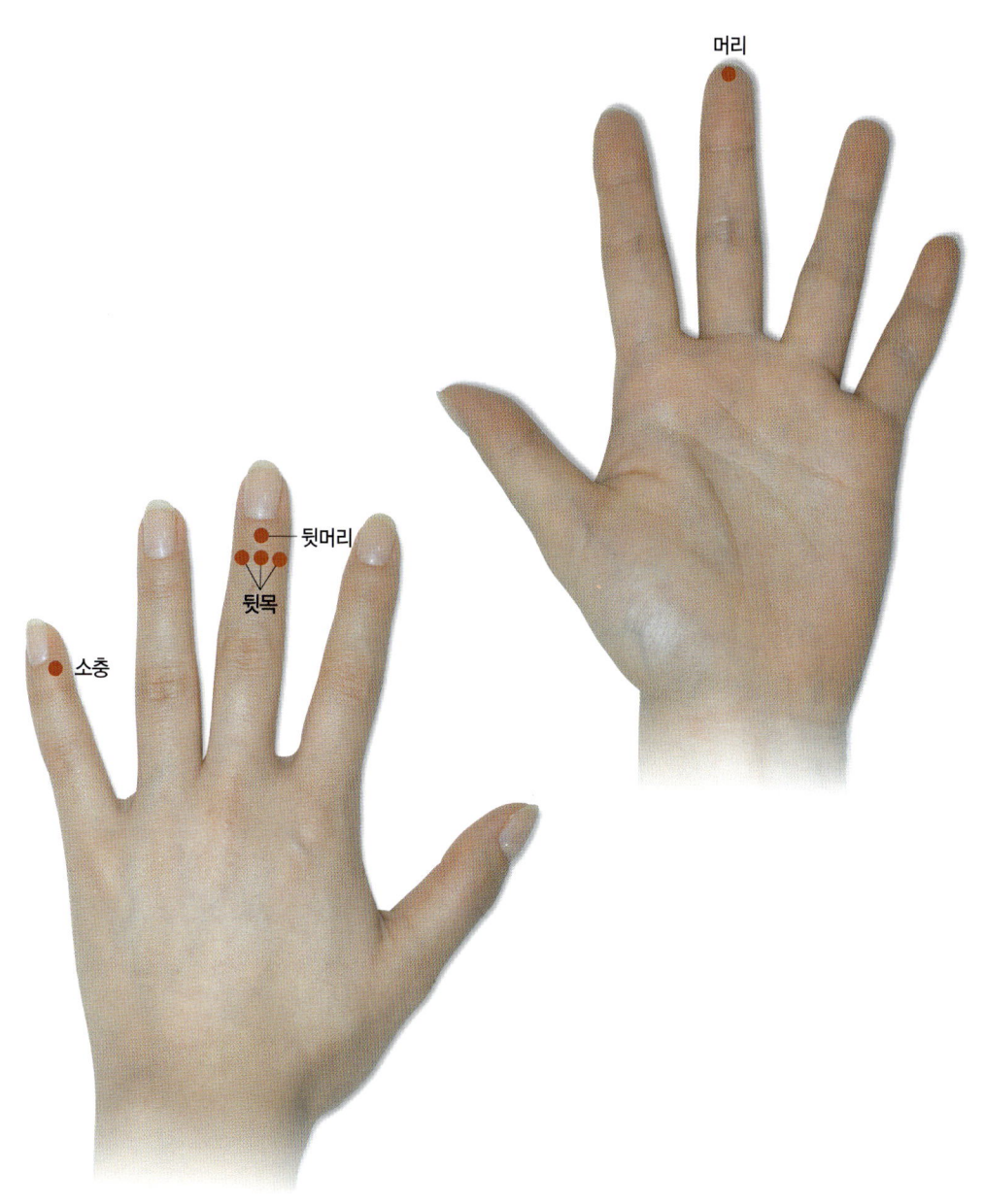

소아경기

 유아기의 어린 아이의 체열이 39도 이상이 되어 열이 나고 의식을 잃은 상태

 십선혈, 사봉혈

경기는 만 12개월에서 36개월 사이에 주로 일어나고, 폭을 넓히면 6개월에서 만 5년까지도 있을 수 있다. 대체로 열성경련이 많이 있다. 일반적으로 열과 동반하여 나타나는 열성경련은 직접적인 뇌손상을 입히지는 않지만, 약 2~3%가 간질로 연결된다는 점에서 유의해야 한다.

열성경련일 경우 십선혈과 사봉혈을 따주면 순식간에 열이 떨어져서 큰 효과를 볼 수 있다.

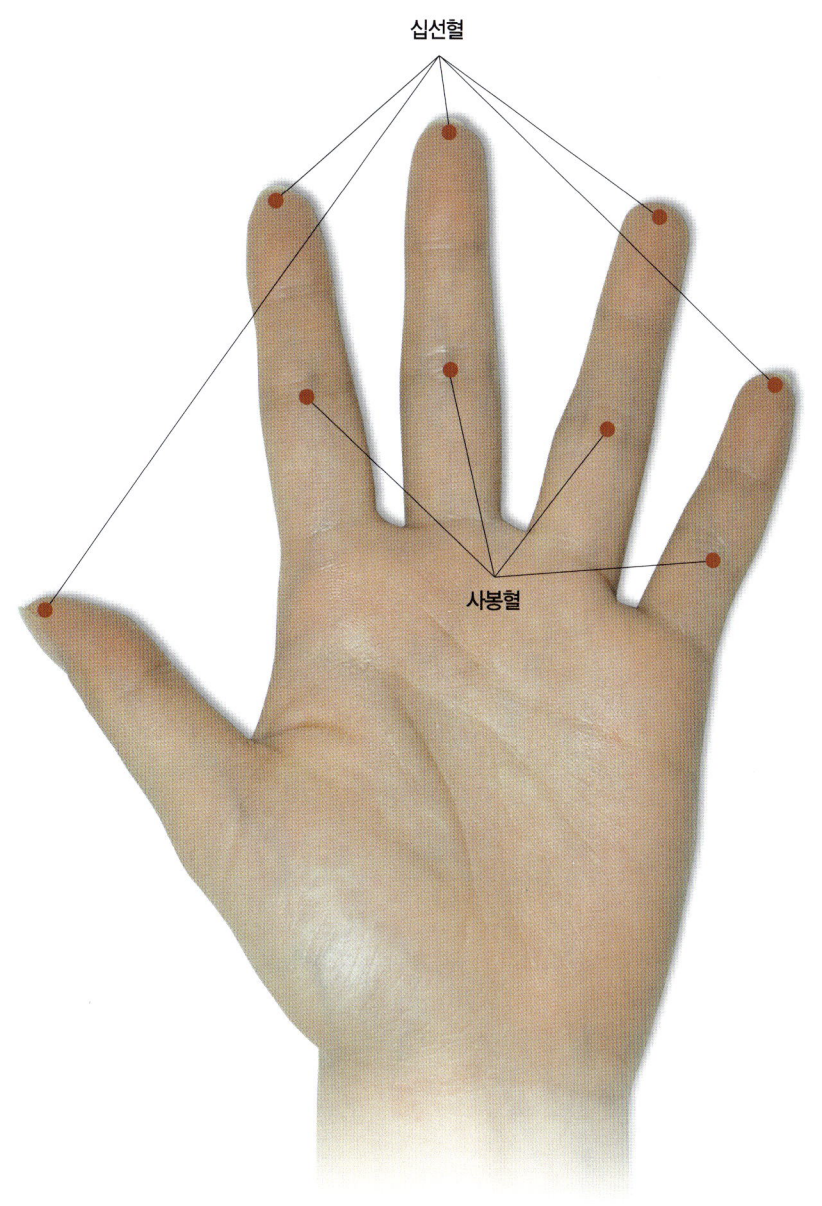

심인성(心因性) 정신 혼미

개요 어떤 일로 갑자기 쇼크를 받아 정신이 혼미할 때

처방 십선혈과 심장상응점, 신장상응점

사람이 어떤 일로 강한 충격을 받으면 머리가 어지럽고 멍한 상태로 되거나 심한 경우 정신을 잃을 수도 있다. 흔히 우리가 말하는 기절(氣絶)이다. 기절은 한방으로 말하면 바로 기가 끊긴다는 것이다. 우리 몸에 끊임없이 순환되어야 할 기(氣)가 마음의 충격에 의해 끊어짐으로서 의식을 잃어버리는 것이다. 기절했을 때 가장 중요한 것은 호흡이 정상인지 아닌지를 꼭 살펴보아야 한다. 잘 살펴보고 호흡이 정상이면 응급처치를 한다. 즉, 가만히 눕혀 놓고 의복을 풀어 주며 머리는 수평으로, 다리는 약간 높인다. 그다음 상응점들에 따주기를 해 준다. 2~3분 안에 정신이 들지만, 의식의 회복이 늦을 때는 암모니아를 맡게 하거나 냉수로 얼굴을 닦아 준다. 정신이 들어도 20~30분간은 그대로 둔다. 호흡이 정상이 아닐 때는 중추신경의 중대한 이상이 있을 수 있으므로 급히 병원에 연락을 취하는 것이 좋다.

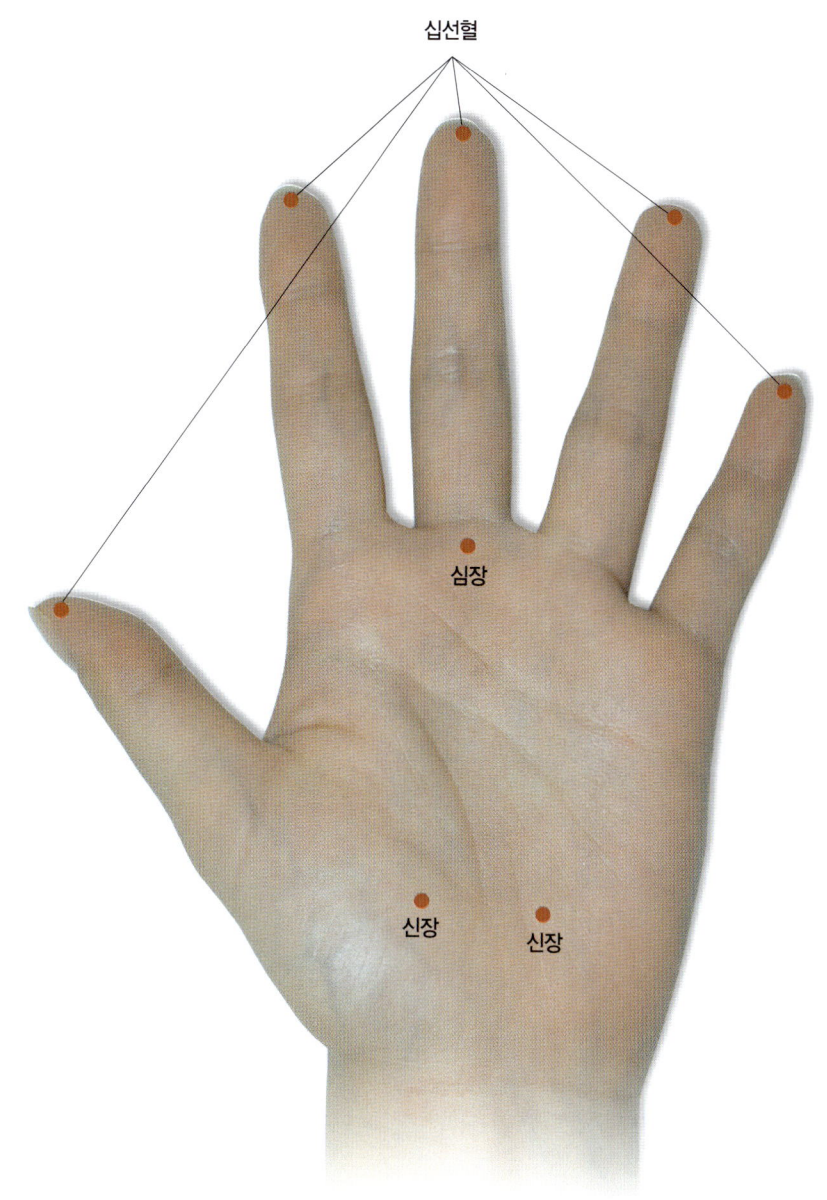

심계항진

개요 정신이 불안하고 가슴이 뛰는 느낌이 자주 있고 자주 놀랄 때
처방 심장상응점, 신장상응점, 소택(少澤)혈

심계항진은 심장이 불규칙하게 뛰거나 강하게 뛰어서 불쾌감을 느끼는 것이다. 양방에서 심계항진은 심장의 질환이 없이도 발생할 수 있고, 비정상적인 심장박동인 부정맥으로도 나타날 수 있다. 심계항진의 진단은 혈액검사, 심전도검사, 심장초음파검사, 운동유발성검사, 지속성 심장모니터링검사, 관상동맥검사 등으로 할 수 있는데, 문제는 이 모든 검사에서 정상으로 나오더라도 환자는 심계항진을 호소하는 경우가 많다는 것이다. 이럴 경우가 한방에서 말하는 심기허(心氣虛)이거나 심음허(心陰虛) 혹은 심혈허(心血虛)성 병증이다. 심장의 기가 약하면 심장의 힘이 모자라게 되므로 헐떡이듯 빨리 뛰게 된다. 음허일 경우는 심장에 허열(虛熱)이 발생하므로 빨리 뛴다. 혈허일 때는 피가 부족하므로 더 빨리 보충하고 몸으로 보내기 위해서 빨리 뛰게 되는 것이다.

어쨌든 심장의 문제로 보고 심장의상응점과 수승화강(水乘火降)이 잘 되도록 하기 위해서 수기(水氣)를 다스리는 신장상응점과 심장과 표리경인 소장의 정혈인 소택혈을 따주기해 주면 효과가 좋다.

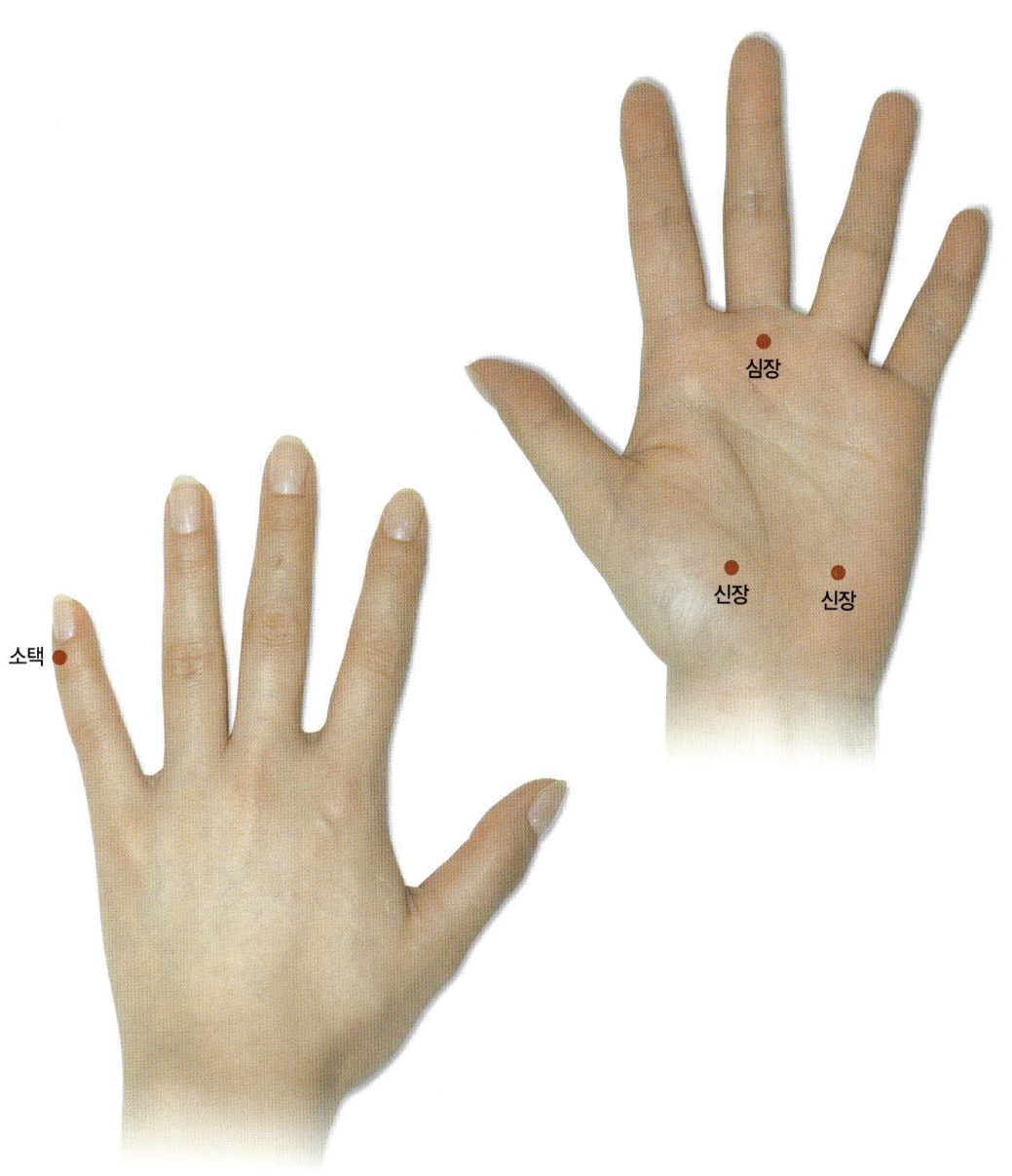

감기

 환절기에 몸에 풍한(風寒)을 감수하여 생긴 병

 폐상응점, 신장상응점, 소상(少商), 합곡(合谷)

감기는 비강, 인두, 후두, 기관, 기관지, 폐와 같은 호흡기에 급성 카타르성 염증(일과성으로 낫기 쉬운 염증)이 일어나는 병이다. 누구에게나 잘 걸리는 흔한 병으로 간단하고 가벼운 병이라고 생각되지만 원인은 다양하다. 대체로 그 증세가 재채기, 콧물, 목아픔, 목쉼, 기침, 발열, 두통, 전신권태 등 모두 비슷하므로 일괄하여 감기라고 부른다. 감기의 원인은 인플루엔자나 바이러스이며, 감기를 일으키는 바이러스는 100종이 넘는다고 한다. 양방에서는 아직 감기 치료제가 없으며, 우리가 먹는 약들은 대증치료를 하는 약들뿐이다. 대증치료란 말그대로 콧물이 나면 콧물이 안 나게 하는 약을 먹고, 기침을 하면 기침이 멎게 하는 약을 먹는 것을 말한다. 감기 바이스러스에 감염됐다고 모두가 감기에 걸리는 것은 아니다. 중요한 것은 각자의 면역력이라 할 수 있다. 한방에서는 감기를 크게 풍한(風寒)이나 풍열(風熱)로 나눈다. 하나를 더 추가 하자면 자가면역 방어기제이다. 대체로 감기에 걸리는 시기는 환절기이다.

환절기에 발병을 많이 하는 이유는 다음 계절을 잘 지내기 위해서 몸에서 자가점검을 하는 것이다. 각 장기마다 열도 한번 올려 보고 몸이 얼마 정도의 체력을 지니고 있는지 테스트해 보는 것이다. 이럴 때 따주기와 뜸을 병행하면 큰 효과가 있다.

외부에서 열이 공급되니 스스로 발열을 할 필요가 없어지고, 따라서 금방 열이 내리며 몸의 점검을 마치게 된다. 따주기는 상응점의 신경을 자극하여 각 기관을 더 일깨워 주는 역할을 한다.

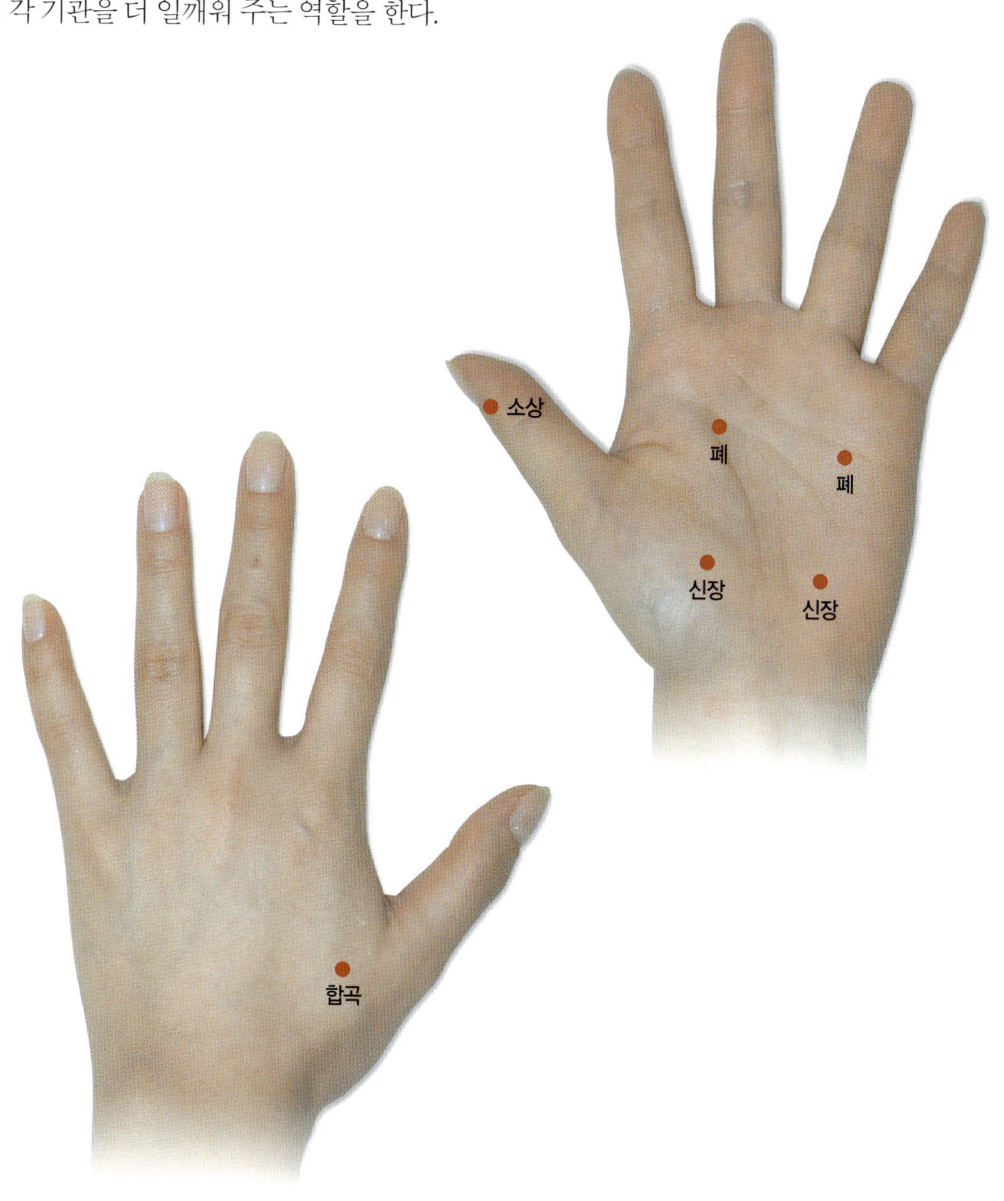

탈모증

개요 머리가 빠질 때

처방 폐상응점, 신장상응점, 머리상응점

모발은 일반적으로 수명(남 3~5년, 여 4~6년)이 있으며, 끊임없이 빠지고 새로 나고 있으므로, 하루에 70~80개 전후의 탈모는 정상적인 것이다. 비정상으로 많이 빠져 털이 성기게 되거나, 부분적으로 많은 털이 빠지는 것을 탈모증이라고 한다. 탈모의 원인에는 여러 가지가 있겠지만 가장 큰 원인들로는 과도한 스트레스, 유전, 청결하지 못한 두피 상태, 피지로 인한 모공의 막힘 등이 있다. 탈모는 새로운 머리가 채 자리를 잡기도 전에 여러 요인들로 인해 머리카락이 빠져버리고 탈모가 진행되는 것이다. 한방에서는 폐기허(肺氣虛), 혈허(血虛), 신정부족(腎精不足), 상열(上熱) 등으로 보고 있다.

폐기허일 경우는 머리끝이 갈라지며 모발이 잘 자라지 않고 잘 빠진다. 혈허일 때는 머리숱이 적고 머릿결이 푸석푸석하며 잘 빠지고, 신정부족일 때는 빗질을 하거나 머리 감을 때 뭉텅이로 빠지는 경우가 많다. 머리 쪽에 열이 많이 있을 때도 탈모가 진행된다. 탈모 예방법으로는 가급적 스트레스를 받지 않도록 노력해야 하고, 숙면을 취하고 청결한 머리 상태를 유지하도록 해야 한다. 탈모가 일어나는 부위에 직접 사혈침으로 따주기를 해주거나 위의 처방대로 손따주기를 해 주면 예방에 많은 도움이 된다.

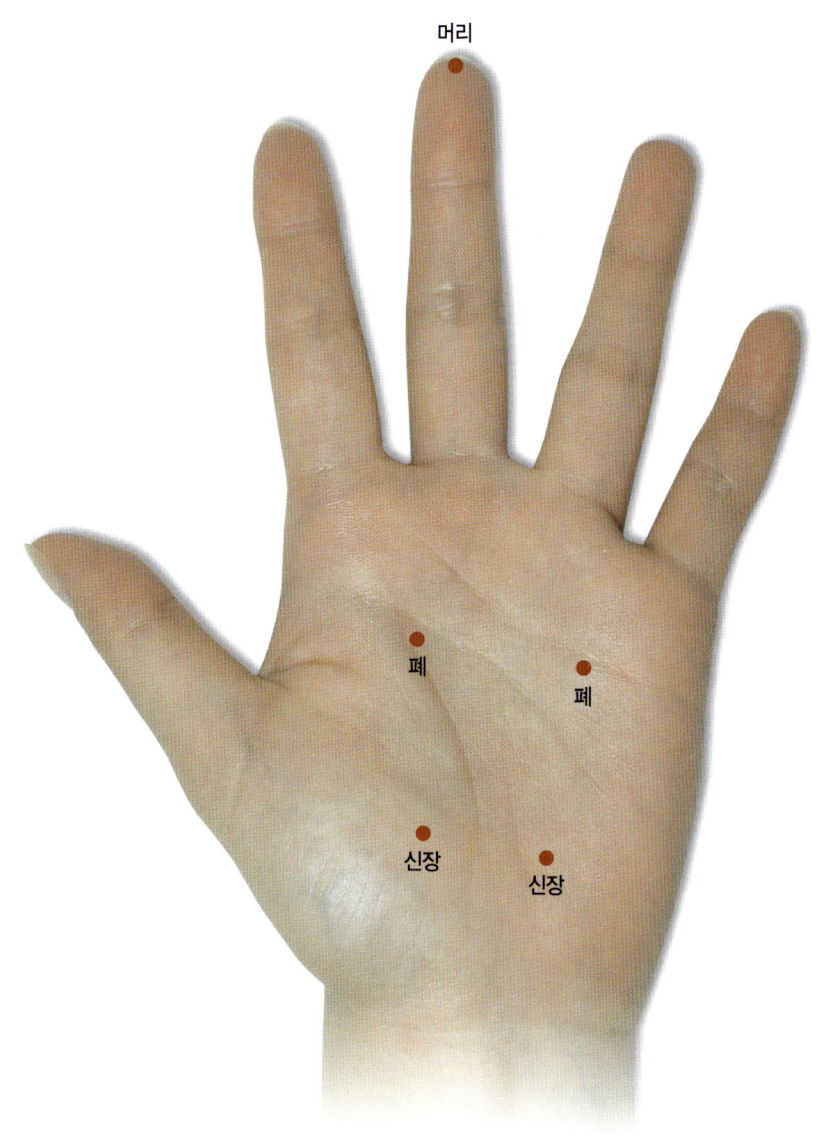

편도선염

 편도선에 염증이 생겨서 붓고 아플 때

 목상응점, 폐상응점, 신장상응점

편도선은 목젖 양쪽으로 혹처럼 튀어나온 부위를 말한다. 편도선은 임파선 조직으로 염증이 발생하면 빨갛게 색깔이 변하면서 크기가 커져서 붓게 된다. 편도선 염증이 발생하면 목의 통증, 가래, 기침 등의 증상이 발생하고 심해지면 고열, 오한, 근육통, 몸살 등의 증상이 동반된다. 합병증으로는 만성 편도염, 편도주위 농양, 중이염, 축농증 등이 있으며, 가장 큰 문제점으로는 급성 사구체신염 또는 급성 류마티즘열을 일으킬 수 있다는 것이다.

편도선염의 원인은 바이러스에 의해 감기(상기도 감염)가 걸렸을 때나 세균에 의해 2차 감염이 되거나 세균에 의한 직접 감염되는 것이다. 연쇄상구균, 포도상구균, 폐렴구균 등의 균이 주요 원인으로 꼽힌다. 이 밖에도 과로, 과음, 과식 등이 원인이 되기도 하고 코 및 부비동 수술 후 나타나는 경우도 있다

한방에서는 풍열사(風熱邪)를 감수하였을 때와, 신허(腎虛)로 허열이 있을 때를 말한다. 따주기로 목, 폐, 신장상응점을 사혈해 주면 목이 붓고 아픈 것이 많이 가신다.

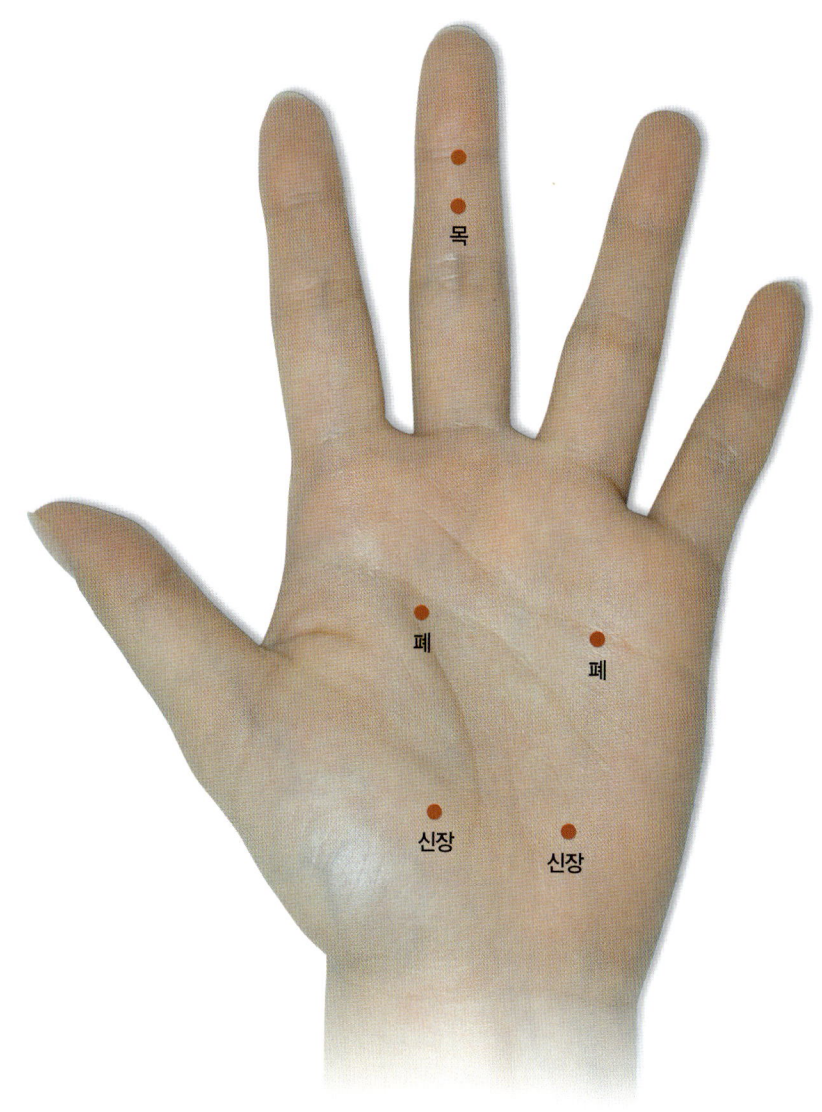

갑상선염

 갑상선에 염증이 생겼을 때

 목상응점, 심장상응점, 신장상응점, 소충(少衝)

갑상선에 염증이 생긴 질환을 갑상선염이라 한다. 갑상선염은 바이러스감염 후에 발생한다고 생각되는 아급성 갑상선염과 자가면역성에 의한 만성 임파구갑상선염이 있다.

아급성 갑상선염의 경우 육아종성, 거대세포, 혹은 드 퀘방(d quervain's)갑상선염이라고도 불린다. 아급성 갑상선염의 경우는 바이러스 감염의 후유증인 경우가 많다.

만성 갑상선염의 경우는 자가면역 반응에 의해 갑상선 세포 주위에 임파구 등의 염증 세포들이 모여들고, 이로 인해 갑상선 세포들이 서서히 파괴되는 만성염증 질환으로, 일본의 하시모토라는 사람이 처음 발견했기 때문에 그의 이름을 따 하시모토 갑상선염이라고 부른다.

만성 갑상선염의 경우는 갑상선 세포에 대해 면역 반응이 일어나면서 자가항체가 만들어지고, 이것이 염증 반응을 일으키면서 갑상선이 파괴되는 질환이다. 중년 여성에게 흔하며, 상당수의 환자에게서 가족력이 발견된다.

한방에서 갑상선은 심장의 부속기관으로 본다. 보통 갑상선이 붓고 아픈 것은 심음허(心陰虛)로 허열(虛熱)이 발생하여 그 열이 염증을 일으키거나 심장의 화(火)가 강해서 갑상선에 영향을 준다고 본다. 때론 신음허(腎陰虛)로 보기도 한다. 따주기로는 목, 심장, 신장상응점에 자극을 주고 정혈인 소충(少衝)을 사혈함으로써 심장에 기운을 북돋아 준다.

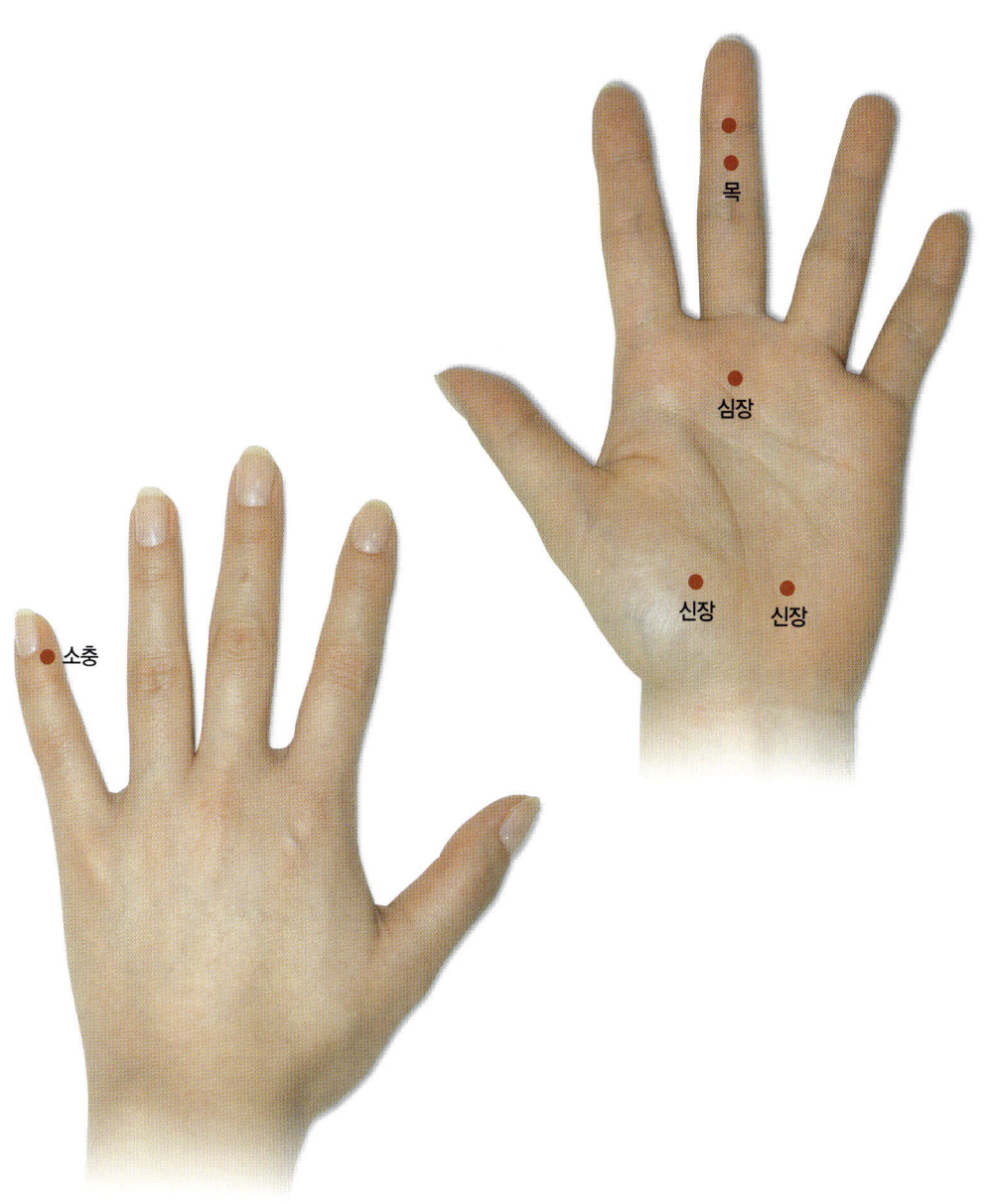

목적안통(目赤眼痛)

개요 피곤하면 눈이 충혈되고 건조하며 심하면 아플 때

처방 간상응점, 눈상응점, 방광상응점

흔히 눈이 붓고 충혈되며 아픈 것을 말한다. 한방에서 눈은 간과 연관이 있다고 본다. 그래서 스트레스를 받거나 과도한 음주나 노동으로 간을 혹사하면 간에 열이 차게 되고, 그 열이 눈으로 올라와서 눈이 붓고 아프다.

때로는 열이 차다 보니 눈이 건조해지고 까끌해져서 인공눈물을 넣는 사람들을 많이 볼 수 있다. 간의 열을 내리지 않고 식염수 등을 넣어 주는 것은 당시를 모면할 뿐이다. 치료에 앞서 TV나 컴퓨터 모니터를 응시하는 시간을 가급적 줄이고 과음을 삼가해야 한다. 특히 술만큼 간에 해로운 것도 없다는 것을 명심해야 한다. 양손바닥을 마주 비벼서 열이 나면 눈에 그 손바닥을 대면 시원하면서 눈이 밝아지는 느낌이 든다. 이 방법은 눈이 피로할 때를 비롯하여 모든 안과 질환에 효과가 있다. 시간날 때마다 해 주면 좋다.

결명자차를 끓여서 꾸준히 장복하면 좋다. 결명자는 간과 신으로 들어가며 간의 열을 내리고 눈을 밝게 한다. 변비에도 효과적이며 혈중콜레스테롤을 감소시켜서 술을 자주 마시는 사람에게 특히 좋다.

그다음에 따주기를 해 주면 더할 나위가 없을 것이다.

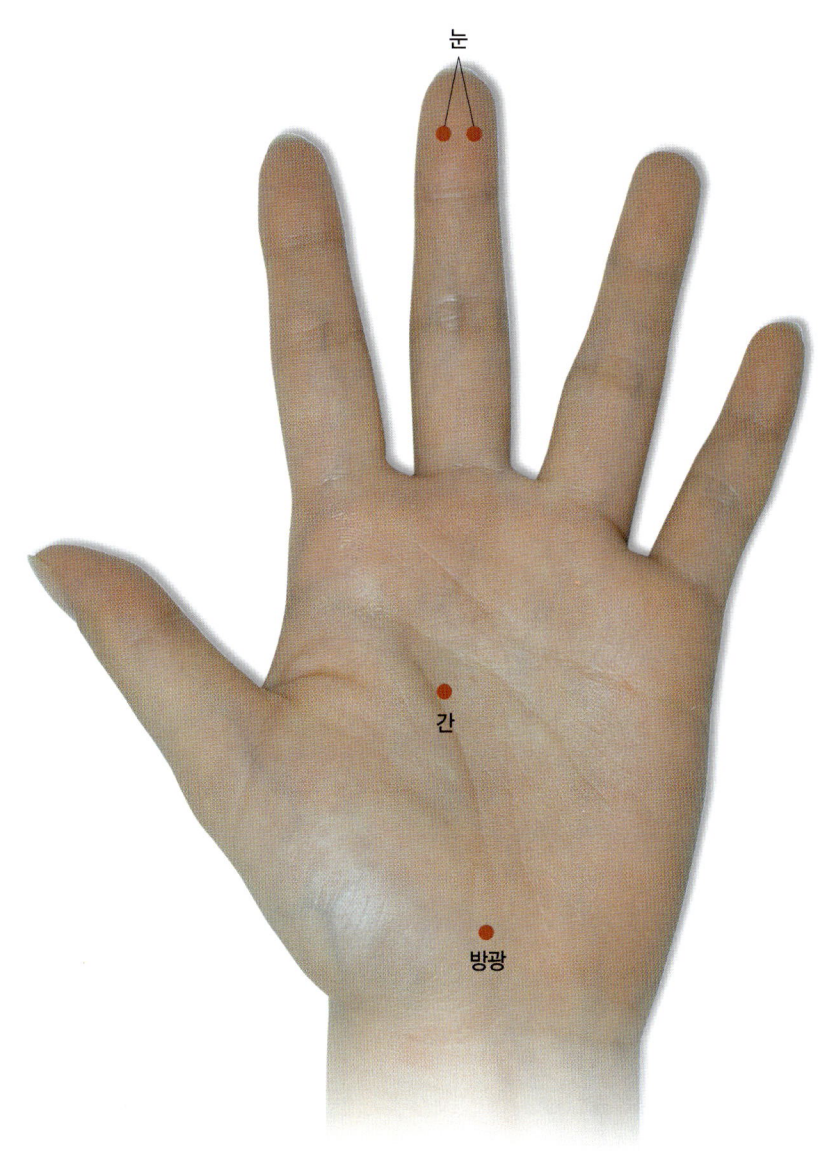

결막염

 눈꺼풀 안쪽 결막에 염증이 생겨 눈이 빨개지고 붓고 아플 때

 눈상응점, 머리상응점, 상양(商陽)

결막염은 결막이 충혈되어 눈곱이 끼고, 가려움과 이물감을 느끼는 눈병을 말한다. 원인은 내적인 것과 외적인 것으로 나눌 수 있다. 내적인 요인으로는 여러 가지 열성(熱性) 질환, 특히 홍역, 바일병, 유행성감기와 알러지성 체질, 점막진(粘膜疹)을 수반하는 피부질환 등이 있다. 외적인 요인은 세균 또는 바이러스 등이 원인이 되며, 자외선, 장파장(長波長), 적외선, 티끌먼지, 마찰 등의 물리적 요인으로도 발생하고, 산이나 알칼리 그 밖의 자극성 약품에 의한 화학적 원인도 있을 수 있다. 한방으로는 풍열사(風熱邪)감수와 간신음허(肝腎陰虛)로 인한 허열이 눈으로 상기하여 생긴다고 본다.

목적안통과 마찬가지로 결명자차를 마시면 좋다. 따주기로 얼굴상응점과 머리상응점을 사혈(瀉血)하고 상양(商陽)혈을 따주면 눈의 열을 내릴 수 있어서 효과적이다.

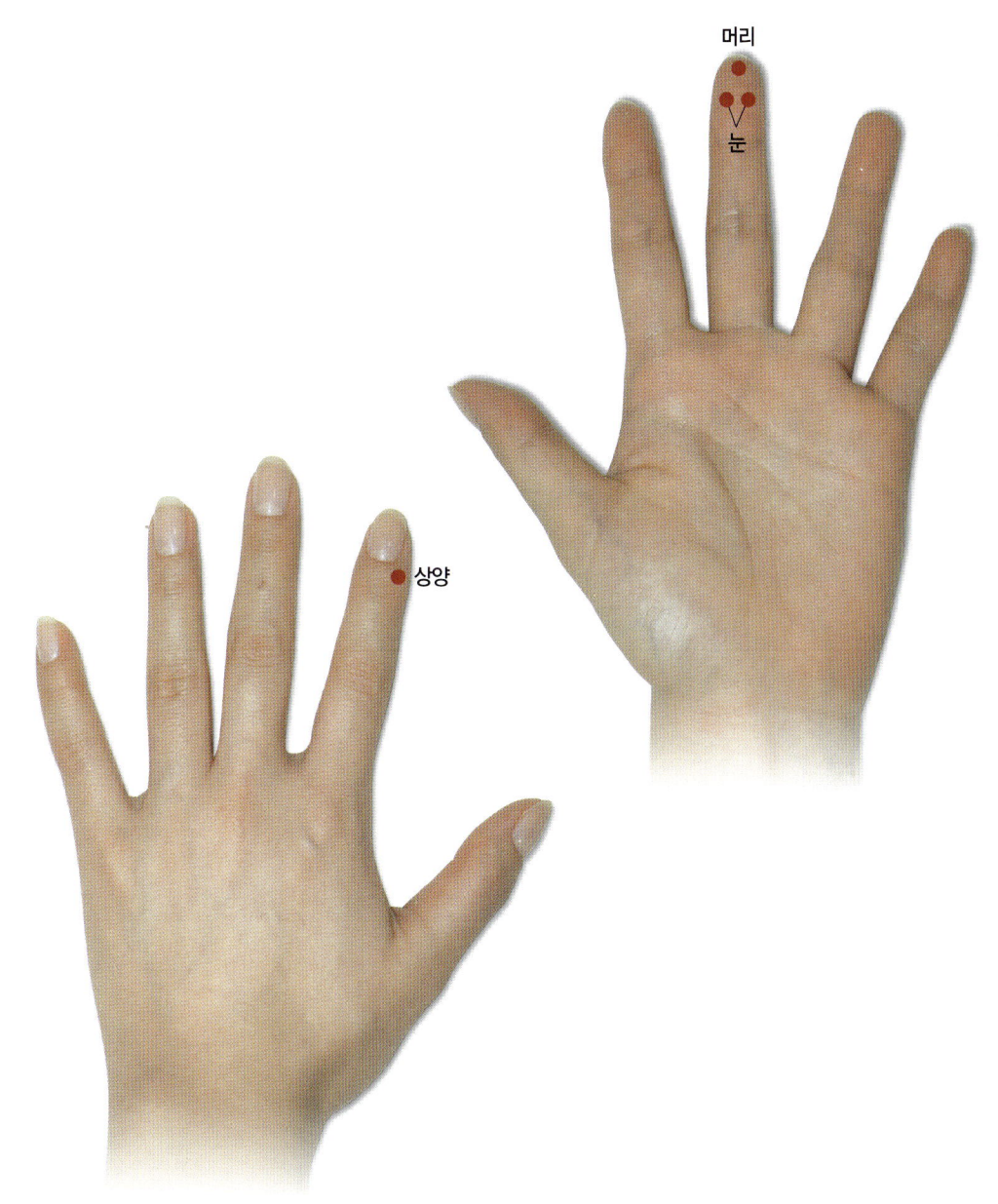

백내장

개요 눈의 동공 주위가 뿌옇게 흐려질 때

처방 눈상응점, 간상응점, 신장상응점

눈 안쪽에는 카메라의 렌즈 역할을 하는 수정체가 있다. 이 수정체는 사물의 초점이 잘 맞도록 하는 역할을 하는데 정상적인 기능을 수행하려면 맑고 투명해야 한다. 이 수정체가 어떤 원인에 의해 투명하지 않고 뿌옇게 흐려지는 것을 백내장이라고 한다. 원인은 아직 분명히 밝혀지지 않았지만, 수정체의 물질대사 장애로 추정하고 있다. 물질대사 장애란 비타민 C의 결핍, 아미노산의 대사 이상에 의하여 수정체낭(水晶體囊)의 투과성이 변한다는 것이다.

초기에는 눈이 침침한 정도이나 중기와 말기를 지나면서 거의 시력을 잃게 되기도 한다. 백내장 역시 한방에서는 간의 문제로 볼 수 있는데 따주기가 효과를 보는 경우는 초기에 해당한다. 중기를 넘어서면 더 늦기 전에 안과를 찾는 것이 좋다.

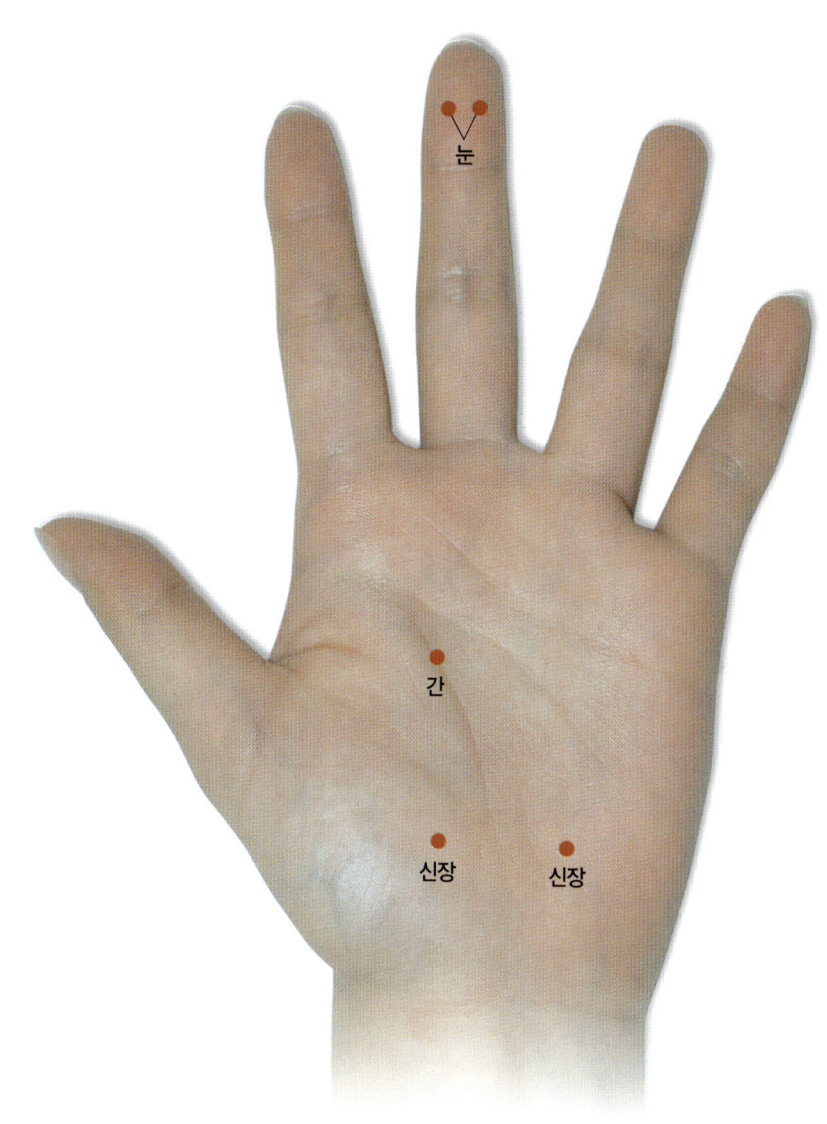

Ⅱ. 따주기 요법

혓바늘

개요 심장의 열로 인해 혀에 혓바늘이 돋아날 때

처방 얼굴상응점, 목상응점, 심장상응점, 소충(少衝)

혓바늘은 구내염의 대표적 증상이다. 식사 시에도 불편하고 심한 경우 혀나 입술을 움직이기가 힘들며 말하기도 곤란하다. 지름이 1cm 이상 커지는 경우도 있고 1, 2주 이상 지속되기도 한다. 뼈가 없는 혀는 근육을 사용해 자유롭게 운동하고 맛을 느낄 수 있는 설유두라는 특수한 조직을 갖고 있다.

혓바늘은 혀 표면의 설유두에 염증이 생긴 것으로 통증을 유발하기도 하고 점막의 작은 상처로 시작해서 세균이나 이물질의 영향으로 점점 커지는 경우도 있다. 전염성은 없으며 잇몸이나 입술 안쪽에 생기기도 한다. 또 대부분 특별한 치료법이 필요한 것은 아니다. 대개 일주일에서 3주면 자연히 낫는다. 간혹 생겼다 없어졌다를 반복하면서 꽤 오래 지속되는 경우도 있다.

양방적으로는 정확하게 원인이 밝혀지지는 않았으나 스트레스나 세균성 감염을 가장 큰 원인으로 꼽는다. 딱딱하거나 거친 음식을 씹다가 생기거나, 밥을 먹다 치아로 입 주위 점막을 잘못 씹어 생기기도 한다. 또는 혀에 난 작은 상처가 감염되거나 당뇨와 같은 소모성 질환이나, 스트레스, 영양장애, 위궤양 등으로도 생길 수 있다. 면역 기능이 떨어지거나 음식 알러지 혹은 생리주기 때문에 입 안에 혓바늘이 생기는 여성도 있다.

한방에서는 심장의 열로 진단을 한다. 심장은 혀에서 개규(開竅)한다는 말이 있다. 즉, 심장의 병변은 혀에 반영이 된다는 뜻인데, 심열의 대표적인 증상이 혓바늘이 돋는 것이다. 열증에는 실열(實熱)과 허열(虛熱)이 있는

데, 실열일 경우는 심장의 열이 혀로 빠져나가면서 혓바늘이 돋는 것이고, 허열일 경우는 심장의 기운이 모자라 심장에 기운을 북돋기 위해서 인체가 스스로 혀에서 뜸을 뜨고 있는 것이라 생각하면 된다.

따주기로는 얼굴상응점과 목상응점, 심장상응점을 따주고 정혈 소충(少衝)을 따주어 심장의 열을 내리고 심장에 기운을 북돋아 준다.

심한 경우는 생감자를 얇게 썰어 혀에 대고 있으면 효과가 좋고 따주기로도 단시일 내에 큰 효과를 볼 수 있다.

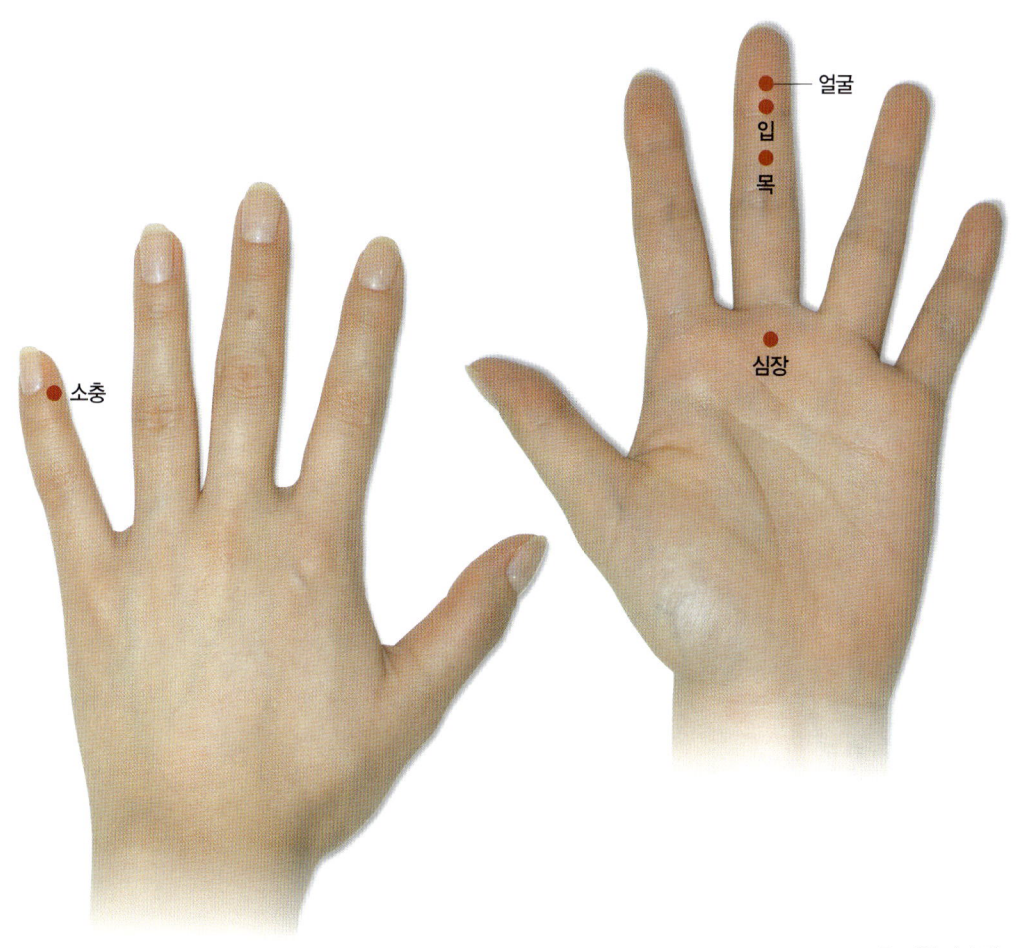

치통

 이빨이 아플 때

 얼굴상응점, 목상응점, 대장상응점, 위상응점, 상양(商陽), 합곡(合谷)

치통은 충치가 있거나 잇몸이나 치주 질환으로 세균들이 치아의 가운데 있는 신경관을 오염시켜 발생한다. 일반적으로 우리가 말하는 이빨이 썩었을 경우는 당연히 치과 치료가 선행되어야 한다. 따주기에서의 치통 치료는 한방에서 말하는 풍치(風齒)일 경우에 해당한다. 즉, 잇몸이 시리고 이가 흔들리고 입술에서 피가 나면서 통증이 있는 경우를 말한다. 한방에서는 윗잇몸은 위장과 관련이 있고 아랫잇몸은 대장과 관련이 있다고 본다. 잇몸 전체를 봤을 때는 비장과 연관이 있다. 일반적으로 잇몸에 피가 나고 염증이 생기는 것은 위장이나 대장에 열이 있을 경우가 많다. 또는 비장의 기운이 약해져서 중앙토(土)의 기운이 무너진 경우이다. 우리 몸은 한마디로 오행에 귀속시켜 말하면 흙으로 만들어졌는데 이 흙의 기운을 다스리는 비장의 기운이 약하면 몸에 염증이 생기는 것이다. 따주기로 상응하는 장기들을 자극하고 열을 빼 주면 의외로 효과가 좋다.

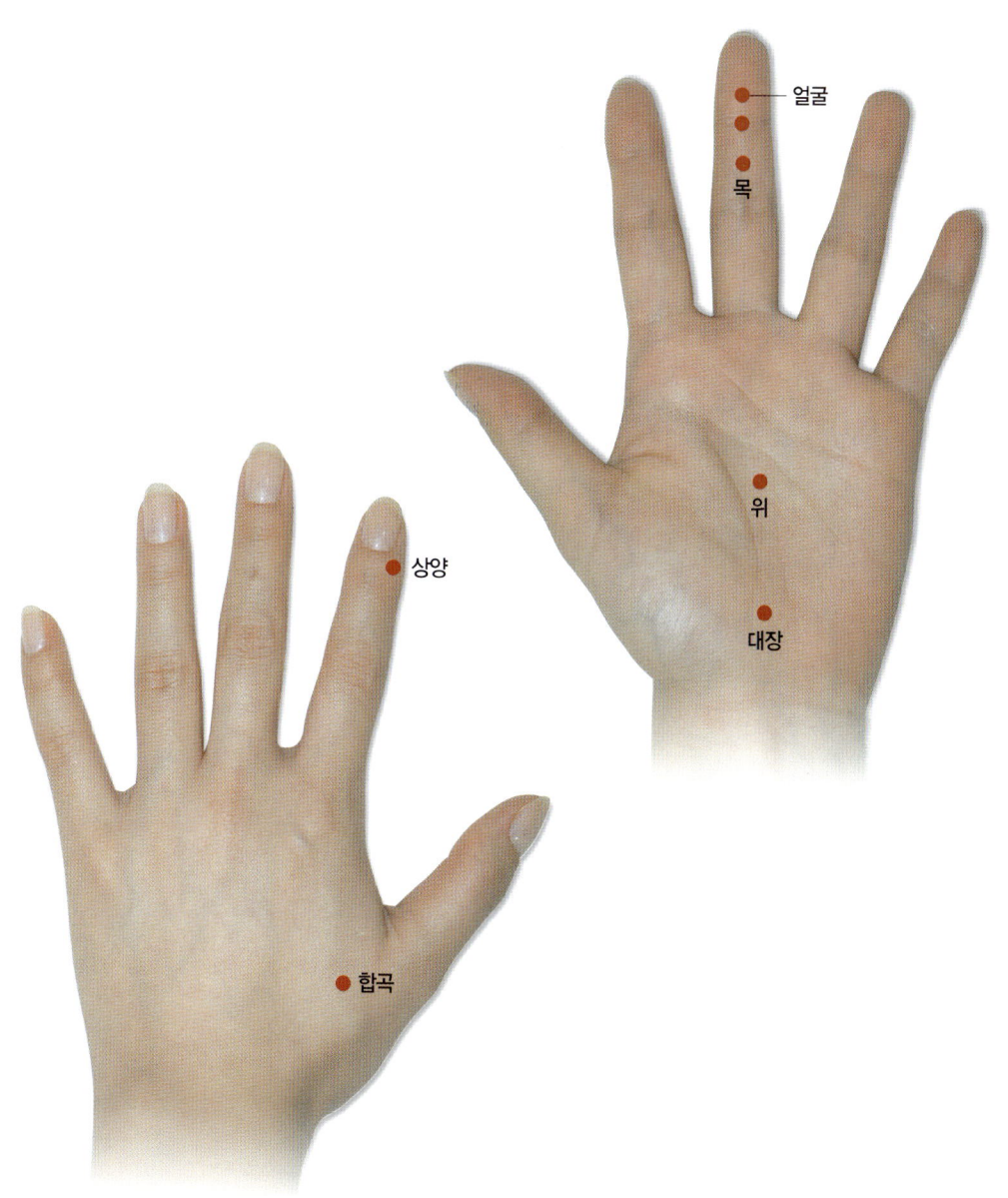

입이 부르틀 때

개요 입술에 물집이 생길 때

처방 위상응점, 비장상응점, 얼굴상응점

입술에 조그마한 물집이 생겼다가 터지는 현상을 말한다. 의학적으로는 헤르페스라는 바이러스가 일으키는 단순 포진을 말한다. 헤르페스 바이러스는 드물게 눈이나 뇌에 침범하여 심각한 결과를 일으킬 수도 있지만 대부분은 가벼운 피부 증상만 일으킨다. 단순 포진은 두 가지 바이러스가 원인이다. 1형은 피부, 점막 병변을 주로 일으키고, 2형은 대부분 생식 기관에 증상을 일으킨다. 바이러스에 처음 감염되면 85% 정도의 사람은 증상 없이 이겨낸다. 일부는 2~12일 후 피부나 점막에 물집이 생기거나 열과 피로감을 가볍게 느낄 수 있다. 하지만 신생아나 심각한 영양 결핍 아동에게는 심한 전신 증상이 나타날 수도 있다. 일단 우리 몸에 들어온 바이러스는 숨어 있다가 자주 재발하게 되는데, 대부분 성인에서는 열이나 피로감 없이 입술이 부르트는 증상으로 나타난다. 외부 또는 내부의 자극이 있을 때, 대표적으로 추위나 자외선, 즉 태양에 노출되었을 때, 열이 나거나 스트레스가 있을 때 잘 재발되며, 여자의 경우는 생리할 때 재발되는 경우가 많다. 일반적으로 아무 증상이 없는 성인 100명 중 5명의 입 속에서 균을 검출할 수 있다.

한방에서 입술은 비장(脾臟)에 속한다. 비장은 임파선을 관리하며 면역 기능에도 중요한 영향을 미친다. 보통 비장의 열이 있을 때 입술이 잘 부르튼다.

현대인은 생각을 많이 하고 스트레스를 받을 때가 많다. 한방에서는 생각 또한 비장이 주관한다고 보는데 과도한 정신 노동이나 스트레스를 받을 때 비장의 기운이 모자라게 되면 열이 발생하고, 그 열이 입술로 빠져나가면서 입술이 부르트게 된다. 또한 비장이 과로하여 면역 기능을 잘 수행하지 못할 때에도 생긴다.

따주기로 위상응점과, 비장상응점, 얼굴상응점을 자극하면 도움이 된다. 간단하게 약국에서 연고제를 사용해도 2~3일 이내에 효과를 볼 수 있다.

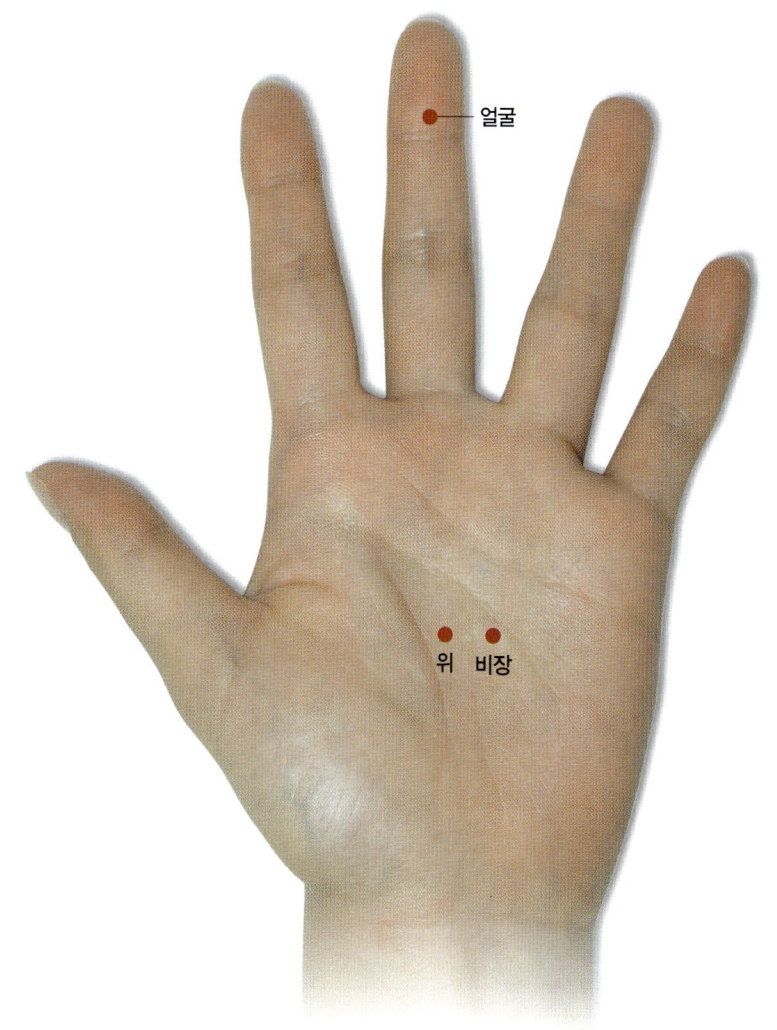

축농증, 비염

개요 코에 염증이 생겨서 누런 콧물이 나고 코가 막히고 꽃가루에 알러지가 있을 때

처방 얼굴상응점, 폐상응점, 신장상응점, 머리상응점, 합곡(습谷)

양방에서는 축농증과 비염은 전혀 다른 질병으로 본다. 축농증의 정확한 의학용어는 부비동염이다. 코를 중심으로 양쪽 뺨 안쪽에는 상악동이 있고, 양쪽 눈과 코 사이에는 사골동이 있으며, 또 코 위쪽 이마 안쪽에는 전두동이 있고, 마지막으로 머리 아래 코 깊숙이에는 접협동이 있다. 이것들을 모두 부비동이라 한다. 축농증은 바로 이 부비동에 염증이 생긴 것을 말한다. 축농증은 코감기, 콧속의 염증, 비염의 악화 등에 의해 콧물 배출 구멍 주위가 부어 올라 구멍 자체가 작아지고 혹은 막혀버리면서 시작된다. 이런 현상이 점점 심해지고 오래 가게 되면 얼굴 안쪽 부비동 안에서 자연적으로 분비되던 점액들이 코로 배출되지 못하고 정체되어 고인 물이 썩듯이 점점 고름(농)으로 변하게 된다. 그 다음에 부비동의 고름들이 배출구를 비집고 나와 콧속에 농이 흐르기 시작하고 코막힘, 목으로 고름이 넘어가는 후비루 증상 등을 유발하는 것이다. 또 축농증이 생긴 부비동은 고름으로 가득 차면서 안쪽에 세균에 의한 감염까지 겹치게 되고 점점 농이 짙어지고 더욱 점도가 진해진다.

알러지성비염은 집먼지, 진드기, 꽃가루, 바퀴벌레, 동물의 털, 특정 식물 등의 항원에 노출되어 발생한다. 몸안에서 그 항원에 꼭 맞는 항체를 만들어내서 항원-항체 반응이 일어나고, 이 반응은 여러 염증 반응을 유발하게 되어 알러지의 특징적인 증상이 발현되는 것이다.

비염이나 축농증은 코가 막히고 숨쉬기가 어렵고 콧물이 계속 흐르는 등의 증상은 비슷하나 축농증이 더 깊은 단계라고 생각하면 된다.

한방에서는 폐의 문제로 보고 치료를 한다. 폐에 열이 있거나 폐가 차서 온다고 보는 것이다. 코는 폐와 연관이 있어서 폐에 열이 있으면 그 열이 콧물을 말려서 진득해지고, 그 농이 차면서 염증 반응을 일으키거나 폐가 차서 폐에서 습기를 전신에 잘 분포시키지 못함으로 인해 그 습기가 코로 나와서 콧물이 계속 흐른다고 생각한다. 또한 폐는 몸의 방어막인 위기(衛氣)를 주관하는데 위기는 인체 면역 기능과 관련이 있다. 즉, 폐의 기운이 약하면 면역력이 떨어져서 비염이 생길 수 있다고 보는 것이다.

따주기에서의 치료는 비염일 경우는 어느 정도 효과를 볼 수 있으나 축농증으로까지 발전하였을 때는 이비인후과 치료가 선행되어야 한다.

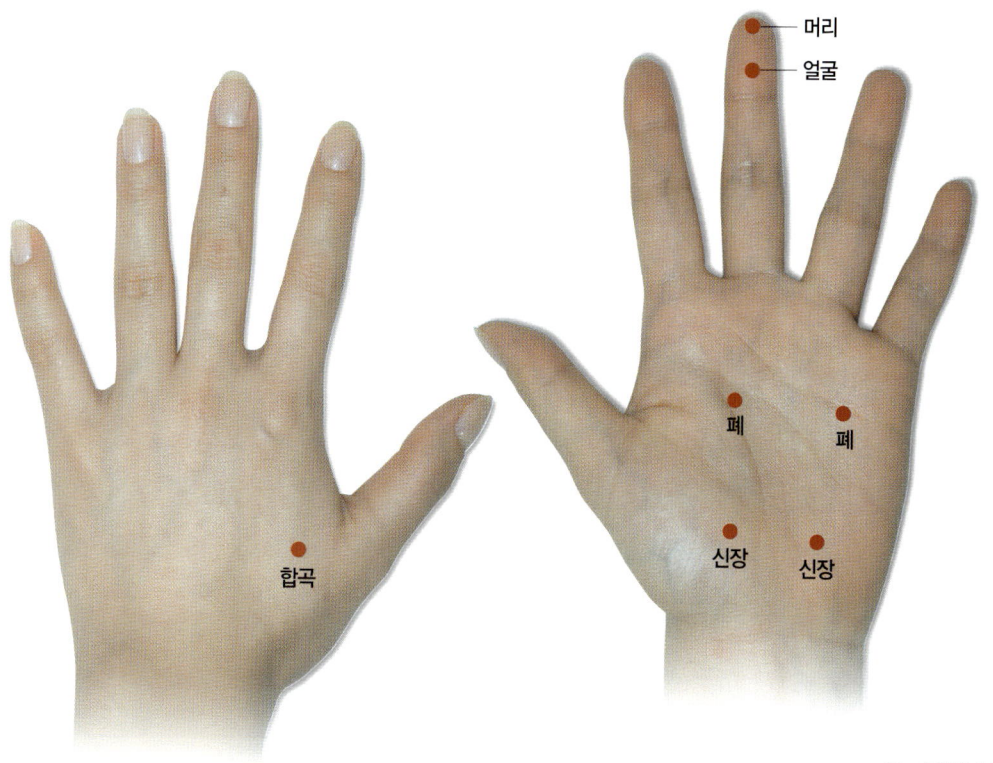

이명, 중이염

개요 귀에서 소리가 나고 귀에 염증이 있을 때

처방 머리상응점, 귀상응점, 신장상응점, 심장상응점

사람의 귀는 해부학적으로 크게 3가지 부위로 나뉘는데 그중 가운데 부위를 '중이'라고 한다. 이 '중이'에 염증이 생긴 것을 중이염이라 한다. 대체로 감기가 원인이 되어 많이 발생한다. 주로 아이에게 많이 발생하지만 성인에게도 종종 생기며, 겨울과 초봄에 많이 생긴다. 중이염은 급성중이염, 만성중이염, 삼출성중이염, 유착성중이염으로 나눌 수 있다.

이명은 밖에서 나는 소리가 아닌 귀 안이나 머리에서 소리가 나는 것을 말한다. 벌레 우는 소리, 바람 소리, 기계 소리, 휘파람 소리, 맥박 소리 등 여러 가지의 소리로 나타나며 다른 높이를 가진 음들이 섞여서 들리는 경우도 있다.

양방에서는 속귀, 청신경, 뇌 등의 소리를 감지하는 신경 경로와 이와 연결된 신경 계통이 비정상적으로 과민해져서 생긴다고 보고 있다.

한방에서는 둘 다 신장의 문제로 보고 치료를 한다. 신음허(腎陰虛)나 신기허(腎氣虛) 또는 몸 전체의 전반적인 혈허(血虛)로 본다.

따주기에서는 머리상응점과 얼굴상응점, 신장상응점을 따주고 수승화강의 원리로 심장상응점을 추가해 준다.

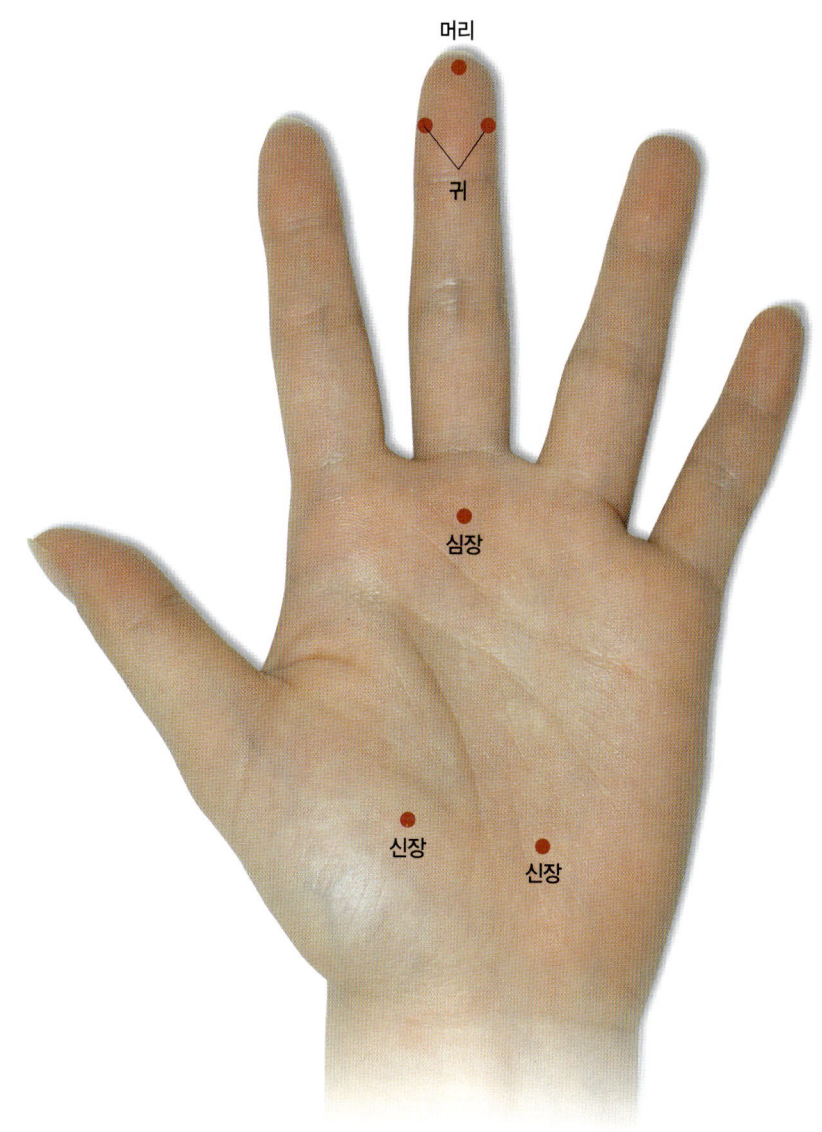

오심구토

개요 속이 메스껍고 헛구역질을 할 때

처방 머리상응점, 위상응점, 간상응점, 합곡(合谷)

오심구토는 병명이 아니라 증상을 얘기하는 것이다. 그렇기 때문에 양방적 병명에 대한 고찰은 없다. 양방적으로 보면 위염이 있거나 항암 치료를 받거나 할 때를 비롯하여 수많은 병증이 있을 수 있기 때문이다. 오심(惡心)은 속이 메스꺼운 것을 말하고 구토는 위장의 음식물을 토해 내는 것을 말한다.

한방에서는 위기상역(胃氣上逆), 간기범위(肝氣犯胃), 위열(胃熱), 담음(痰飮) 등으로 진단한다.

따주기에서는 위와 간의 문제로 보고 치료를 한다. 합곡혈은 기를 아래로 내리는 역할을 하고 위와 대장은 같은 양명경이기 때문에 합곡을 따주기 함으로써 위기(胃氣)를 내릴 수 있다.

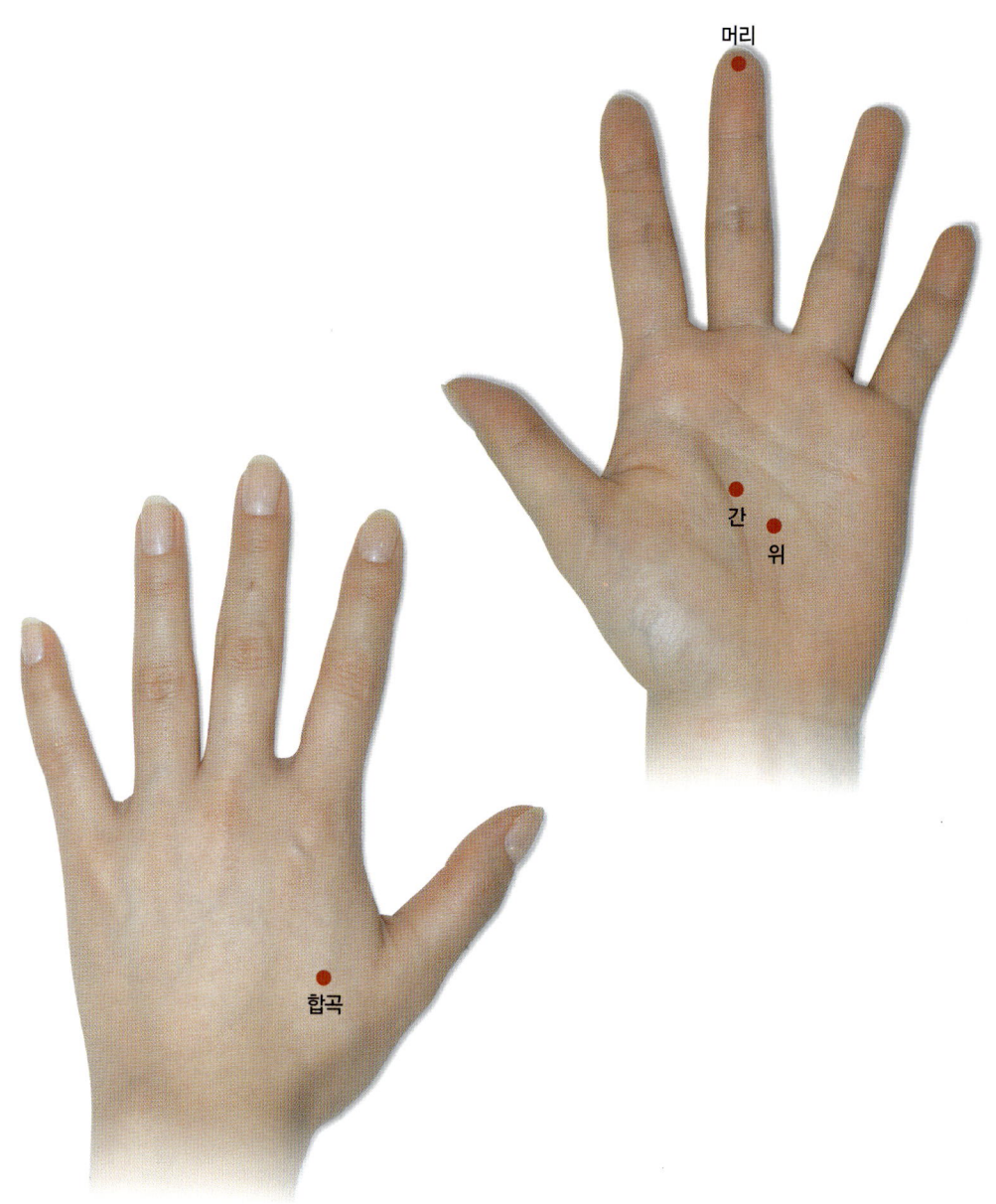

당뇨병

 췌장의 인슐린 분비에 문제가 생겨서 혈당이 오를 때
 위상응점, 비장상응점, 간상응점, 신장상응점, 폐상응점

당뇨병이란 체내에서 요구하는 양의 인슐린(insulin)을 생성해내지 못하거나 생성된 인슐린이 세포에 제대로 작용하지 못해 체내로 들어온 당을 충분히 흡수하지 못하여 혈당치가 높아지는 질병을 말한다.

당뇨병은 인슐린 비의존성 당뇨와 인슐린 의존성 당뇨의 두 가지로 나뉜다. 비만 환자일 경우 혈액 속의 인슐린이 지방산의 방해 작용을 받아 그 역할을 잘 수행하지 못한다. 이와 같은 경우를 인슐린 비의존성 당뇨라고 하고 오래 지속되면 인슐린 의존성 당뇨로 전환이 된다. 이럴 때 인슐린 성분이 들어간 당뇨약을 먹게 되면 췌장에서 인슐린을 분비하는 기능이 저하되면서 인슐린 의존성 당뇨로 전환이 된다. 췌장은 위장의 아래쪽, 십이지장 옆에 위치하여 소화효소(췌장즙)와 인슐린, 글루카곤을 분비하는 장기이다. 인슐린 분비 기능은 랑겔한스섬에서 이루어지고 있는데, 단백질 호르몬인 인슐린을 분비하는 베타(β)세포와, 글루카곤(glucagon)이라는 호르몬을 분비하는 알파(α)세포 등으로 구성되어 있다.

혈당이 높을 때는 인슐린이 분비되어 혈당을 내리는 작용을 하고, 혈당이 떨어졌을 때는 글루카곤이 분비되어 간에서의 당 생산을 증가시켜 혈당을 올리는 작용을 하여 항상 일정한 혈중 포도당 농도를 유지시켜 주는 역할을 한다. 당뇨란 쉽게 얘기하면 이 인슐린 분비 기전에 문제가 생긴 것을 말한다.

한방에서는 소갈(消渴)이라 하여 상소(上消), 중소(中消), 하소(下消)로 나눈다. 원인은 상초, 중초, 하초의 열로 본다. 폐열을 상소라 하고, 위와 비장의 열을 중소라 하고, 신음허로 인한 신장의 허열을 하소라 한다.

일반적인 증상은 음식을 많이 먹고, 물을 많이 마시고, 오줌을 많이 누며 오줌이 달다.

따주기에서의 치료는 인슐린 비의존성 당뇨일 때를 말한다.

체장 기능이 망가져서 인슐린 주사를 맞을 정도의 상태에서는 전문의와 상의하는 것이 좋다. 다만 당뇨 초기일 경우에는 위의 처방대로 따주기를 해 주면 효과를 볼 수 있다.

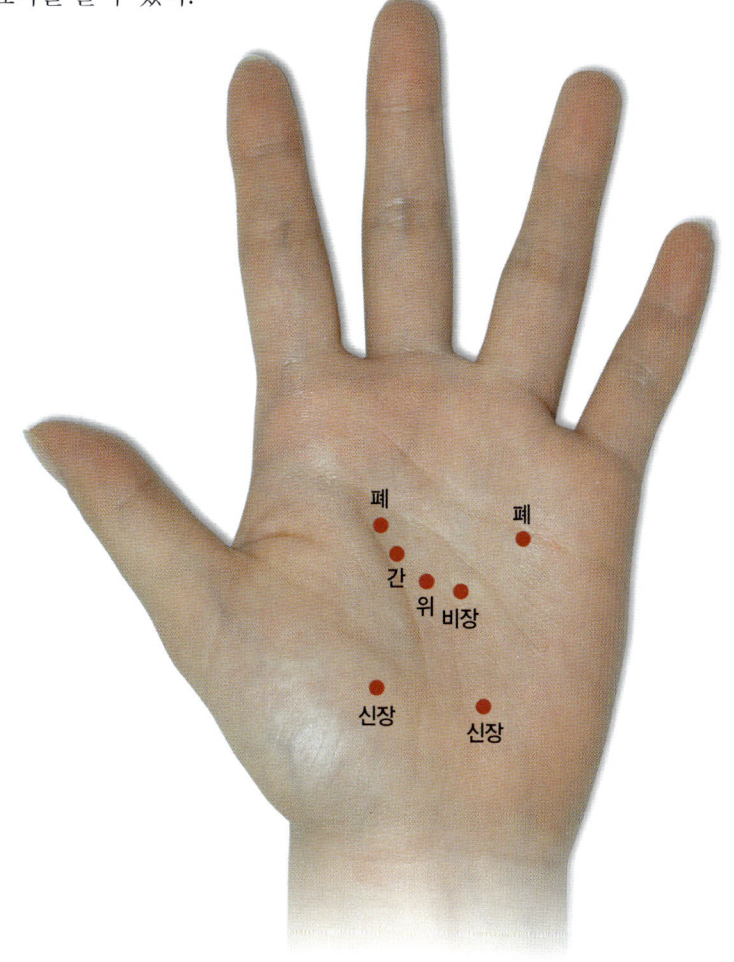

대장 질환과 치질

개요 전반적인 대장의 문제와 항문에 치질이 있을 때

처방 대장상응점, 머리상응점, 손바닥 쪽 엉덩이상응점, 상양

치질은 직장과 항문의 정맥총이 압력을 받아 혈관과 살이 필요 이상으로 늘어나는 것을 말한다. 항문과 대장의 경계부의 상부에 생기는 것은 내치질, 바깥쪽에 생기는 것을 외치질이라 한다.

(1) 내치질의 증상

1단계 – 치핵이 항문 밖으로 돌출되지는 않고 간혹 출혈만 있는 경우.

2단계 – 배변 시에 항문 밖으로 돌출하였다가 배변 후에는 항문 내로 저절로 들어가는 경우.

3단계 – 배변 시마다 돌출되었다가 손으로 밀어 넣어야 들어가는 경우.

4단계 – 배변 시뿐만 아니라 무거운 것을 들거나 장시간의 보행에도 탈출되며 손으로 밀어 넣어도 들어가지 않거나 들어가더라도 금방 다시 나오는 경우.

(2) 외치질의 종류

항문 밖에 생기는 것으로 수치질이라고 하며 항상 밖에 나와 있으며 혈전성 외치질, 부종성 외치질, 피부꼬리의 세 종류가 있다.

① 혈전성 외치질 : 항문 겉에 손가락 마디만하게 불거져 나온 혹으로, 갑자기 발생하고, 작은 것은 별로 아프지 않으나 큰 것은 상당히 아프다.

② 부종형 외치질 : 부종형 외치핵은 항문 겉이 전체적으로 부어서 탱탱하며, 만지면 약간 말랑하나 꽤 아프다. 걷거나 앉는 것도 힘이 든다.

③ 피부꼬리 : 아무런 증상 없이 항문 끝에 꼬리처럼 피부가 늘어난 상태로 가려움증의 원인이 되기도 한다.

한방에서는 대장의 기운이 약해서 치질이 생긴다고 보고 있다.

「영추수장편」에서는 "차가운 기운이 장 주위에 머물러서 인체의 기를 주관하는 기운이 제 힘을 발휘하지 못하여 설사가 나고, 독소가 직장벽을 자극함으로 식육치가 생긴다."고 하였다.

임상적으로 치질 치료를 할 때 환자들에게 권해서 큰 효과를 본 방법이있다.

치질은 위 양방편에서 언급했듯이 직장과 항문 주위의 정맥총에 압력이 걸려서 발생하는 경우가 대부분이다. 따라서 마사지로 압력을 낮추어 주고 혈액순환을 좋게 하면 쉽게 치료할 수 있다. 대변을 본 후 화장지로 항문을 닦지 말고 따뜻한 물을 가지고 손으로 마사지하듯 닦아 주면 매우 효과적이다.

또한 뇌출혈편에서 얘기했듯이 상응 부위를 사혈해 주면 유체의 법칙에 의해서 몸 전체의 압력이 떨어지게 된다. 위의 방법대로 손으로 마사지하고 따주기를 해 주면 아마 그 효과에 놀랄 것이다.

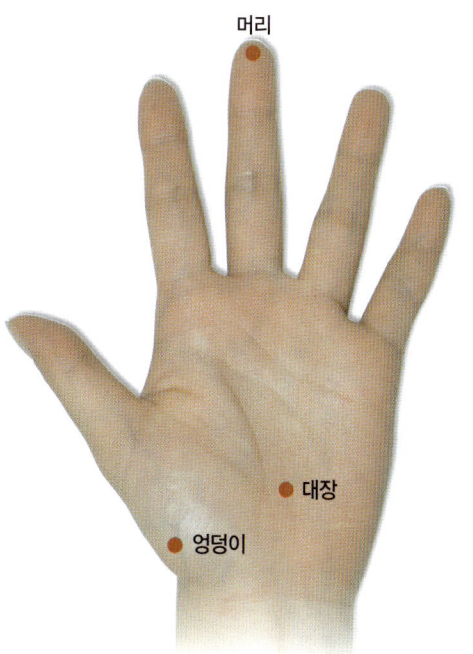

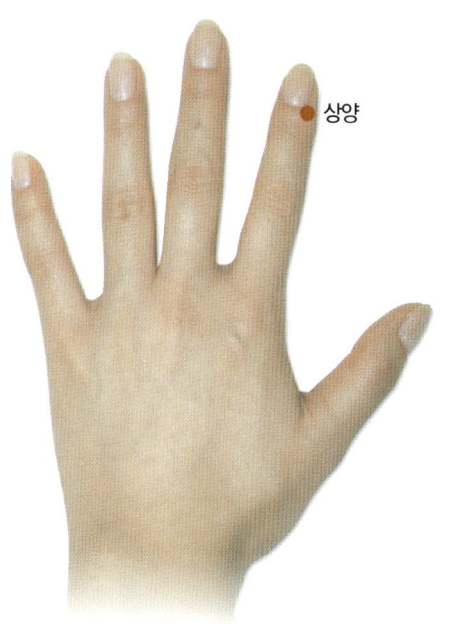

변비

개요 3일 이상 변을 보지 못할 때

처방 머리상응점, 폐상응점, 대장상응점, 합곡(合谷)

변비는 정상일 때에 비해서 변이 딱딱하고 건조하며, 배변의 횟수와 변의 양이 감소되어 불쾌감을 느끼거나 생리적 장애를 수반하는 경우를 말한다.

원인은 잘못된 식사 습관, 운동 부족, 수분 부족, 스트레스, 환경적 요인, 장폐색 등의 기질적 질환, 약물 과용 등으로 무척 다양하다.

특히 요즘은 운동 부족과 고기나 인스턴트 위주의 식사 습관이 많이 좌우한다. 적당히 운동하고 야채 위주의 식이섬유를 많이 섭취하는 것 만큼 좋은 치료법은 없다. 단, 기질적 질환일 경우는 전문적인 치료가 필요하다.

한방에서는 변비를 대장의 기운이 약해서 운동력이 떨어질 때와 열로 대장이 건조할 때, 피가 부족할 때, 담음(痰飮)이 장에 조체되어 있을 때, 장이 차가울 때 등으로 나눈다.

빨대 꼭지를 손으로 막고 있으면 물이 못 내려간다. 따주기에서 머리상응점과 폐상응점을 따주는 것은 빨대 꼭지를 열어 주는 것과 같다. 그다음에 대장상응점과 합곡혈을 따주면 변비에 무척 효과적이다.

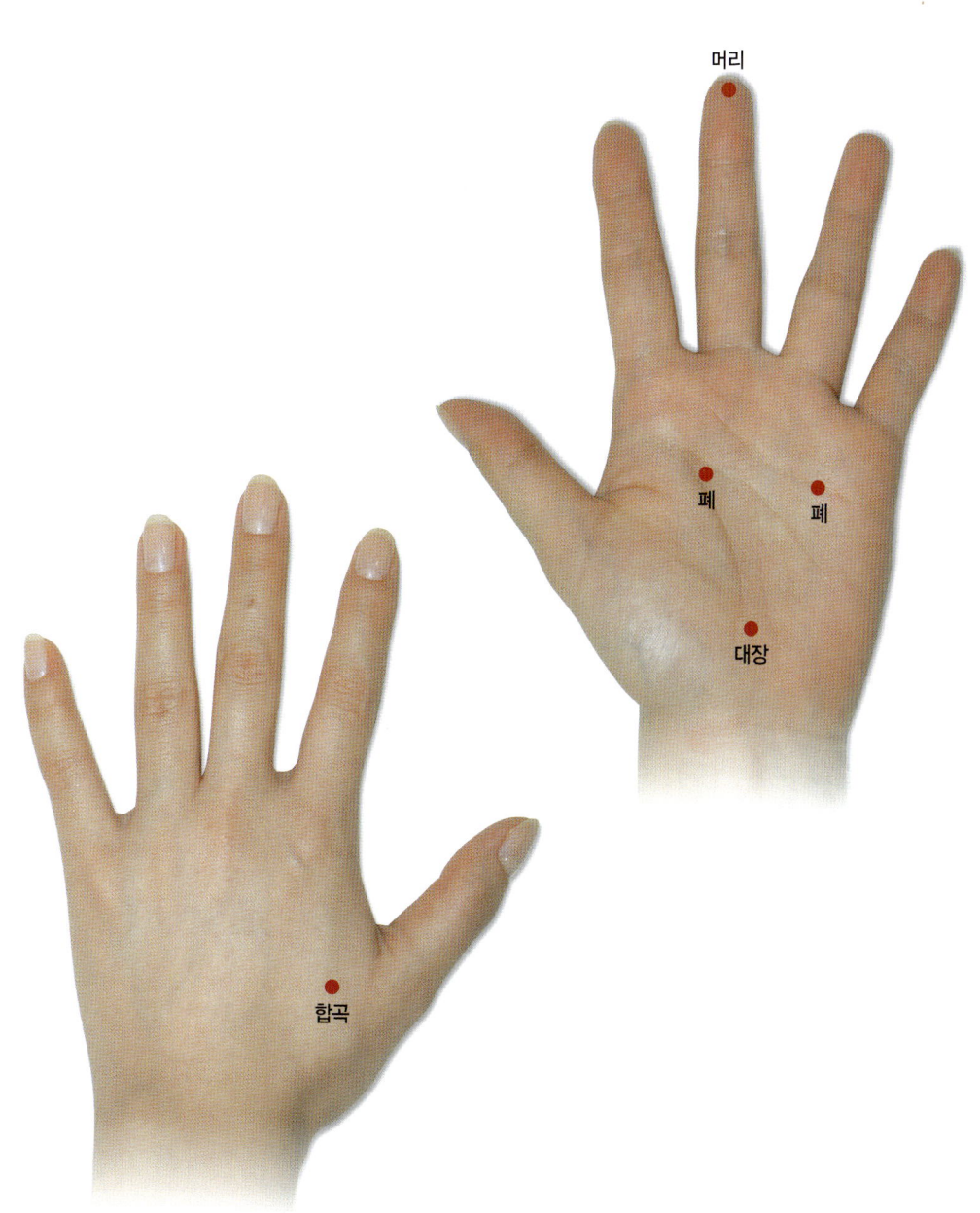

전립선염

개요 남성 생식기인 전립선에 염증이 생겨서 소변을 볼 때 아플 때

처방 머리상응점, 방광상응점, 신장상응점, 상양(商陽)

전립선염은 방광염, 요도염, 편도선염 등 신체의 다른 부위에서 생긴 염증의 세균이 혈관을 타고 전립선에 들어와 염증이 생긴 것을 말한다. 급성인 경우, 고열이 나고 배뇨가 끝날 때쯤에는 요도의 안쪽에 작열감이 있고, 오줌을 자주 누고, 배변 시에는 항문의 안쪽에 중압감을 느낀다. 만성인 경우 발열은 없지만 항문의 안쪽에 항상 불쾌감이 있으며, 요도구에서 고름이 나오고, 소변을 자주 보고, 대변을 볼 때 불쾌감을 느끼고, 성적(性的) 장애를 겪을 수 있다.

양방에서는 항생제 치료나 수술 요법을 많이 쓴다.

한방적 원인으로는 부적절한 생활 습관과 과도한 음주 및 식생활의 부절제로 비허생습(脾虛生濕, 비위 기능이 약화되어 습이 발생)한 경우와 습열(濕熱)과 열독(熱毒)이 하초(下焦)로 하주(下注)하여 생기는 습열하주(濕熱下注)와 정신적 스트레스나 한사(寒邪)가 간맥(肝脈)에 울체하여 기혈응체(氣血凝滯)를 일으키는 경우와 선천적 허약과 후천적 방사과도(房事過度)로 신(腎) 기능이 허(虛)하여 발생하는 경우가 있다.

한방적으로는 각 병증마다 다르게 처방하여 치료를 해야 하나 따주기에서는 위의 처방대로만 하여두 의외의 효과가 있다.

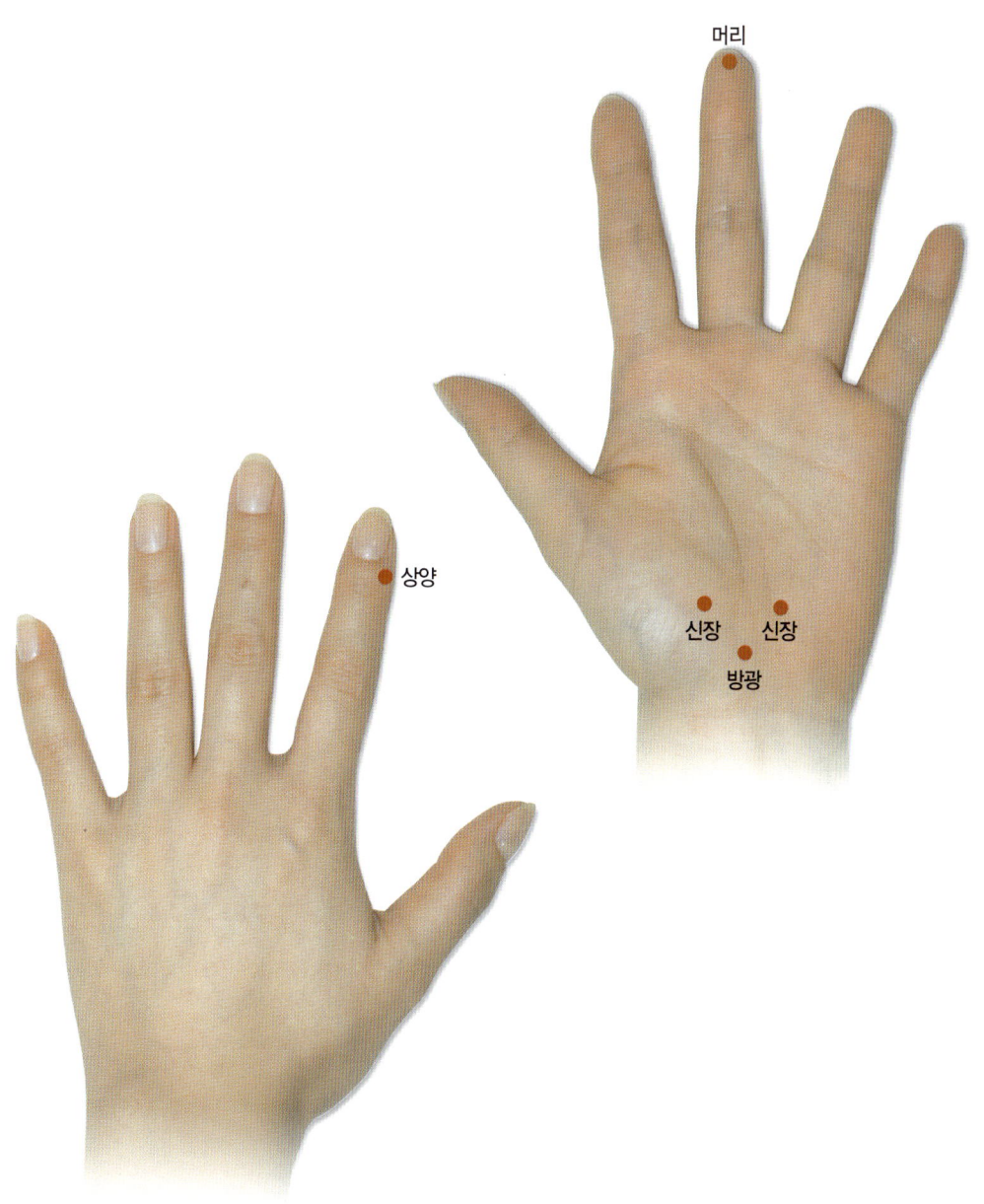

다이어트

개요 살이 많이 쪄서 살을 빼고 싶을 때

처방 위장상응점, 비장상응점, 간상응점, 신장상응점, 대장상응점

현대인들의 가장 큰 고민 중 하나가 비만이 아닐까 싶다. 특히 여성들이 날씬해지기 위해서 지출하는 돈과 노력은 지대하다. 교통수단의 발달과 편리한 통신수단으로 인해 운동량이 부쩍 줄은 것이 가장 큰 원인이 될 것이다.

이외에도 고기 위주의 식사나 잦은 회식 자리와 과음은 현대인이라면 누구나 가지고 있는 비만의 원인이다.

비만이란 과다한 체지방을 가진 상태를 말한다. 남자는 체지방이 체중의 25%, 여자는 체중의 30% 이상일 때를 이야기한다.

양방에서는 지방흡입 등의 수술요법이 각광을 받고 있으나 무엇보다 중요한 것은 식사 조절과 운동요법임을 명심해야 한다.

한방에서는 비습(脾濕)을 중요 원인으로 본다. 비장은 습한 것을 싫어하는데 고기 등의 기름기가 많은 음식을 섭취하여 비장에 부담을 주어서 비장의 수습운화(水濕運化) 기능이 약해지면 비만을 초래한다. 실제로 지방분자 1개에 물분자 5개가 붙어 있다고 하니 몸의 습을 제거하는 것이 비만 치료에 매우 중요하다고 하겠다. 따주기에서는 양명조금(陽明燥金)한 기운을 가진 위장과 대장의 상응점을 자극하고 수습운화를 주관하는 비장상응점과 인체원기의 핵심인 간신(肝腎)의 상응점을 자극해 준다.

비만에는 어떠한 치료보다 운동과 식이요법이 우선되어야 한다.

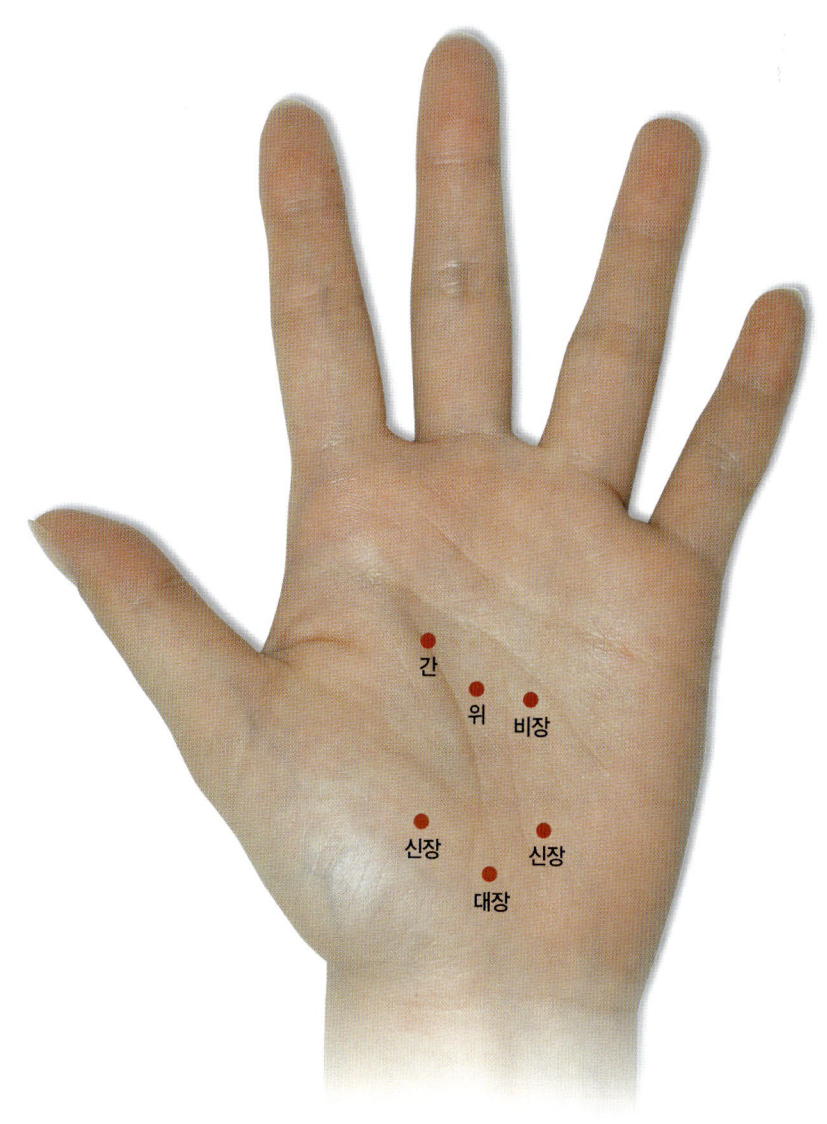

금연

 담배를 끊고 싶을 때

 폐상응점, 목상응점, 신장상응점, 소상(少商)

우리나라에서의 폐암 사망률은 1990년대부터 급속히 증가해서 2000년에는 마침내 남성 암 사망률 1위까지 올랐다. 현재 한국 남성의 폐암 사망률은 10만 명당 28명 정도다. 이는 1년에 1만2000명 정도가 폐암으로 사망한다는 통계다. 폐암의 가장 큰 원인은 흡연이다. 요즘은 여성 흡연자들도 늘어나면서 여성의 폐암 사망률 역시 높아지고 있다.

한방에서 담배는 습(濕)이 많은 사람에게 약으로 처방하던 약재이다. 어떤 약이든 장복하면 해롭듯이 한의학적으로 담배를 지속적으로 많이 피면 폐를 건조하게 해서 기침이나 가래를 일으키고, 심하면 폐에 염증을 생기게 할 수 있다. 그 염증이 계속 진행되면 폐암이 된다고 본다. 흡연자들은 거의 매일 담배를 끊는 다짐을 한다고 한다. 그러면서도 끊기가 힘든 것이 흡연이다.

이침(耳鍼)이 유행을 한 이유가 바로 이 금연침과 다이어트침 때문인데 따주기 역시 마찬가지의 효과가 있다. 물론 금연을 할 때 가장 중요한 것은 담배를 끊고자 하는 본인의 의지이지만 따주기로도 일정 부분 도움을 줄 수 있다.

위의 처방대로 상응점들을 담배가 피고 싶을 때마다 따주면 담배를 피고 싶은 마음이 많이 가신다.

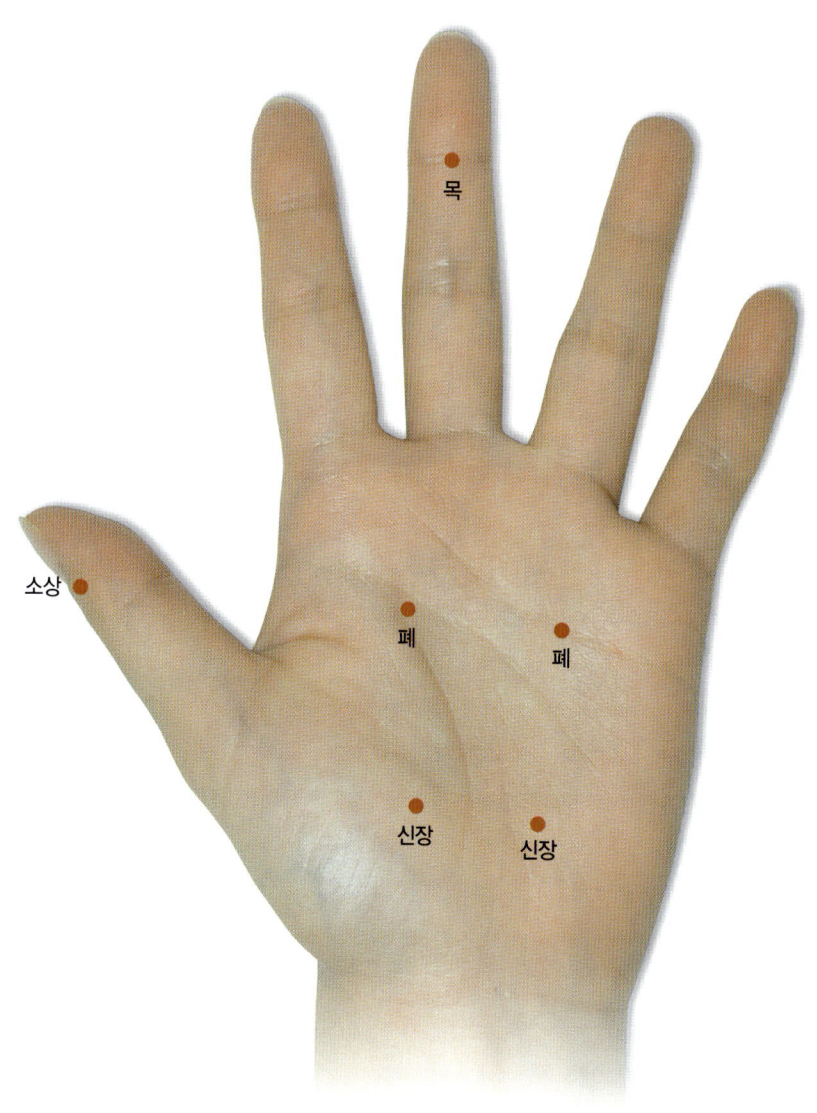

금주

개요 술을 끊고 싶을 때

처방 위장상응점, 비장상응점, 간상응점, 머리상응점, 관충(關衝)

우리나라의 일인당 술 소비량이 세계 1, 2위를 다툰다고 한다. 전날 과음을 하고 아침에 심한 숙취로 후회를 해본 경험은 누구나 있을 것이다. 사실 한국 사회처럼 술 문화에 관대한 나라도 없을 것이다. 그러나 이런 문화가 OECD 국가 중 간암 사망률 1위라는 불명예 역시 남겼다. 과도한 음주가 간경변, 간암, 위암, 기억력 장애 등을 일으킨다는 것은 누구나 아는 일이다.

한방에서는 치료를 위해 약주(藥酒)을 쓰기도 하지만 그 양은 하루 소주잔 반 잔 정도의 소량이고 치료가 된 이후에는 역시 금하고 있다.

혹시 술을 먹게 되더라도 다음의 것들을 유의해야 한다. 먼저 술을 마신 후 단 것을 먹지 말아야 하고 음주 후에 국수나 라면 같은 면 종류를 먹거나 차를 마시지 말아야 한다. 흔히들 술을 마시고 포장마차에 들러 우동이나 라면을 먹고 집에 들어가는 경우가 많은데 면 종류를 먹게 되면 땀구멍이 막혀서 주독이 풀리는 것을 방해한다. 술이 깨고 나서 갈증이 난다고 해서 차가운 물이나 차(茶)를 마시게 되면 허리와 다리에 병이 생기기 쉽고, 부종이나 당뇨, 하체의 관절병이 생길 수 있다. 어쨌든 술을 먹어 이로울 것은 별로 없으니 금주를 결심하는 사람은 위의 처방대로 따주기를 해 주면 도움이 될 것이다.

물론 무엇보다 중요한 것은 본인의 의지이다.

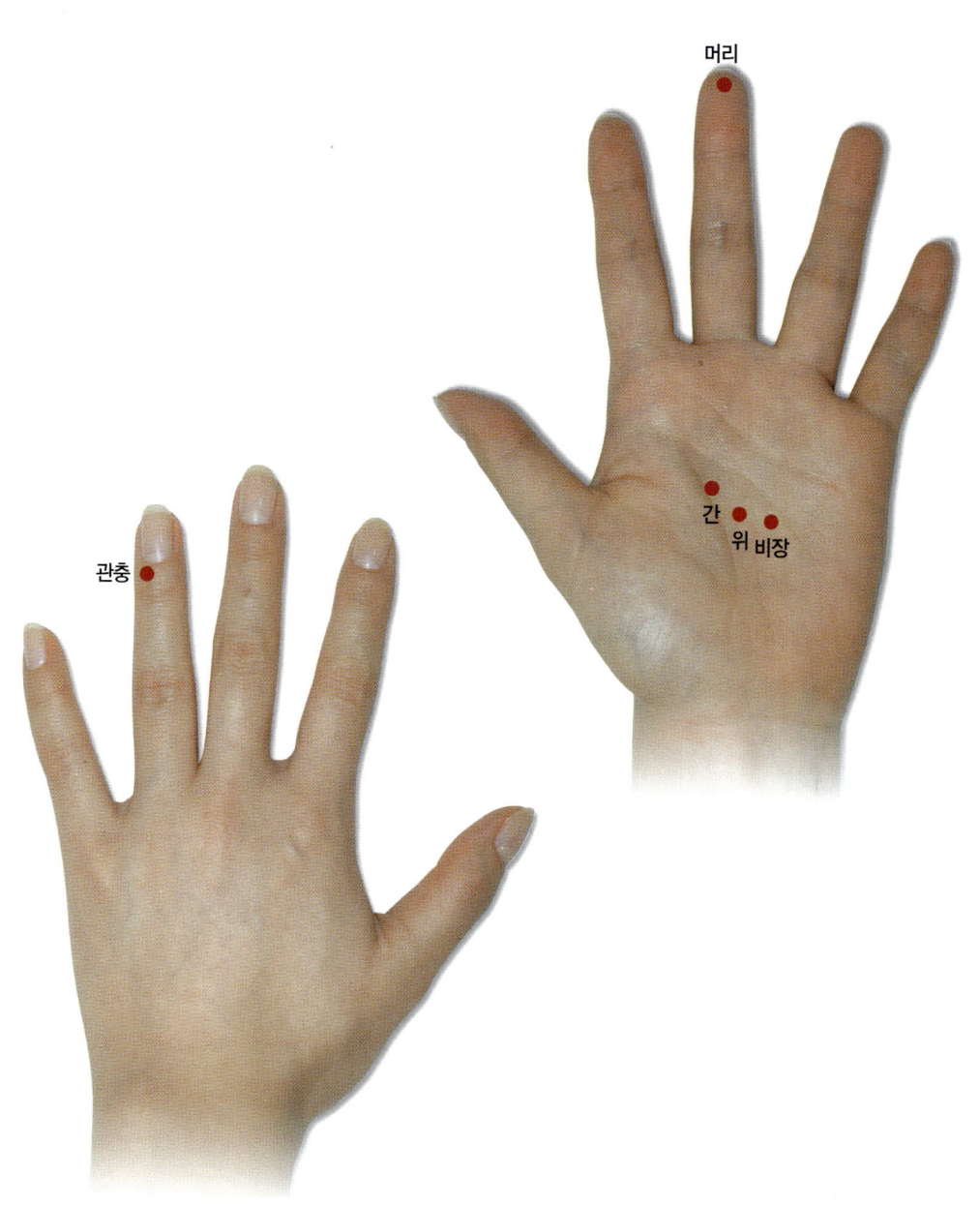

머리 좋아지는 법

개요 머리가 맑아지고 공부를 잘 하고 싶을 때

처방 머리상응점, 심장상응점, 신장상응점, 뒷머리상응점, 뒷목상응점

머리가 맑아지고 공부를 잘 하고 싶은 것은 수험생이라면 누구나 원할 것이다. 물론 성인들도 마찬가지이다. 한방에서는 육미지황환(六味地黃丸)을 가감한 총명탕이나 귀비탕(歸脾湯)을 많이 처방한다. 육미지황환은 신장의 정(精)을 보충하여 지력(智力)을 높인다. 실제 한방에서 지(智), 즉 지혜를 담당하는 것은 신장이다. 귀비탕은 심장과 비장에 기혈(氣血)을 보충해 주고 신기(神氣)를 안정시켜 두뇌 회전에 도움을 준다.

따주기는 앞의 원리편에서 얘기했듯이 피를 맑게 하고 신경을 자극해서 머리를 맑게 해 주는 효능이 있다. 그리고 한방에서와 마찬가지로 심장, 신장, 머리와 목상응점들을 따줌으로써 정신을 안정시키고 머리로 맑은 피가 공급되도록 도와주는 효과가 있다. 졸음이 오거나 두뇌 회전이 원활하지 않을 때 위의 처방대로 따주기를 하면 좋은 효과가 있다.

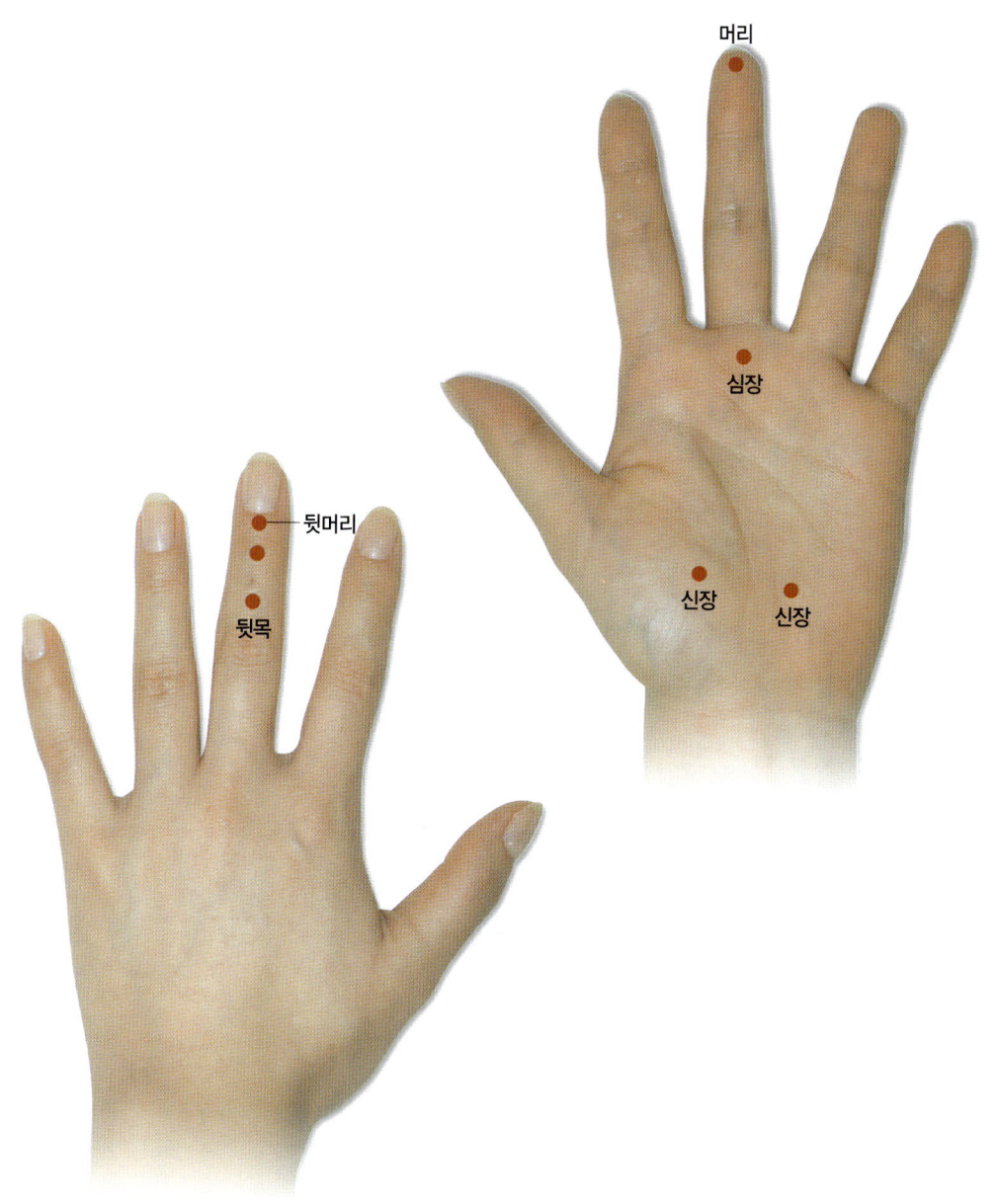

키가 크고 싶을 때

개요 성장기의 어린이나 청소년이 키가 잘 자라게 하는 따주기

처방 신장상응점, 폐상응점, 머리상응점, 팔꿈치상응점, 무릎상응점, 등뼈상응점

예전에는 키가 크면 사람이 싱겁다고 해서 큰 키를 부끄럽게 여기던 시대도 있었지만, 90년대 초반부터 롱다리 열풍이 불더니 이젠 키가 작으면 이성을 사귀기도 힘든 시대가 되었다. 이제는 키 크고 잘생긴 남자, 키 크고 잘 빠진 여자가 트렌드가 되었다.

키가 작은 원인에는 여러 가지가 있을 수 있다. 유전적인 요인 이외에도 선천적인 결함이나 외상, 스트레스, 만성적인 영양 불균형 등은 키를 작게 하는 원인이 될 수 있다. 성장호르몬이 부족하거나 작용을 잘 하지 못하는 경우에도 키가 잘 자라지 못한다. 성장호르몬은 뇌하수체 전엽에서 분비되는 호르몬 중의 하나로 체내에서 뼈, 연골 등의 성장뿐만 아니라 지방 분해와 단백질 합성을 촉진하는 작용을 하는 물질이다. 청소년기 및 성장기에는 뼈의 길이 성장과 근육의 증가 등 성장을 촉진하는 작용을 주로 한다.

양방에서는 대체로 이 성장호르몬의 불균형으로 키가 크지 않는다고 생각한다. 그래서 치료도 호르몬요법이 주를 이룬다.

한방에는 간과 신장의 문제로 본다. 간은 목(木), 즉 나무의 성질을 가지고 있기 때문에 청소년들이 자라는 시기의 성질과 일치한다. 나무의 기운으로 쭉쭉 뻗어 자라나야 하는데 간에 간열이 차거나 간기(肝氣)가 약하면 나무가 잘 자라지 못하듯이 사람도 잘 크지 못한다. 신장은 인간 원기(元氣)의 근원이다. 또한 뼈를 주관하며 골수와 호르몬 계통을 총괄한다. 그래

서 성장탕의 기본방이 간신(肝腎)의 음(陰)을 보충해 주는 육미지황탕이 되는 것이다.

그리고 뼈의 길이 성장이 일어나는 곳은 골단연골이다. 그래서 따주기에서는 골단연골이 위치하는 각 관절과 신장상응점, 그리고 온 몸의 기(氣)를 주관하는 폐상응점과 머리의 열을 내리는 머리상응점을 쓴다. 따주기의 신경자극 역시 성장에 큰 도움이 된다.

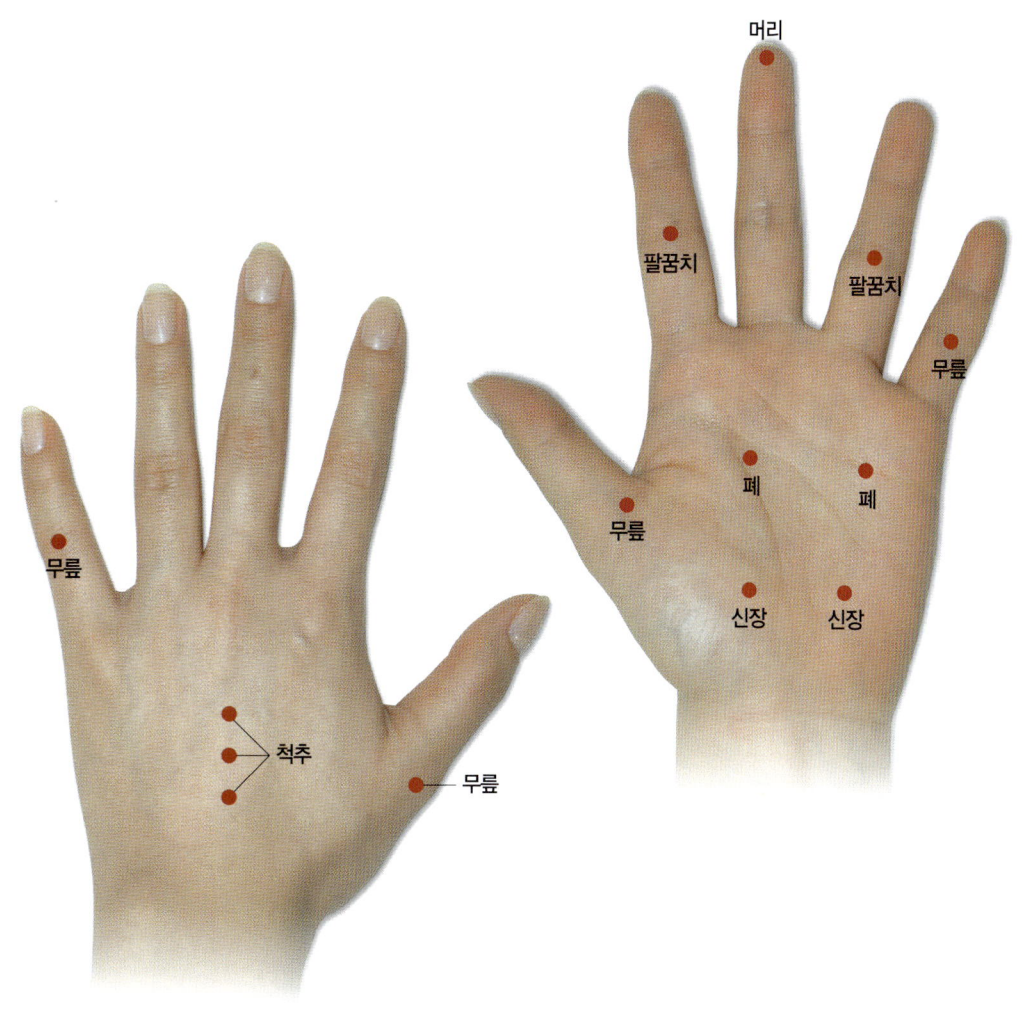

여드름

개요 사춘기 때 혹은 그 이후에도 얼굴에 여드름이 있을 때

처방 얼굴상응점, 위장상응점, 합곡(合谷), 상양(商陽)

여드름은 주로 피지선이 몰려 있는 얼굴, 목, 가슴 등에 많이 생기는데 털을 만드는 모낭에 붙어 있는 피지선에 염증이 생긴 것을 여드름이라고 한다.

여드름의 원인에는 여러 가지가 있는데, 먼저 피지선의 생성을 왕성하게 하는 안드로겐이라는 호르몬이 있다. 선천적으로 이 안드로겐에 민감하게 반응하는 피부가 있어서 여드름이 생긴다. 다음으로 사춘기가 되면 안드로겐 호르몬이 왕성하게 분비되면서 피지선이 생성되는데, 이때 만들어진 피지가 모공을 통해 모두 빠져나가지 못하고 모낭과 피지선에 축적되면서 염증을 일으킨다. 또, 스트레스를 많이 받으면 신체가 이 스트레스를 이겨내기 위해 여러 호르몬들을 분비하는데 이 호르몬들 중 안드로겐도 들어 있어서 여드름을 일으킬 수 있으며, 생리 중에 분비되는 프로게스테론 역시 피지선을 생성하여 안드로겐과 마찬가지로 여드름이 생기게 한다. 마지막으로 'Propionibacterium Acnes'라는 여드름균이 있다. 피지를 먹고 사는 이 균은 피지를 먹고 지방산을 내놓는데 이 지방산이 피부에 심한 자극을 주어 염증이 생기게 한다.

양방에서의 치료로는 막힌 모공을 뚫어 주는 것과 피지 분비를 줄여 주는 약물요법과 여드름균을 죽이는 레이저 치료 등이 있다.

한방에서 보는 여드름의 가장 중요한 원인은 열(熱)이다. 폐, 위, 대장, 간에 열이 차서 그 열이 얼굴에 올라온다고 보는 것이다. 그중에서 위열(胃

熱)로 진단하는 경우가 가장 많다. 처방은 당연히 각 장부의 열을 내리는 방법을 가장 많이 쓴다.

여드름이 의외로 따주기로 잘 듣는데, 아무래도 피를 빼는 것이 각 장부의 열을 내리는 가장 빠른 방법이어서 그런 것 같다.

위의 처방대로 하면 큰 효과가 있을 것이다.

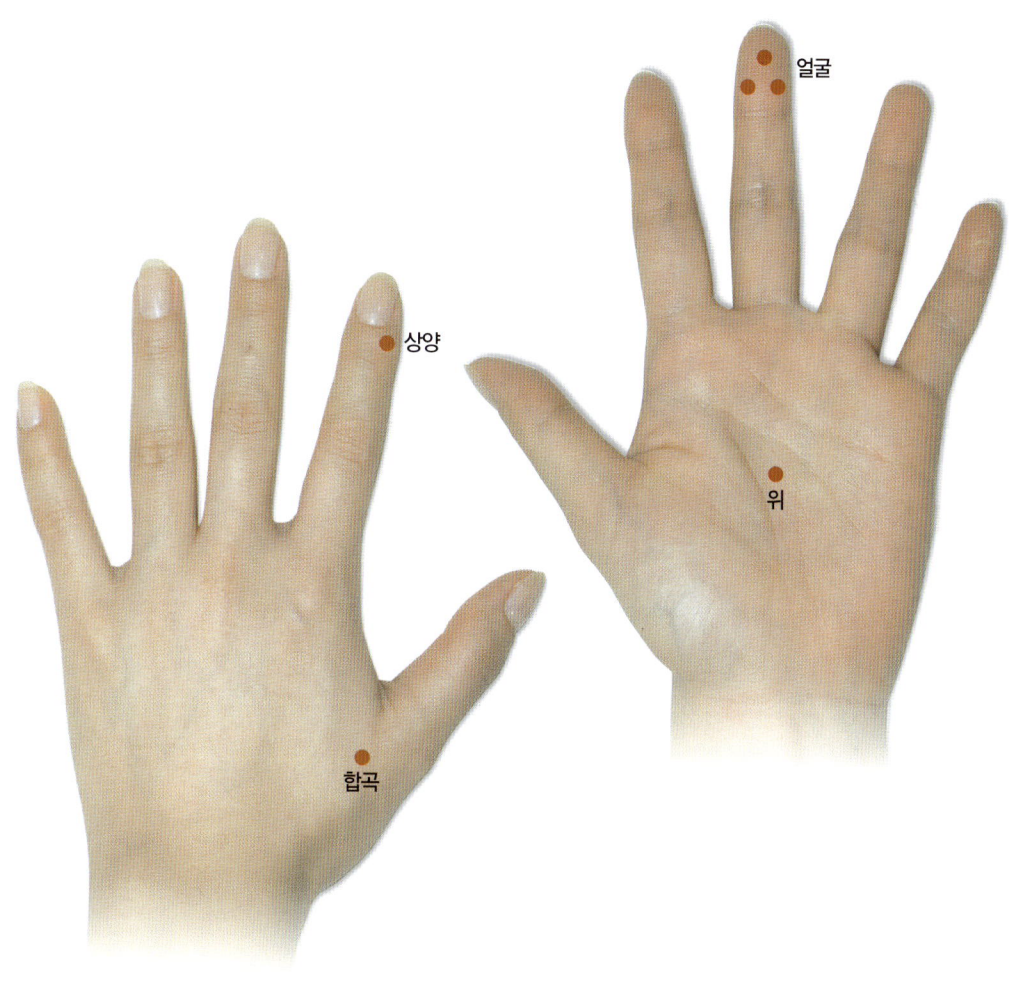

아토피 피부염

개요 혈(血)에 열이 많아 피부가 건조하거나 짓무르고 가려울 때

처방 폐상응점, 심장상응점, 비장상응점, 간상응점, 신장상응점

아토피 피부염은 흔히 유아습진으로부터 시작된다. 일반적으로 젖먹이 때 시작되는 경우가 많다. 아토피 피부염에 걸리면 피부가 건조하고 예민해지며 거칠어지고 심하게 긁으면 홍반이나 진물이 많이 난다. 하지만 무엇보다 괴로운 것은 심한 가려움증이다. 아토피 피부염은 3기로 구분되는데 1기는 생후 2개월에서 2년에 이르는 시기로 유아습진이라 하며 주로 뺨에 나타난다. 2기는 생후 2~10년 사이의 시기로 소아습진이라 하며 무릎이나 팔꿈치 안쪽이나 이마, 목 등에 나타난다. 제3기는 10세에서 20세의 사춘기와 성인기에 나타나는 아토피 피부염을 말한다. 아토피 피부염은 재발될 수 있고 호전, 악화를 반복하며 나이가 들면서 차차 나아지는 경향이 있으나 간혹 사춘기 이후까지 지속되는 경우도 있다.

치료는 약물 치료를 많이 쓴다. 흔히 사용하는 약물로는 스테로이드, 항히스타민제 등이 있고 2차적 세균감염에는 항생제를 쓰기도 한다.

한방에서는 태열(胎熱)로 진단한다. 일반적으로 임신 중에 산모가 스트레스를 많이 받거나 닭고기 등의 열이 많은 음식을 많이 먹어서 그 열이 태아에게 영향을 미쳐서 생긴다고 본다.

아토피는 사실 어떤 약물요법보다 중요한 것이 자연에서 아이들이 뛰어노는 것이다. 옛날에 태열은 흙을 밟으면 낫는다고 했다. 자연이 주는 피톤치드를 듬뿍 받아들이면 가장 효과가 좋다.

그런 여건이 쉽지 않을 때 가정에서 위의 상응점들을 자극하면 어느 정도 효과를 볼 수 있다.

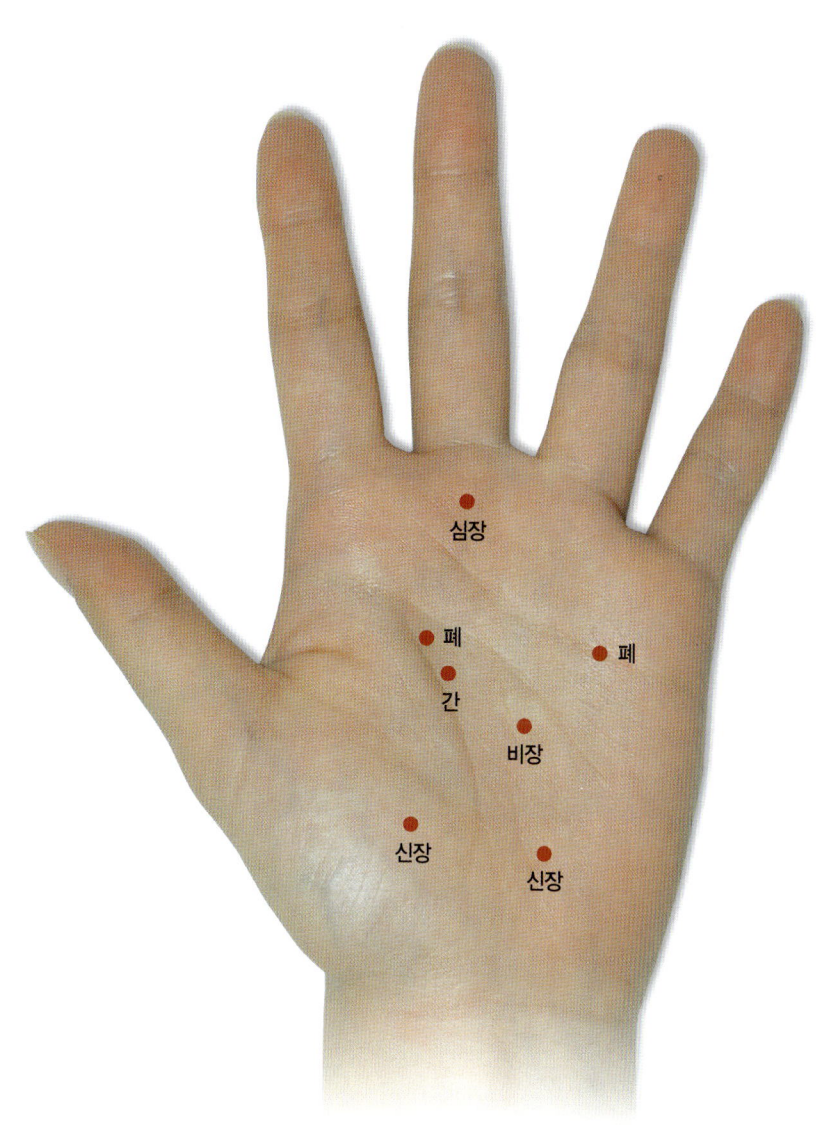

멀미

개요 차를 타거나 배에 탔을 때 어지럽고 구역질할 때

처방 귀상응점, 위장상응점, 뒷목상응점

멀미는 자동차나 항공기, 배 등 움직이는 환경에 신체가 노출되어 평형감각에 이상이 생길 때 발생한다. 어지러움과 메스꺼움, 구토 등이 주 증상이다.

멀미는 질병이라기보다 변화된 환경에 대한 신체의 정상적인 적응 과정에서 생기는 증상이다. 눈으로 보는 주위 환경의 움직임과 귓속 평형계 등 평형 감각기관이 받아들이는 정보에 차이가 있을 때 생긴다.

멀미는 주변 환경만 바꾸면 증상을 쉽게 완화시킬 수 있다. 우선 각종 교통수단을 탑승할 때는 흔들림이 적은 좌석에 앉도록 한다. 배는 중앙 좌석을, 비행기는 주 날개의 앞쪽 좌석, 버스나 자동차는 앞 좌석에 앉는 것이 좋다.

약물요법으로는 스코폴아민이라는 약이 상당히 효과가 좋은 것으로 알려져 있으나, 이는 미리 예방을 위하여 사용해야 한다

한방에서는 비위가 약해서 멀미를 한다고 본다.

멀미도 역시 따주기로 효과를 많이 볼 수 있다. 위 처방대로 차를 타기 전에 먼저 따주기를 해 주면 효과가 좋다.

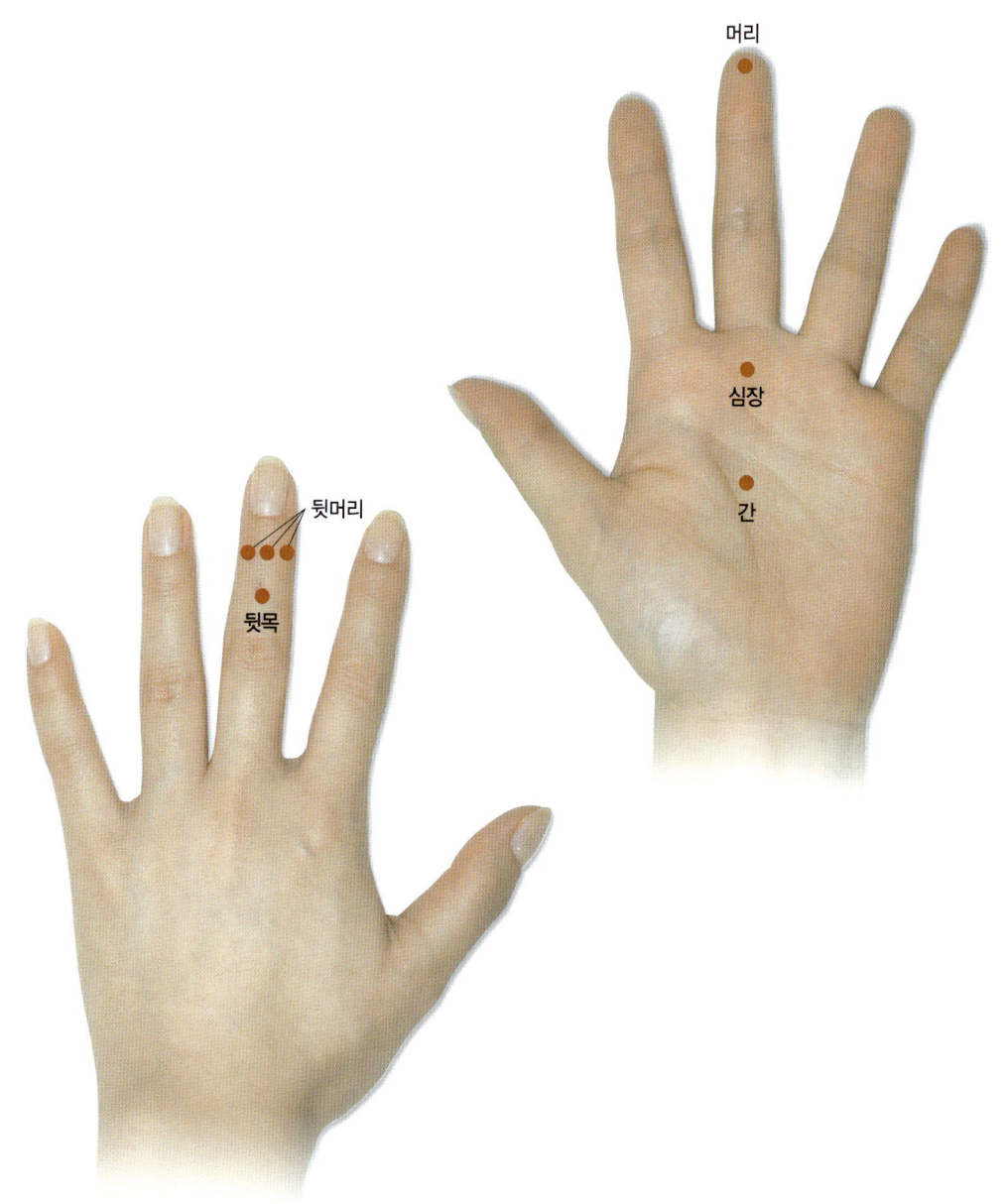

숙취

개요 전날 과음으로 술이 잘 깨지 않고 속이 안 좋을 때

처방 위장상응점, 간상응점, 소장상응점, 머리상응점

숙취란 술을 많이 마시고 잠을 자고 난 뒤 특이한 불쾌감이나 두통, 또는 심신의 작업 능력 감퇴 등이 1~2일간 지속되는 일을 말한다.

술의 주성분인 에틸알콜은 인간의 체내에서 산화되면서 탄산가스와 수분으로 분해되어 체외로 배설된다. 알코올은 흡수되어 혈액을 통해 직접 뇌까지 이르러 마신 사람의 기분을 즐겁게 하지만, 간에 들어가면 간세포에 의해 탄산가스와 수분으로 분해된다. 이러한 알코올 대사 과정에서 산소와 알코올 분해 효소가 부족하면 에틸알콜이 분해되지 않아 중간 생성물인 아세트알데하이드가 혈액 속에 머물게 되는데, 이것이 뇌의 중추신경을 자극해 숙취를 일으킨다.

한방에서는 숙취의 원인을 간열(肝熱)과 위열(胃熱)로 본다. 술은 한방에서 물의 형태를 띤 불이라 본다. 그 불이 간과 위에 영향을 미쳐 간열이 상승하여 두통을 일으키고, 위열이 오심구토를 유발시키는 것이다.

숙취도 따주기로 효과가 아주 좋은 병증 중 하나이다. 위, 간, 소장, 머리 상응점을 사혈하면 금새 머리가 맑아지는 느낌이 들 것이다.

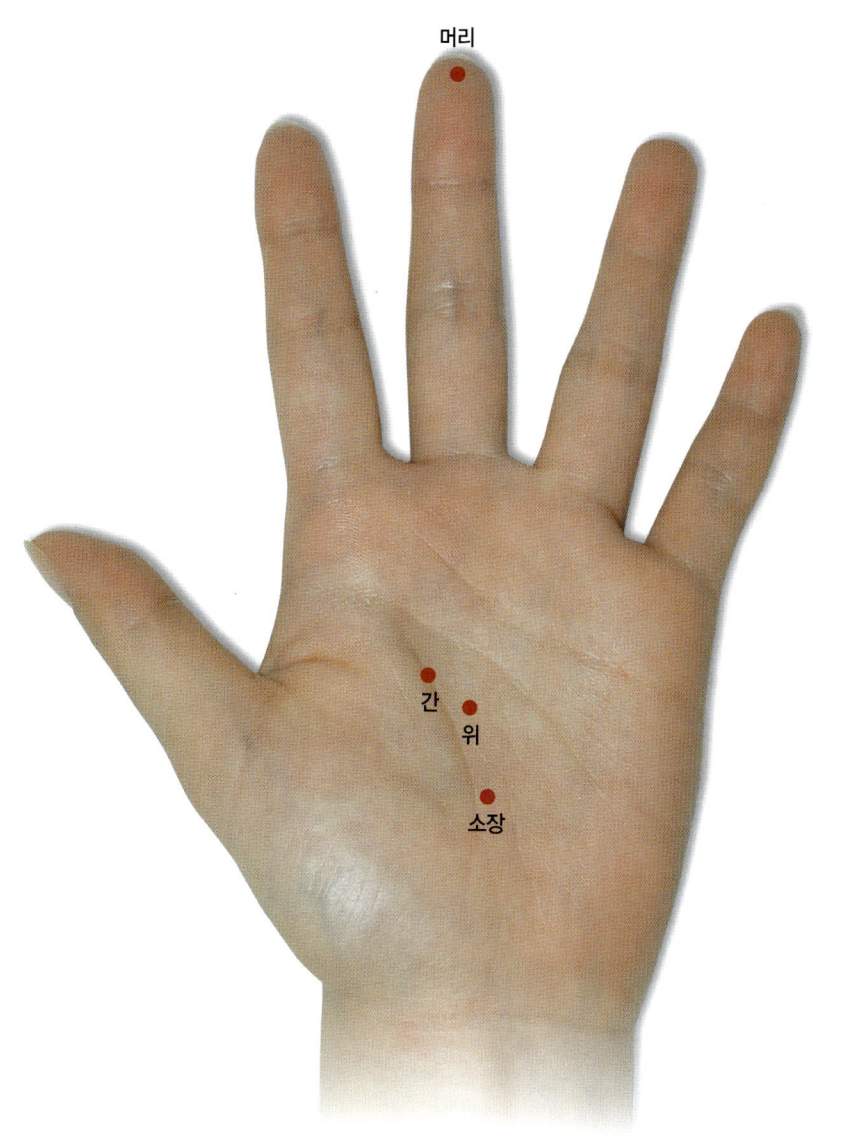

몸살

 과로로 몸살이 났을 때

 뒷목상응점, 허리상응점, 합곡(合谷), 소택(少澤)

인체의 미세한 균형이 깨지면 인체는 스스로 균형을 회복하려고 노력한다.

인체의 균형이 깨지는 이유는 충분히 잠을 못 자거나, 당분이나 기름진 음식을 많이 섭취하거나, 과로, 스트레스, 비타민이나 미네랄과 같은 필수 영양소 결핍, 독소의 축적(공해 물질, 방부제, 화학 물질, 약품, 식품 첨가물), 소화 기능의 문제 등 여러 가지 복합적인 이유가 있다.

몸살은 이런 균형을 회복하려는 면역 반응이다. 온몸이 쑤시고 아플 때는 바이러스에 저항하는 물질인 인터페론을 만드는 작용이고, 열이 나는 것은 열에 약한 바이러스를 죽이기 위한 것이며, 콧물, 가래, 기침은 몸속의 독소와 노폐물, 바이러스를 내보내는 작용이다. 감기나 몸살에 걸리면 땀을 흘리는 것도 마찬가지 작용이다.

이때 약을 복용하면 신체 스스로의 복구 작용을 정지시켜버린다. 아스피린을 복용하면 통증은 멎는데 병이 더 오래가는 이유가 그것이다. 몸살은 몸이 주인에게 이제 좀 쉴 때가 됐다고 호소하는 것이다. 따라서 몸살의 가장 좋은 처방은 피로가 풀리도록 충분히 쉬어 주는 것이다. 물론 따주기를 위의 처방대로 먼저 해 주고 레몬이나 오렌지를 짠 쥬스에 꿀을 타서 마시면 더욱 좋다.

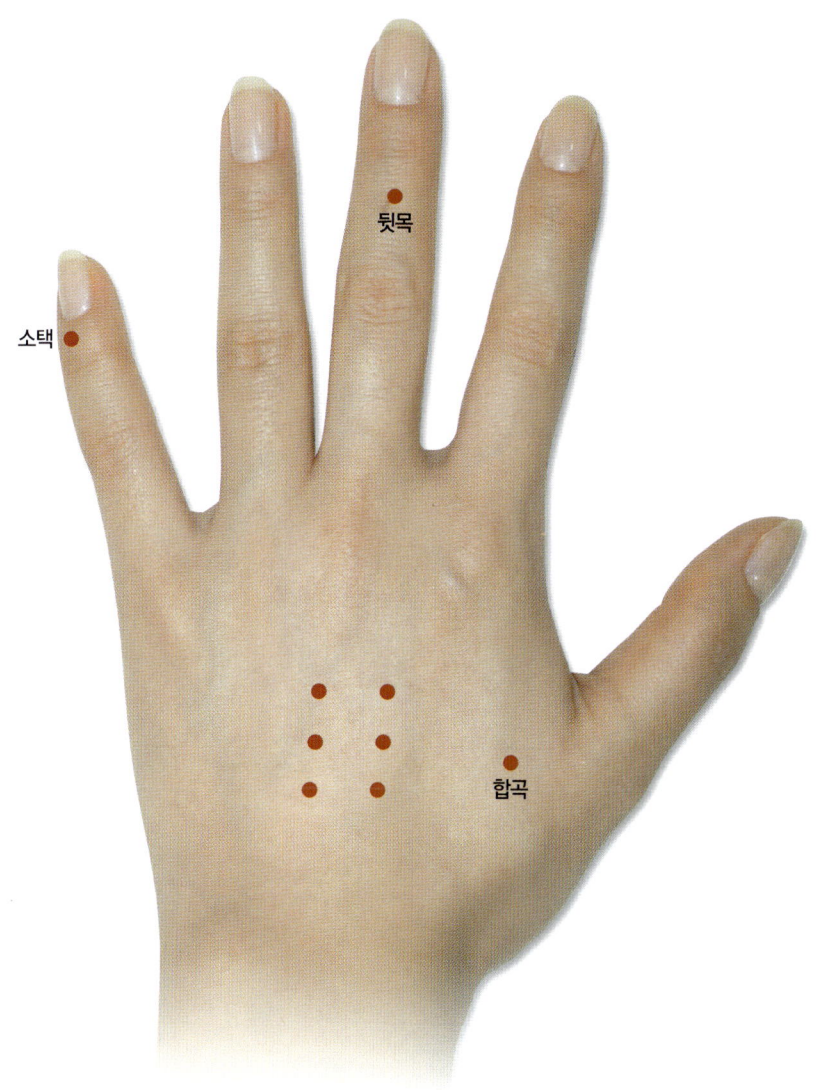

화병(火病)

 개요 스트레스나 억울함으로 가슴이 답답하고 열이 오를 때

 처방 심장상응점, 폐상응점, 머리상응점, 명치상응점, 소부(少府)

화병은 강한 스트레스를 적절하게 해소하지 못하고 참고 인내하는 데서 오는 가슴이 답답한 증세를 말한다. 사람이 어떤 일에 적개심을 느끼거나 화가 나거나 긴장감을 느낄 때 아드레날린이라는 호르몬이 다량 분비된다. 아드레날린은 척추동물의 부신 수질에서 분비되는 호르몬인데, 이 호르몬은 교감 신경을 흥분시키고, 혈당량의 증가, 심장 기능 강화, 혈압 상승, 지혈 등의 작용을 한다. 옛날에 사냥을 하거나 맹수나 적을 만났을 때 생존을 위해서 싸울 때 자신을 보호하기 위해서 분비되는 호르몬이 아드레날린이다.

상황은 다르지만 현대에서 직장 상사나 누군가가 자신을 욕하거나 공격하면 방어기제로 아드레날린이 분비되는데 문제는 소리를 지르거나 힘껏 싸워서 이 호르몬을 없애버리지 못하기 때문에 분비된 아드레날린이 되려 몸을 공격하면서 발생한다.

한방에서 화병은 울화가 치밀어 생기는 병이다. 오행(목, 화, 토, 금, 수) 중 하나인 화(火), 즉 격렬한 감정이나 마음의 흥분이 장기에 쌓여 일어나는 병이다. 과거 명의들이 '화는 원기의 적'이라고 표현했듯 화의 성격은 모든 것을 태우고 소모시키는 것이 특징이다. 화는 간에 축적되면 간화, 마음에 쌓이면 심화가 되어 간암, 간경화 그리고 각종 심장병을 유발할 수 있다. 화병 환자는 위로 치솟는 화의 성질 때문에 일반적으로 두통, 얼굴 달아오름, 목에 이물질이 걸려있는 듯한 증상, 가슴 답답함과 두근거림 등을 경

험한다.

　화병은 결국 열과 울체의 병이기 때문에 따주기로 효과를 많이 볼 수 있는 질환이다. 위의 처방대로 사혈하고 심장의 화혈(火穴)인 소부(少府)혈 따주기해서 심장의 열을 내리면 금새 두통과 답답하고 두근거림이 잦아든다.

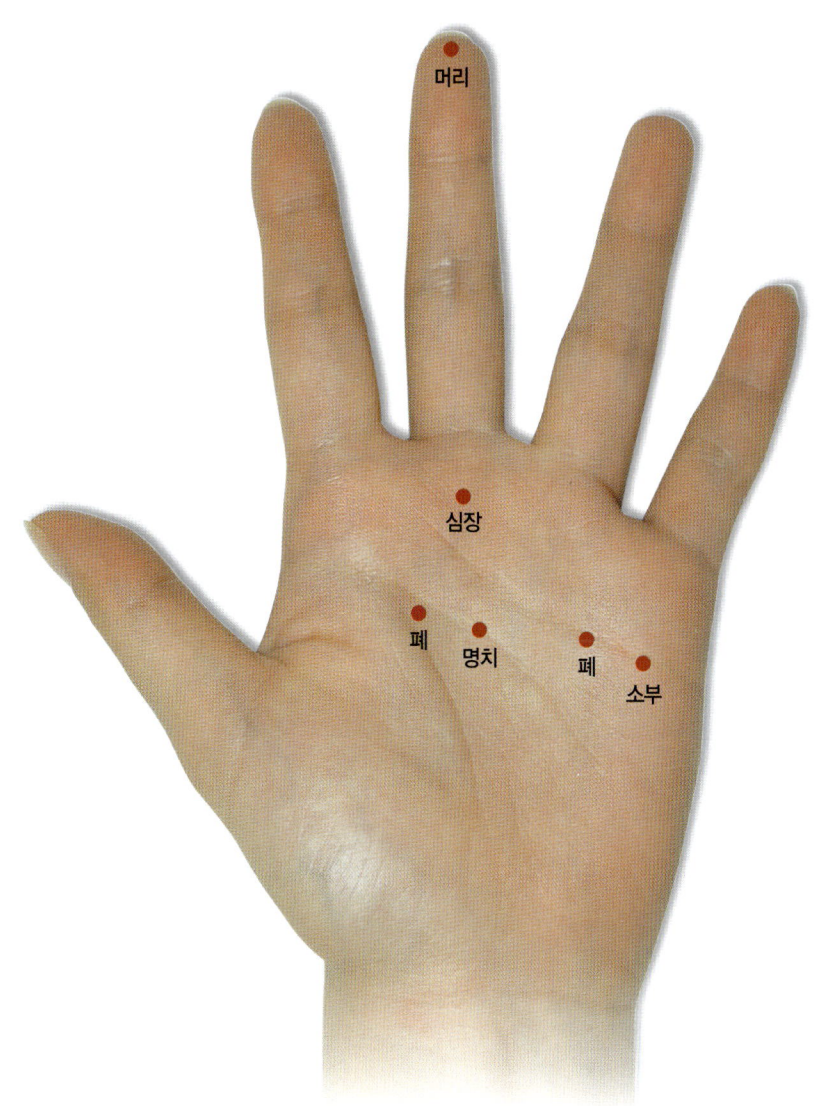

정력 약화

 정력을 좋게 하고 싶을 때

 신장상응점, 간상응점, 허리상응점, 등뼈상응점, 옆구리상응점

일반적으로 정력(精力)을 얘기할 때 성(性)적인 측면만을 생각하는 경우가 많은데, 정(精)은 모든 호르몬을 함축하여 표현한 단어이기 때문에 정력은 신체 기능의 모든 힘을 통틀어 일컫는 말이라 할 수 있다. 따라서 '정력이 넘친다'거나 '정력적인 사람'이라고 할 때는 성 기능은 물론 활동력도 강하다는 뜻이다.

양방에서는 체력 저하나 당뇨 등과 같은 기질적 질환으로 인한 발기 불능이나 조루를 정력 약화라고 생각하는 경우가 많다.

한방에서는 주로 신장(腎腸)의 문제로 본다. 신장이 선천의 기(氣)인 원기를 저장하고 있고 몸의 모든 호르몬 대사를 조절하는 장부이기 때문이다. 그래서 대부분의 한방 정력제는 신음(腎陰)과 신양(腎陽)을 길러 주는 약들이다.

요즘은 양방약들이 효과가 좋아 많이 사용하고 있으나 장기적인 관점에서 봤을 때는 사실 매우 위험하다. 발기부전 치료제로 양방에서 사용되는 약들은 실제 체력을 올려 주거나 호르몬대사를 활성화시켜 주는 것은 아니다. 단지 성기로 가는 모세혈관에 혈액량을 늘려 주어 강제로 발기를 시키는 것이기 때문에 체력이 약하거나 심장병이나 고혈압이 있는 환자에게는 매우 위험하다. 또 정상인이라도 장기 복용했을 때는 오히려 성기능 감퇴 등의 부작용을 겪을 수 있다. 비교적 양생(養生)을 위주로 하는 한약이 부

작용은 없으나 양방약처럼 반짝하는 맛이 없는 것이 흠이다. 중요한 것은 정력을 단순히 성적 능력으로만 보지 말고 몸 전체의 컨디션을 잘 조절하는 것으로 보아야 하는 것이다. 몸이 건강하고 활동적인 사람이 성기능이 약한 경우는 거의 없다.

정력 약화의 또 다른 원인 중 하나는 피가 맑지 못하고 걸쭉하거나 탁해서 성기로 가는 모세혈관이 막혀 있거나 신장 기능이 나빠져 있는 경우이다. 이럴 때 따주기를 해주면 피를 맑게 해서 효과를 볼 수 있다. 또 신장상응점, 간상응점, 허리상응점, 등뼈상응점, 옆구리상응점 등을 따주기 해 주면 각 기관들을 활성화시켜 정력 증진의 효과를 볼 수 있다.

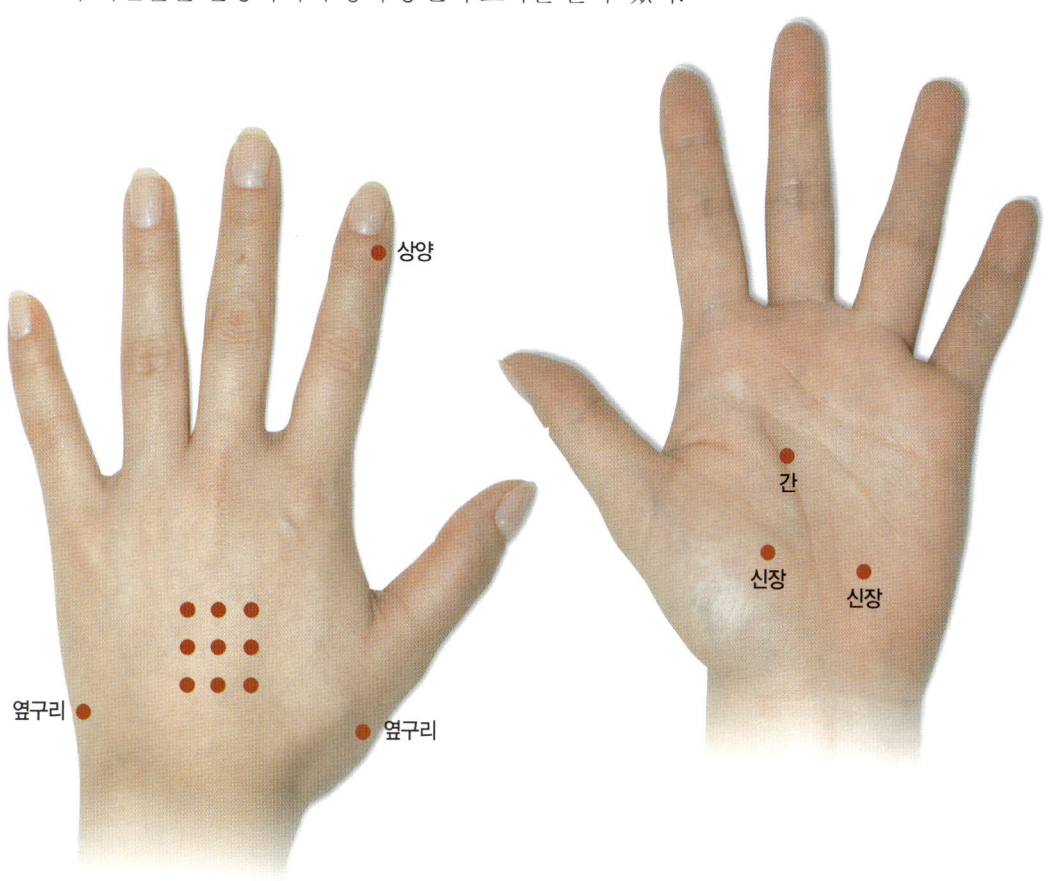

생리불순

개요 여성의 생리 주기가 고르지 않을 때

처방 간상응점, 신장상응점, 생식기상응점

여성의 생리 주기가 일정치 않거나, 생리를 아예 하지 않거나, 정상치보다 생리 양이 많거나 적은 경우를 생리불순이라고 한다. 여성의 생리는 여성의 몸 상태를 알려주는 지표와 같다. 몸이 건강해야 정상적인 주기로 적당량의 생리를 하게 되는 것이다. 생리는 뇌에 있는 시상하부, 뇌하수체와 난소에서 호르몬의 균형이 제대로 이루어졌을 때 일어나는 것이다. 따라서 어느 한 곳이라도 호르몬 균형이 깨지면 제대로 생리를 할 수 없다. 생리불순의 원인으로는 스트레스나 과로, 심리적인 상태, 생활 습관 등과 상관성이 많으며, 갑작스러운 체중 변화나 갑상선 질환이 있어도 생리가 불규칙하게 된다.

한방에서의 생리불순의 원인은 매우 다양하다. 먼저 피가 부족하면 생리의 양이 적게 나오고 생리가 늦어지는 경우가 많다. 다음으로 혈열(血熱)이 있으면 생리의 양이 많고 생리를 일찍하게 된다. 또, 어혈(瘀血)이 있으면 생리가 늦고 생리통이 있을 수 있다. 자궁이 냉해도 생리가 늦다. 간의 기운이 울체되어 있으면 생리가 불규칙하다. 신장의 기능이 약해도 생리에 영향을 받는다. 한방에서는 이 모든 경우를 고려하여 치료를 해야 한다.

따주기로 상응점들을 잘 자극해 주면 역시 효과를 볼 수 있다.

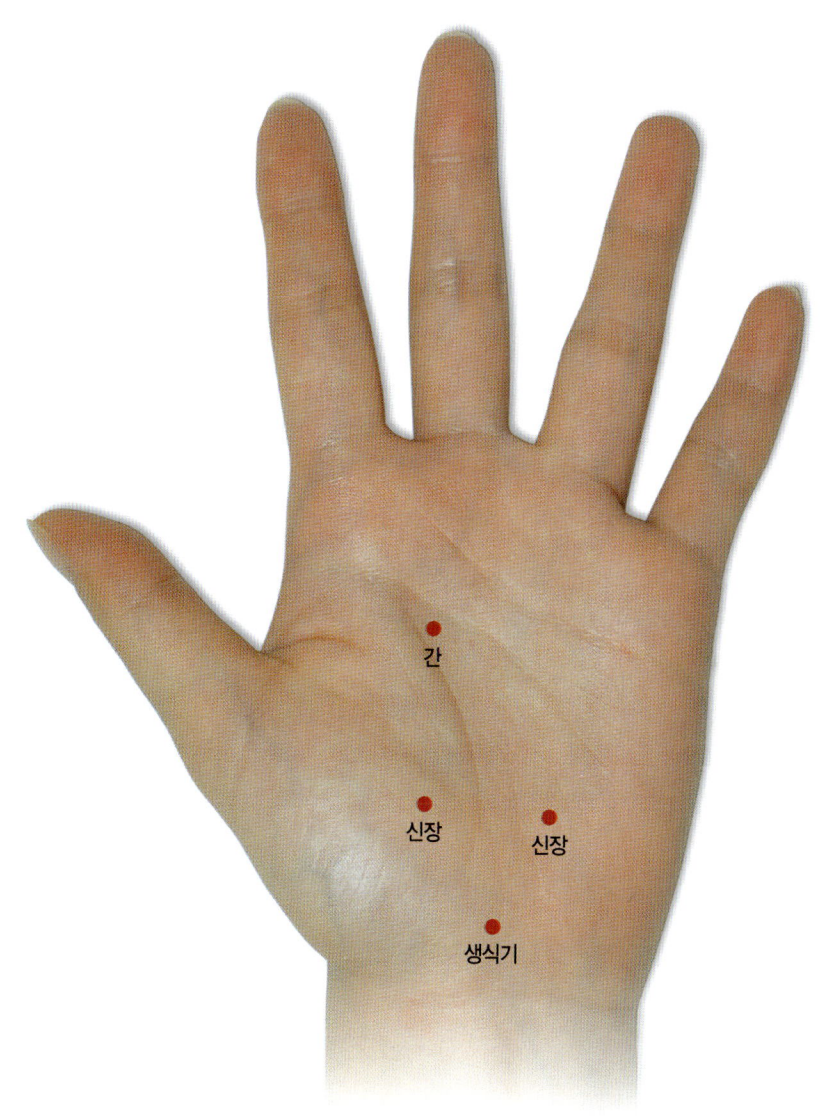

생리통

개요 여성이 생리 주기 때 통증을 느낄 때

처방 간상응점, 신장상응점, 생식기상응점, 양허리상응점, 양엉덩이상응점

생리통은 골반에 기질적인 병이 없는 원발성과, 기질적인 병이 있는 속발성으로 나눌 수 있다. 대부분의 생리통은 원발성인 경우이고, 통증은 보통 생리가 시작되기 몇 시간 전에 발생한다. 통증은 주로 경련성이나 진통과 같은 성격이며, 하복부와 치골면에 통증이 오고 경우에 따라서는 아랫배와 다리까지 아프기도 한다. 주로 생리의 양이 많아지면 통증이 없어지기도 하지만, 통증이 심할 때에는 요통, 오심, 구토, 피곤, 어지럼증, 설사, 식욕부진, 두통, 신경과민 등을 동반한다. 이러한 증상들은 대체적으로 나이가 들거나 출산을 경험하게 되면 저절로 호전되는 것이 보통이다.

생리통의 원인은 아직까지 정확하게 알려져 있지는 않지만, 원발성인 경우 생리 시에 분비되는 프로스타글란딘이라는 물질이 생리통이 없는 여성보다 많이 분비되기 때문으로 추측한다. 이 물질은 근육을 수축시키는 역할을 하는데 생리 시 자궁근을 수축시켜 생리혈을 밖으로 내보내는 일을 한다. 그런데 이 물질이 정상인의 경우보다 많이 분비되면 자궁근이 축소되어 국소 변형을 일으키고 그 결과로 통증이 오는 것이다. 또한, 자궁 내막 동맥의 경련에 의한 자궁근의 경련도 생리통을 유발하는 원인 중 하나로 본다. 치료는 대체로 진통제를 많이 처방한다.

한방에서는 자궁의 어혈(瘀血)과 간의 기운이 뭉치거나 차가운 기운이 자궁에 응체되어서 생리통이 온다고 본다. 치료는 주로 간기(肝氣)와 어혈

을 풀고 자궁과 신장을 따뜻하게 해 주는 방법을 많이 쓴다.

따주기에서는 생리통이 막 시작할 때 위의 처방대로 상응점들을 따주면 체했을 때 금방 내려가듯이 통증이 감소된다.

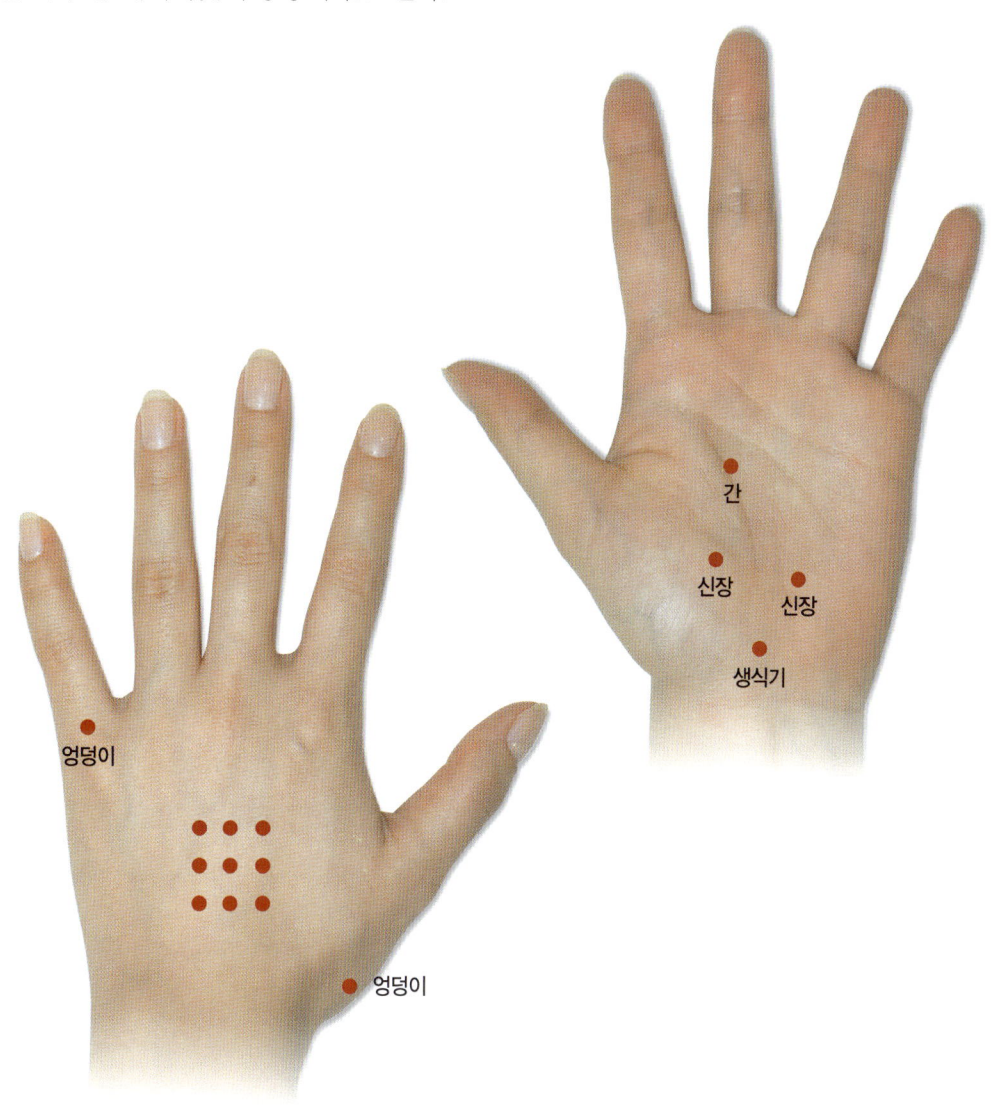

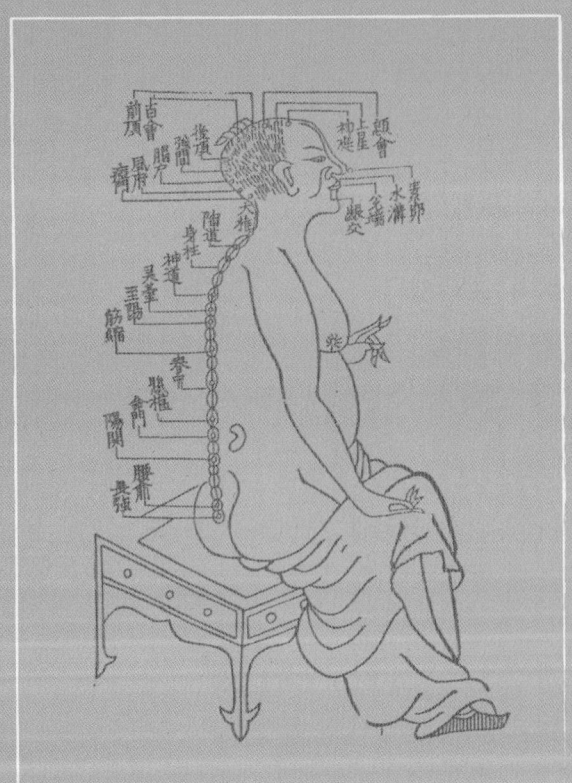

'신응경'에 소개된 독맥도

Ⅲ 사암침법

10. 사암도인(舍岩道人)

11. 오수혈(五輸穴)

12. 원혈(原穴)

13. 낙혈(絡穴)

14. 극혈(隙穴)

15. 모혈(募穴)

16. 배유혈(背俞穴)

17. 팔맥교회혈(八脈交會穴)

18. 각 혈위표 정리

19. 육경론(六經論)

20. 사암침법(舍岩鍼法)

10. 사암도인(舍岩道人)

　따주기가 초급과정이었다면 중급과정으로 사암침법(舍岩鍼法)을 정리해 보았다. 따주기가 가정에서 응급처방으로 간단히 유용하게 쓰일 수 있다는 것은 자명한 것이지만 아무래도 제대로 된 침구술에는 미치지 못하는 것이 사실이다.

　사암침법은 팔꿈치와 무릎 이하에 있는 오수혈을 사용하여 치료를 하기 때문에 침의 개수가 2~3개면 족하고 시술 장소가 따로 필요하지 않기 때문에 무척 간편하다. 미국에서 중국 침구학 위주의 정경침(正經鍼)을 배우고 나서 몇 가지 고민이 있었다. 정경침을 시술하려면 일반적으로 배수혈을 먼저 취혈하고 다시 돌아 눕게 해서 변증한 요혈들을 써야 하는데 일단 침을 많이 써야 하고 환자가 누워 있을 장소가 필요했다. 또 배수혈, 모혈 등을 많이 쓰다 보니 환자가 옷을 벗고 침을 맞아야 했다. 한번 침시술을 하는데 이래저래 번거로운 일이 많았다. 물론 환자가 편안해 하고 침을 맞을 때 통증이 별로 없는 장점은 있으나 한꺼번에 많은 환자를 치료하기가 불편했다.

　이런 고민을 해결해 준 것이 바로 사암침법이다. 환자가 앉을 곳만 있으면 간단히 시술이 가능하고 침을 놓는 개수도 2~3개면 족하니 무척 경제적이고 편리했다. 무엇보다 효과가 무척 빠르고 뛰어나다는 것이 큰 매력이다. 또한 우리 민족만의 고유한 침법이니 자긍심을 가질 만하다. 또 사명대사의 제자이신 사암도인께서 창안하신 침법이라 같은 승려로써 하나의 불교 유산과 민족문화를 계승하는 의미가 있는 것 같아 개인적으로 더욱 소중하다. 생노병사의 고통 중에 가장 괴로운 것이 병고라 하였다. 중생의 병고를 덜어주기 위해서 동분서주하셨을 사암도인의 행적과 마음을 닮고 싶은 마음 간절하다.

사암도인은 일반적으로 사명당대사(송운대사; 유정; 1544~1610)의 상수제자로 알려져 있으며, 허준, 이제마 선생과 함께 우리나라 3대 의성(醫聖)으로 추앙받는 분이시다. 사암도인께서는 사암(舍岩)이라는 별호에서 알 수 있듯이 바위굴 속에서 13년을 참선수행하다 침법에 대한 도리를 깨우쳤다고 전해진다. 그러나 전해져 오는 자세한 기록이나 문헌은 없다. 다만 사암도인의 인술보시 행적과 신침(神針)의 치료 효험이 팔도 각처에서 구전으로 신비하게 전해져 올 뿐이다.

사암결(舍巖訣)이 세상에 공식적으로 나온 자료는 1935년경 「醫道의 日本」 제14권 11호이다. 이것은 부산에 사는 당대 침구계의 원로 이재원(李在元; 1947년 92세로 사망) 선생이 발표한 논문이다. 현재 크게 알려지게 된 계기는 한의사인 금오 김홍경 선생이 사암도인 침술원리 40일 강좌를 전국의 한의대생들에게 강의하면서부터이다. 그러나 그 전부터 재야 침구인들에게는 면면히 비방으로 전수되어 왔다. 필자에게 사암침법을 가르쳐 주신 한국사회교육원 김정구 원장님의 가계에서도 할아버지 때부터 아버지, 본인에 이어지기까지 이 사암침법을 사용하였다고 한다. 그 외에 미국에서 만난 다수의 침구인들이 윗대부터 사암침법을 배워서 사용하였다고 하였다.

　이제부터 사암침법에 대한 이야기를 하겠다. 사암침법 자체가 오수혈을 바탕으로 쓰여지는 침법이니 먼저 오수혈에 대한 설명부터 하겠다. 오수혈을 설명하면서 원혈, 극혈, 낙혈, 모혈, 배수혈과 팔맥교회혈을 언급하겠다. 사실 오수혈과 위의 혈자리들이 120개가 되니 실제 침구학의 3분의 1에 해당한다고 볼 수도 있는 방대한 양이다. 그 다음에 사암침법에 대한 간단한 설명을 하겠다. 사암침법을 자세히 설명하려면 책 한 권으로도 모자란다. 또 실제 사암침에 대한 책들은 시중에 많이 나와 있으니 같은 내용을 반복 설명하는 것보다 실제 임상에서 체험한 것을 위주로 비교적 간단히 설명하도록 하겠다. 개인적인 경험이지만 육경을 완전히 이해하고 어느 정도 사암침을 자유롭게 쓸 수 있게 되자 사암침의 보법과 원혈, 팔맥교회혈만으로 약 90%의 환자를 볼 수 있었다. 체침의 특정요혈을 병행한 경우는 10%도 채 되지 않는다. 그럼에도 불구하고 무척 뛰어난 효과를 볼 수 있었다. 그래서 여기서는 사암침의 보법과 원혈, 팔맥교회혈, 육경(六經)에 대한 내용을 위주로 이야기하겠다.

11. 오수혈(五輸穴)

십이경맥(十二經脈)에는 팔꿈치와 무릎 아래쪽에 각각 정(井), 형(滎), 유(兪), 경(經), 합(合)의 다섯 개의 경혈(經穴)이 있는데, 이를 오수혈(五輸穴)이라 한다. 그 순서는 손발의 끝에서 팔꿈치와 무릎 쪽으로 배열된다.

「영추(靈樞)구침십이원(九鍼十二原篇)」편에서는 "인체에는 경맥이 12개, 낙맥이 15개가 있으며 합쳐서 27개의 경락의 맥기(脈氣)가 전신의 상하(上下)로 흐르고 있다. 맥기가 나오는 곳을 정혈(井穴)이라 하고 맥기가 머무는 곳을 형혈(滎穴)이라 하며, 맥기가 주입(注入)되는 곳을 유혈(兪穴)이라 하고, 맥기가 가는 곳을 경혈(經穴)이라 하며, 맥기가 들어가는 곳을 합혈(合穴)이라 한다."고 하였다. 이것은 경락의 기(氣)가 손발의 끝에서 상행하여 팔꿈치와 무릎으로 합쳐져 들어가는데 마치 물이 흐르는 것처럼 작은 곳에서 큰 곳으로, 얕은 곳에서 깊은 곳으로 들어가는 것을 가리킨다.

경기(經氣)가 처음으로 나오는 것은 마치 물의 수원지(水源池)와 같기 때문에 정(井)이라 하고, 경기가 약간 왕성하면 마치 물의 소류(小流)와 같기 때문에 형(滎)이라고 한다. 경기가 점점 왕성해지면 마치 비교적 큰 물의 흐름이 흐르는 것 같기 때문에 유(兪)라 하고, 경기가 더욱 왕성하면 물의 흐름이 길게 흘러가는 것 같기 때문에 경(經)이라 하며, 경기가 충만되고 왕성하여 깊은 곳으로 들어가면 합쳐지기 때문에 합(合)이라고 한다.

1) 정(井)

정혈(井穴)은 수족말단(手足末端)의 혈(穴)로서 맥기(脈氣)가 처음으로 출(出)하는 곳이고, 물의 흐름에 비유하여 물이 솟아나는 곳이기 때문에 우물 정(井)이라 했다. 맥기(脈氣)는 얕고 작기에 급성병 내지 초기의 심하만(心下滿病) 등에 응급법과 사혈법으로 응용한다.

2) 형(滎)

형혈(滎穴)은 정혈(井穴)의 출천(出泉) 다음에 수성소류(水成小流)하는 곳이다. 즉, 맥기(脈氣)가 형혈(滎穴) 부위에서 약간의 힘이 모아져 기혈(氣血)이 순류(順流)하는 곳이니 맥기(脈氣)가 약간 커진 형상이다. 따라서 좀더 중한 신병발열(身病發熱) 등의 병을 치료(治療)할 수 있다.

3) 유(兪)

유혈(兪穴)은 수류(水流)운전의 힘으로 맥기(脈氣)가 교성(較盛)하는 곳이다. 즉, 물은 이곳에서 시내와 계곡의 형상으로 수량도 점차로 증가하여 흐르는 바와 같다. 그리하여 한 마을을 운영할 수 있는 물의 형세이므로 맥기가 그와 같이 힘이 있어 유혈(兪穴)은 모두 허실(虛實)의 병을 주적할 수 있어 원혈(原穴)도 이 부위에 있게 된 것이다.

4) 경(經)

경혈(經穴)은 소행위경(所行爲經)으로 수량(水量)도 한 국가를 운영할 수 있는 정도의 수세(水勢)이다. 그리하여 통행관주(通行灌注)하고 수류통행장류(水流通行長流)하여 맥기(脈氣)가 유주한다. 대부분 국가의 대도시는 큰 강을 경유하여 발달하였다. 따라서 인신(人身)의 기혈(氣血)도 이와 같이 기세(氣勢)가 왕(旺)하여 모든 병에 응용하여 취혈(取穴)하고 특히 오장육부(五臟六腑)에서 발하는 천해한열(喘咳寒熱)의 병을 치료할 수 있다.

5) 합(合)

합혈(合穴)은 소입위합(所入爲合)으로 이제 모든 물줄기는 바다로 통합되어 합류되는 형상이다. 그리하여 "수류관합(水流灌合) 맥기(脈氣)는 심대(深大)하다." 라고 경전에 전한다. 세계의 경제는 바다의 상선으로 운영됨과 같이 오장육부는 사지(四肢)의 사관(四關)에서 조절되는 것이다. 그리하여 음양(陰陽)과 태극(太極)이 만나는 주(肘)와 슬(膝)의 상합(相合)이 이루어지는 장소에 모든 합혈(合穴)이 있고, 맥기(脈氣)가 심대(深大)하여 모든 만성병(慢性病) 등 제병(諸病)에 운용할 수 있는 혈(穴)이다. 그리하여 모든 합혈(合穴)은 장부(臟腑)의 역기이설(逆氣而泄)을 치(治)한다고 했다.

12. 원혈(原穴)

사람의 몸에는 오장육부와 연계되어 있는 12경맥과, 장부와는 별개로 유주하고 전신을 총괄하는 경맥으로 기경팔맥(奇經八脈)이 있다. 그리고 12경맥에는 오수혈(정형유경합)인 오행혈(목화토금수)이 음양경(陰陽經)으로 어우러져 있고, 또한 별도로 원혈(原穴), 락혈(絡穴), 극혈(隙穴), 모혈(募穴), 배유혈(背兪穴) 등의 요혈(要穴)들이 경맥상에 다양하게 갖추어져 있다. 그 중에서도 원혈은 해당 장부의 원기(元氣)가 가장 많이 존재하고, 또한 장부의 허실을 조절할 수 있으며, 진단에도 사용하여 침구임상 시 가장 중요시하는 특효 혈 중의 하나이다.

12경맥 중 음경(陰經)의 원혈(原穴)은 오행(五行)상 토혈(土穴)과 같이 위치하고 있다. 양경(陽經)의 원혈(原穴)은 전신 상화(相火)의 작용으로, 하늘의 태양열과도 같이 자유로이 용사(用事)해야 하므로 양경(陽經)에서는 단독으로 존재한다.

오수혈(五輸穴) 중 합혈(合穴)은 상지(上肢) 중 일태극(一太極)인 상완골과 요골, 척골의 음양(陰陽)이 만나는 곳에 있으나, 원혈(原穴)은 음양과 손발 오행의 사이 접점에 해당하는 황극(皇極)의 중재 자리에 있다. 그리하여 장부에서 사지로 뻗어 나온 경맥의 줄기인 상지의 상완골과 하지의 대퇴골인 태극의 자리에는 원혈(原穴)이 있을 수가 없다. 왜냐하면 사지의 끝과는 너무 거리가 멀어 말단까지 장부의 힘으로 음양과 오행의 다양한 기능을 모두 수행하지 못하기 때문이다. 그리하여 음양과 오행 사이인 손목과 발목 사이에 원혈이 착근(着根)하여 인신(人身)의 경맥(經脈)을 풀어내는 기관(機關)의 역할을 하고, 또한 원혈이 있는 곳은 인신(人身)에서 가장 많은 활동을 하는 자리가 되며, 기운이 충만하게 되므로 원혈은 손목과 발목의 부위에 자리하게 되는 것이다. 천의 군화(君火, 태양)가 상화(相火, 태양열)로 작용하여 만물을 자양하듯, 장부의 원기가 천지 사이에서 땅에 뿌리를 내릴 때에는 토(土)의 자리에서 위치해야 경락이 완벽하게 유주(流注)하게 되므로, 음경에서는 이 원혈(原穴)이 토혈(土穴)인 유혈(兪穴)과 함께 있게 되었고, 양경(陽經)에서는 상화(相火)가 용사(用事)해야 하므로 홀로 존재하였다. 원혈은 천지인(天地人) 오행이 만나는 자리에 장부의 경락(經絡)이 근거를 두는 자리이므로, 상화(相火)의 용(用)이 되는 상지(上肢)에서는 손목이 되는 것이고, 다리에서는 발목이어야 장부의 경이 또한 흩어짐 없이 그 작용을 다 할 수 있다. 그래서 사관(四關)의 첫 관문에 모든 12원혈(原穴)들이 존재하는 것이다. 따라서 원혈은 장부(臟腑)의 허실(虛實)을 모두 조절할 수 있고 12장부의 진단혈도 되는 것이다. 또, 상화(相火)인 삼초(三焦)의 원혈(原穴)인 양지혈(陽地穴)이 백호(白虎)로써 전신을 보호하고, 담의 원혈(原穴)인 구허(丘墟)가 용(龍)으로 숨어서 용호(龍虎)가 조화를 이루면서 인신(人身)을 보호한다고 하였다. 그러므로 삼초를 펼치면 십이(十二)이며, 줄이면 삼초(三焦)이고, 다시 일원(一元)이 된다고 하였던 것이다.

　그 대표적인 원혈취혈법(原穴取穴法)이 사관침법(四關鍼法)이다. 태충(太衝)은 간(肝)의 원혈로 혈(血)을 주관하여 인신(人身)의 혈(血)을 조절하고, 대장의 원혈인 합곡(合谷)은 기(氣)의 원혈로 전신의 기(氣)를 총괄하여 합곡과 태충혈(太衝穴)로 전신의 기와 혈을 다스린다.

　그리고 오행(五行)으로 화(火)이면서 육경(六經)상 태양한수(太陽寒水)로 수화(水火)가 조화로운 소장(小腸)의 원혈인 완골혈(腕骨穴)과 역시 오행상 수장(水臟)이면서 육경(六經)상 소음군화(少陰君火)인 신장(腎臟)의 원혈인 태계혈(太谿穴)로 수화(水火)의 사관(四關)을 형성하여 전신 수화(水火)의 부조화를 다스려 후천(後天) 인신(人身)의 만병을 다스리게 되는 것이다.

　황제내경(黃帝內徑)에서 이르되 수화(水火)는 음양의 징조요, 목금(木金)은 생성(生成)의 종시(終始)라 하였다. 원혈로 전신의 생명조화를 삼가 다스린다 함은 수화기혈(水火氣血)을 팔관(八關)으로써 다스릴 수 있는 원기의 힘이라 할 수 있는 것이다.

13. 낙혈(絡穴)

낙혈(絡穴)은 15낙맥(絡脈)이 본경(本經)에서 갈라져 나온 곳의 혈(穴)을 말한다. 그 중 12경맥의 낙혈은 표리(表裏)의 경맥을 연계시키고, 표(表)의 병이 리(裏)로 파급되거나, 리(裏)의 병이 표(表)로 파급되는 경우나 표리동병(表裏同病)을 치료한다. 임맥, 독맥, 비의 대락(大絡)의 낙혈은 몸의 앞, 뒤, 옆면의 영위기혈(榮衛氣血)을 소통시키고 조절하며, 가슴, 배, 등, 허리, 옆구리 부위의 병증을 치료한다. 12경의 낙혈에 임맥, 독맥, 비(脾)의 대락(大絡)을 합쳐 15낙혈이라 한다. 임맥의 낙혈은 구미(鳩尾), 독맥의 낙혈은 장강(長强), 비의 대락은 대포(大包)이다.

14. 극혈(隙穴)

극혈은 침구갑을경(鍼灸甲乙經)에 등장하는 개념인데 극(隙)은 틈을 뜻한다. 즉, 그 틈에 기혈(氣血)이 많이 모여 있는 것을 나타낸다. 십이경맥과 양교맥, 음교맥, 양유맥, 음유맥에 제각기 하나씩 있어 모두 16개의 극혈이 있다. 대부분 사지(四肢)의 팔꿈치와 무릎 아래에 분포되어 있다. 임상에서는 주로 급성병증의 치료에 쓴다. 예를 들면 위통(胃痛)에는 상구(梁丘)를 토혈에는 공최(孔最)를 쓴다. 양교맥의 극혈은 부양(跗陽), 음교맥은 교신(交信), 양유맥은 양교(陽交) 음유맥은 축빈(築賓)이다.

15. 모혈(募穴)

모혈은 장부의 기(氣)가 가슴과 배의 어떤 특정 부위에 모이는 혈(穴)이다.

'왕빙(王氷)'은 흉복(胸腹)에 있는 혈을 모(募), 배척(背脊)부에 있는 혈을 수(兪)라고 하였다. 모혈은 모두 복부에 있으므로 이렇게 이름하였다. 모혈의 위치는 대부분 상응하는 장부와 가까이 있어 내장병(內臟病)의 진단과 치료에 많이 이용된다.

16. 배유혈(背兪穴)

배수혈은 장부의 기가 배부의 어떤 특정한 경혈에 수주(輸注)되고 있는 혈을 말한다. '영추(靈樞) 배유(背兪)'에서 "그 부위를 손으로 눌러서 내부까지 삼투(滲透)하여 아픔을 느끼거나 반대로 통증이 완해(緩解)되면 그것이 유혈(兪穴)이다."라고 하였다. 장부의 배유혈은 그 위치가 대부분 장부와 가깝게 있어 장부의 병증을 반영하며 내장병을 치료하는 데 비교적 많이 사용된다.

17. 팔맥교회혈(八脈交會穴)

팔맥교회혈은 사지부(四肢部)에서 기경팔맥에 통하는 8개의 혈위(穴位)를 말한다.

　내관(內關)은 음유맥으로 통하고, 공손(公孫)은 충맥으로 통하며, 족임읍(足臨泣)은 대맥(帶脈)으로 통하고, 외관(外關)은 양유맥으로 통하고, 후계(後谿)는 독맥(督脈)으로 통하고, 신맥(申脈)은 양교맥으로 통하고, 열결(列缺)은 임맥(任脈)으로 통하고, 조해(照海)는 음교맥으로 통한다.

　팔맥교회혈은 기경팔맥과 유관한 여러 가지 병증을 치료할 수 있다.

1) 공손(公孫) 충맥　　　　心, 胸, 胃(內臟)
   내관(內關) 음유맥
2) 후계(後谿) 독맥　　　　項部, 肩胛部, 耳, 內眼角(外經)
   신맥(申脈) 양교맥
3) 임읍(臨泣) 대맥　　　　項部, 肩胛部, 頰, 耳, 外眼角(外經)
   외관(外關) 양유맥
4) 열결(列缺) 임맥　　　　咽喉, 胸膈(內臟)
   조해(照海) 음교맥

18. 각 혈위표 정리

기호	經絡 경락	井정 木,金	榮형 火,水	兪유 土,木	經경 金,火	合합 水,土	原원	絡낙	郄극	募모	背兪배수
LU	手太陰肺經 수태음폐경	少商 소상	魚際 어제	太淵 태연	經渠 경거	尺澤 척택	太淵 태연	列缺 열결	孔最 공최	中府 중부	肺兪 폐수
LI	手陽明大腸經 수양명대장경	商陽 상양	二間 이간	三間 삼간	陽谿 양계	曲池 곡지	合谷 합곡	偏歷 편력	溫溜 온유	天樞 천우	大腸兪 대장수
ST	足陽明胃經 족양명위경	厲兌 여태	內庭 내정	陷谷 함곡	解谿 해계	足三里 족삼리	衝陽 충양	豊隆 풍륭	梁丘 양구	中脘 중완	胃兪 위수
SP	足太陰脾經 족태음비경	隱白 은백	大都 대도	太白 태백	商丘 상구	陰陵泉 음릉천	太白 태백	公孫大包 공손대포	地機 지기	章門 장문	脾兪 비수
HT	手少陰心經 수소음심경	少衝 소충	少府 소부	神門 신문	靈道 영도	少海 소해	神門 신문	通里 통리	陰郄 음극	巨闕 거궐	心兪 심수
SI	手太陽小腸經 수태양소장경	少澤 소택	前谷 전곡	後谿 후계	陽谷 양곡	小海 소해	腕骨 완골	支正 지정	養老 양노	關元 관원	小腸兪 소장수
BL	足太陽膀胱經 족태양방광경	至陰 지음	足通谷 족통곡	束骨 속골	崑崙 곤륜	委中 위중	京骨 경골	飛揚 비양	金門 금문	中極 중극	膀胱兪 방광수
KI	足少陰腎經 족소음신경	湧泉 용천	然谷 연곡	太谿 태계	復溜 부류	陰谷 음곡	太谿 태계	大鍾 대종	水泉 수천	京門 경문	腎兪 신수
PC	手厥陰心包經 수궐음심포경	中衝 중충	勞宮 노궁	大陵 대릉	間使 간사	曲澤 곡택	大陵 대릉	內關 내관	郄門 극문	膻中 단중	厥陰兪 궐음수
TE	手少陽三焦經 수소양삼초경	關衝 관충	液門 액문	中渚 중저	支溝 지구	天井 천정	陽池 양지	外關 외관	會宗 회종	石門 석문	三焦兪 삼초수
GB	足少陽膽經 족소양담경	足竅陰 족규음	俠谿 협계	足臨泣 족임읍	陽輔 양보	陽陵泉 양릉천	丘墟 구허	光明 광명	外丘 외구	日月 일월	膽兪 담수
LR	足厥陰肝經 족궐음간경	大敦 대돈	行間 행간	太衝 태충	中封 중봉	曲泉 곡천	太衝 태충	蠡溝 여구	中都 중도	期門 기문	肝兪 간수

19. 육경론(六經論)

1) 태양경(太陽經)

태극(太極)에서 음양(陰陽)이 생기고 다시 변화하여 오행(五行)이 형성되었다. 오행은 다시 평기(平氣), 태과(太過), 불급(不及)의 십오분기(十五分紀)로 나뉘어져 변화무쌍하게 작용한다. 지(地)의 오행이 천(天)에서는 양(陽)이 되므로 상화(相火)인 화(火)가 하나 더 늘어나 육기(六氣)가 되었다. 천의 육기(六氣)는 풍, 한, 서, 습, 조, 화로 천도(天道)의 변화에 의하여 땅의 만물을 생성시키는 것이다. 오행은 사람의 몸에서는 오장이 되고, 육경(六經)은 몸에서 태양(太陽), 양명(陽明), 소양(小陽), 태음(太陰), 소음(小陰), 궐음경(厥陰經)이 되었다. 육경(六經)은 하늘의 육기(六氣)처럼 보이지 않되 느낌으로 알 수 있으며 12경락으로 화(化)하여 장부와 연결되어 작용한다. 하늘의 육기(六氣)가 몸의 경락과 같다면 땅의 오행(五行)은 오장육부와도 같은 것이다. 그러므로 인신의 육경은 천의 육기처럼 보이지 않되 한열(寒熱), 조습(燥濕), 수화(水火) 등의 느낌으로 알 수 있는 것이며, 12경락으로 화(化)하여 장부와 연결되어 생명을 유지할 수 있게 한다.

사람의 몸은 하나의 소천지(小天地)라고 할 수 있다. 천지의 일월(日月)로 밤과 낮의 변화가 있듯이 경맥은 양경(陽經)과 음경(陰經), 그리고 곤토(坤土)의 임맥(任脈)과 건금(乾金)의 독맥(督脈)으로 크게 사분(四分)되어 있다. 1년이 12개월로 되어 있듯이 경맥도 12개가 있어 천의 육기와 같이 12경락으로 작용한다. 태양한수는 음력으로 인월(寅月)인 1월이 용사(用事)함과 같다. 인월(寅月)은 1년 12개월 중 새해의 처음인 새 달이 된다. 그것이 새로운 지천태(地天泰)의 새 태양이 되는 것이다. 그리하여 태양(太陽)이라고 하고 동지(冬至)에 일양(一陽)이 시생하여 인월(寅月)부터 새해가 시작되므로 처음의 태양이 된다 하였다. 그러나 동지월의 태음(太陰)이 끝나고 새로운 태양의 기운이 시작되었다고 하나, 아직은 태양의 기운이 약하고 천기(天氣)는 한수(寒水)로 가득하여 만물이 성장하기에는 춥고 때가 이른 시기인 것이다. 그리하여 태양이되 한수라 하였다. 태양은 일년(一年)이 시작되는 관문이 되어 개합추(開闔樞) 중 개(開)가 되고 인신에서는 소장경과 방광경이 태양한수경(太陽寒水經)으로 인신이 외부에서 태양의 기운을 가장 많이 받게 되나 찬기운도 가장 먼저 받게 되는 것이다. 경락의 유주시간(流注時間)도 13시에서 17시까지 가장 일을 많이 하는 시간이 되므로, 태양경은 한편으로 일하는 경락이라고도 하였다.

또한 태양은 1월에서 시작하여 소양의 9월까지 약 270일을 용사(用事)하여 거양(巨陽)이라고도 하였으며, 태양경, 양명경, 소양경이 12경맥 중 경락의 3분의 1을 점유하여 생명유지의 중요한 부분을 담당하고 있으며, 한수(寒水)인 땀과 소변도 바로 태양경의 소장과 방광장부의 작용으로 만들어진다고 할 수 있는 것이다. '땀은 혈(血)의 다른 이름이다.'라고 하였으니 혈이 소장이고 땀은 방광이 수(水)로 작용하게 되는 것이다.

그러므로 태양경은 춘(春)의 곡우, 우수 절기에 해당하여 다혈소기(多血少氣)가 되어 소장은 소기(小氣)이고 방광은 다혈(多血)이 된다. 태양경은 본기(本氣)는 한수(寒水)이고 표기(標氣)는 태양이다. 그리고 중기(中氣)는 소음군화(少陰君火)로 태양경의 병증이 발할 때는 본기와 표기가 음양으로 다르게 되어 병증은 한열(寒熱)이 모두 나타나게 되고 표리인 화(火)로써 다스리게 되는 것이다.

2) 양명경(陽明經)

양명은 음력 5월로 일음(一陰)이 시생하는 하지 절기이다. 1년 중 태양의 힘과 낮의 시간이 가장 크고 길어 천지가 가장 친하게 사귀어 뜨겁고 열이 나고 한편 진액인 습이 충만하여 장마도 있게 된다. 그러나 태양의 열은 화(火)가 지나쳐 수분이 적어져서 조(燥)가 된다.

음력 5월의 태양은 인월(寅月)의 양과 9월 소양(小陽)의 중간에 있어 양양(陽陽)으로 밝고 또 밝아서 양명(陽明)이 된다고 하였다. 그러므로 1년 중 중간에 위치하여 태양도 강하고 비도 많아 다혈다기(多血多氣)가 되었다. 이 계절에는 오곡백과가 만들어지고 땅이 풍성해진다. 그리하여 위토(胃土)와 대장의 조금(燥金)으로 열매를 맺게 하는 것이다. 그리하여 수양명과 족양명이 인신에서는 정을 만들고 저장하게 하는 장부의 원천이 되는 것이다.

그것이 심군화(心君火)의 태양이 용사하여 위에 열을 공급하므로 소화가 원활해지는 생리와도 같아 화생토(火生土)라 한 것이고, 위토(胃土)는 경(經)으로 조금(燥金)이므로 토생금(土生金)하여 가을의 결실이 마무리가 되듯 곡식을 영양화(營養化)하게 된다. 가을의 건조한 조금(燥金)의 기운을 거치지 않으면 과일이 부패하므로 인신장부에서도 양명경이 건강해야 산뜻한 신체를 유지할 수 있게 되는 것이다.

　양명(陽明)은 개합추(開闔樞)로는 합(合)이 된다. 그래서 소화기계 중 7개의 괄약근이 있어 음양과 오행으로 조화를 이루어 몸에서 수곡(水穀)을 찌고 부숙하여 혈(血)을 만드는 기초를 이루게 된다.

3) 소양경(少陽經)

소양경은 상화(相火)이다. 9월의 소양은 태양의 힘이 작아져 해가 짧은 계절의 시기이다. 인월(寅月)처럼 추운 가운데 찬란한 새해의 태양 기운도 아니고, 한 여름의 엄청난 폭염처럼 만물의 수기(水氣)를 마르게 하는 양명조금(陽明燥金)의 기운도 아닌 것이다. 다만 겨울 초입에 힘이 꺼져가는 태양의 모양만 작용하여 양의 기운이 작아졌다 하여 소양(少陽)이라 하였다. 그러나 천(天)의 용(龍)인 구름이 장마로 대부분 늦여름까지 땅으로 내려, 하늘이 높아 보이고 건조한 것이다. 따라서 태양의 열이 직사하여 한편으로는 강하면서 폭급(爆急)하기도 하다. 소양은 이렇게 힘이 작아지고 힘이 없어서 모양만 있어 상화(相火)라고 표현할 수 있는 것이다. 태양 자체가 군화(君火)라면 상화(相火)는 태양의 본체에서 나오는 빛 또는 열기와도 같은 것이라 할 수 있다. 겨울의 음기운(陰氣運)이 서서히 성하여 지고 태양의 마지막 열기가 작용하는 시기이므로 소양상화(少陽相火)라 했다. 그리하여 1년 중 후반기 6개월에 해당하고 봄, 여름에 비하여 비도 적고, 천기의 삭풍이 거세어져서 술월(戌月)은 다기소혈(多氣少血)로 수소양(手少陽)이 다기(多氣)이고 족소양(足少陽)이 소혈(少血)이 된다. 소양은 표기(標氣)가 소양(少陽)이고 본기(本氣)가 상화(相火)이다. 따라서 표본의 기운이 모두 양으로 병증은 종본(從本)하여 양증(陽症)으로 발현이 된다. 개합추(開闔樞)로는 중간의 추로 음의 혈이 삼양(三陽)으로 기화(氣化)되는 중간에 위치하며 추작용(樞作用)으로 소양목(少陽木), 소양화(少陽火), 소양토(少陽土)의 다양한 생리작용이 이루어져 문고리와도 같은 작용을 하여 전신의 모든 작용에 관여하게 되는 것이다.

4) 태음경(太陰經)

태음(太陰)은 습토(濕土)이다. 본기(本氣)가 태음이고 습으로 음기(陰氣)이다. 본기(本氣)와 표기(表氣)가 모두 같은 기운이므로 병의 양상은 음증(陰症)으로 발현되어 나타난다. 그리하여 중기(中氣)는 양명조금(陽明燥金)이 되어 음양으로 표리를 이루게 된 것이다. 동지월(冬至月) 음력 11월은 1년 중 밤이 가장 길어 음이 가장 크다 하여 태음(太陰)이라 하였다. 그만큼 낮은 짧고 태양의 힘이 약하여 천지에 음기가 가장 강한 절기가 자월(子月)이 되는 것이다. 밤이 길어 태음이고 장부에서도 천기가 원래 차고 어두우므로 음기(陰氣)로 수(水)가 된다. 그래서 물이어야 만물이 생하고 자양되므로, 몸의 지붕이 되고 하늘이 되는 폐기(肺氣)는 태음(太陰)이 되고 다기(多氣)가 되는 것이다. 또한 다리의 음(陰) 부분은 족태음(足太陰)으로 비장은 소혈(少血)이 된다.

천이 양으로 수태음(手太陰)이라고 한다면 땅과도 같은 몸의 족태음(足太陰)은 비장이 되어 지(地)의 모든 물과 같이 비장(脾臟)이 전신의 수분인 진액(津液)을 관장하여 오장육부를 비주사지(脾主四肢)로 진술축미(辰戌丑未)하여 자양(滋養)하게 되는 것이다. 태음(太陰)은 태양(太陽)과 같이 개(開)가 되어 모든 음기(陰氣)를 천지(天地)가 같은 기운으로 쉽게 받아들이듯 폐는 음기의 침해를 쉽게 받기도 하여 교장(嬌藏)이라고도 하였다.

하늘인 우주는 지구의 바다보다 수 천 배의 물(수소)이 존재하여 하나의 커다란 태음의 태극과 같다. 그리하여 폐도 수분으로 가득 차 있고 하늘의 바람처럼 폐도 호흡으로 끊임없는 풍(風) 작용을 일으켜 전신으로 진액을 분포하여 생기를 부여한다. 그러므로 전신은 중완에서 경맥기가 시작하여 곡기와 함께 천기(天氣)가 폐에서 어우러져 종기(宗氣)로 경맥을 타고 유주하여 기가 혈을 이끌고 인신경맥(人身經脈)과 장부를 조절한다.

또한 자월(子月)에 일양이 시작하므로 폐는 심장의 화가 용신이 되어 하늘의 태양과 같이 상초의 작용으로 전신이 평안해지게 되어 폐경의 어제화혈(魚際火穴)이 수태음경의 요혈이 된다고 하였던 것이다. 하늘은 하나의 기(氣)이고 기(氣)는 무색이다. 그래서 폐를 오색 중 흰색으로 나타낸다. 또한, 폐는 오행으로 금(金)이라 했다. 따라서 하늘은 금(金)이 되고 풍(風)도 되며 하늘에서 비가 내리니 금생수(金生水)가 되는 것이다. 금생수(金生水)하여 수렴이 되고 다시 토(土)를 중심으로 화(火)하면서 목생화(木生火)하는 발산의 천도(天道)가 우주변화 삼태극(三太極)의 모든 비밀이 된다.

5) 소음경(少陰經)

소음(少陰)은 10월의 해월(亥月)이다. 해월천(亥月天)의 기운은 한기(寒氣)가 더욱 강해지고 태양은 힘이 다하여 낮의 길이가 짧아졌다. 그리하여 사계절 중 생장수장(生長收藏)의 장(藏)이 되어 만물은 따뜻한 땅속으로 들어가고 화기(火氣)를 가장 가까이 하게 되어 군화(君火)가 이 계절에 해당된다.

태양한수(太陽寒水)는 태양의 힘이 가장 강할 때 하늘이 화(火)가 되고 땅이 수(水)가 되어 차게 되는 것이며, 소음인 천(天)은 다시 수(水)가 되고 땅은 화(火)가 된다. 그러므로 인신(人身)도 똑같이 작용하여 천기와 상응한다. 따라서 여름에는 체내가 차게 되어 삼계탕이 용약(用藥)이 되고, 겨울에는 소음군화(小陰君火)로 뜨거워 차가운 동치미로 내외의 장부와 경락간(經絡間)의 불균형을 조절하는 수화(水火)의 묘법(妙法)이 되는 것이다. 천지가 하도(河圖)와 낙서(洛書)의 선후천의 변화처럼 미월(未月) 금화교역(金火交易)이 된 천의 기운은 하월(夏月)의 화수(火水)를 소음해월(少陰亥月)에 완전히 수화(水火)로 바꾸어, 만물은 불을 가장 가까이 하게 되고 군화(君火)가 용신(用神)이 된다. 군화는 겨울의 절기이므로 다기소혈(多氣少血)이 되어 수소음(手少陰)이 다기(多氣)가 되고 족소음(足小陰)은 소혈(少血)이 된다. 본기는 군화(君火)이고 표기는 소음(少陰)이므로 표본이 다른 음양이 되어 병은 종본종표하여 병증은 한과 열을 동반하고 중기(中氣)는 한수(寒水)가 되어 병은 태양경을 자침하여 치병(治病)하게 되는 것이다.

6) 궐음경(厥陰經)

궐음(厥陰)은 진월(辰月)의 택천괘가 되어 천지가 가장 격렬하게 진동한다. 마치 청춘 남녀가 한눈에 반하여 물불 가리지 않고 요동치는 것과 같은 것이다. 궐(厥)은 겨울의 음기가 거의 다 사라지고 그림자만 남아 있다 하여 지칠궐(厥)자 궐음(厥陰)이라 이름하였다. 겨울의 땅이 태양의 힘으로 뜨거워져 천기는 차고 땅의 열기는 올라가 수화(水火)가 격렬하게 어우러져 바람이 진동하므로 궐음풍목(厥陰風木)이라 하였다. 그리하여 춘풍(春

風)은 방향 없이 요동치고 사방으로 생명이 퍼져 나가고 풍에 의하여 만물이 태어나고 자라는 것이다. 그것이 장부로는 간과 심포(心包)가 되고, 경맥으로는 궐음경이 되어 간경은 생명을 잉태시키는 생식기를 한 바퀴 바람처럼 감싸고 유주하는 것이다. 또한 심포인 우리의 마음도 수시로 바람처럼 움직여 한 생각의 기운이 만물을 창조하게 되는 것이다. 하늘의 바람은 작용이 있으되 보이지 않는다. 그리하여 하늘의 바람과도 같은 심포는 작용만 있고 장부가 없으며 경락이 마음의 통로이므로 오욕칠정이 심포의 바람 작용으로 나타나게 되는 것이다.

　궐음은 표기가 궐음(厥陰)이고 본기(本氣)가 풍목(風木)이다. 목생화(木生火)로 간(肝)의 혈(血)이 심장(心腸)으로 작용하여 전신을 움직이게 하므로 전신은 풍작용이면서 상화작용(相火作用)도 되는 것이다. 목생화(木生火)하여야 종족과 생명의 연장이 이루어지므로 풍(風)이 평기(平氣)를 이루어야 건강함을 유지하게 되는 것이다.

20. 사암침법(舍岩鍼法)

필자 개인적인 경험이지만 앞에서도 언급했듯이 실제 임상에서는 보법과 원혈, 낙혈, 팔맥교회혈을 배열하여 거의 대부분의 환자를 볼 수 있었다.

일단은 보법(補法), 사법(瀉法), 열격(熱格), 한격(寒格)을 모두 언급은 하겠지만 사진은 보법과 원혈만 취혈하여 기재하겠다.

1) 수태음폐경(手太陰肺經)

수태음폐경은 오행(五行)은 금(金)이며 육기(六氣)로는 습토에 속하며 경락유주시간은 인시(寅時)이다. 폐는 인신(人身)의 기(氣)를 총괄하고 다스리는 덮개와 같은 기관이며, 대음습토(太陰濕土)에 속하는 장부로 피부를 윤택하게 하는 기능을 한다. 그래서 기무력증(氣無力症)과 피부 건조에 폐보법을 사용한다. 코는 오장과 모두 관계가 있지만 주로 폐와 깊은 연관이 있다. 그래서 코에 병변이 있을 때 수태음폐경을 사용할 수 있으며, 외감병(外感病)이나 감기, 열성(熱性) 질환에도 사용한다.

좌혈우기론(左穴右氣論)에 의하면 신체의 우측병은 기(氣), 즉 폐의 문제로 보고 치료한다. 그래서 일반적으로 우측에 병변이 있을 때 습(濕) 체질은 대장 보법을 쓰고, 조(燥)한 사람은 폐보법을 사용한다. 또한 수태음폐경은 태음습토(太陰濕土)로써 마음의 삭막한 불안감을 치료한다. 즉, 슬픔, 고통, 재물의 손실로 인한 상심(傷心)을 폐보법으로 치료한다.

수태음폐경의 사암침 : 보법(補法), 사법(瀉法), 열격(熱格), 한격(寒格)

보법 : 태백, 태연 (+) 소부, 어제(−)

사법 : 소부, 어제 (+) 음곡, 척택(−)

열격 : 어제, 대도 (+) 척택, 심해(−)

한격 : 척택, 심해 (+) 어제, 연곡(−)

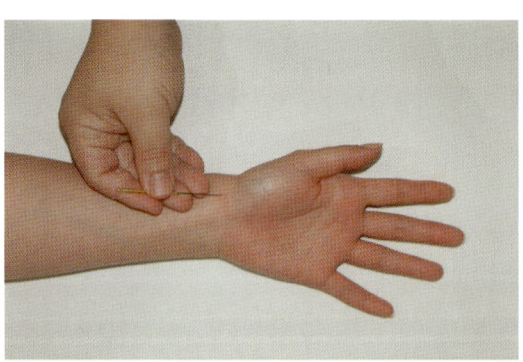

▲ 태연

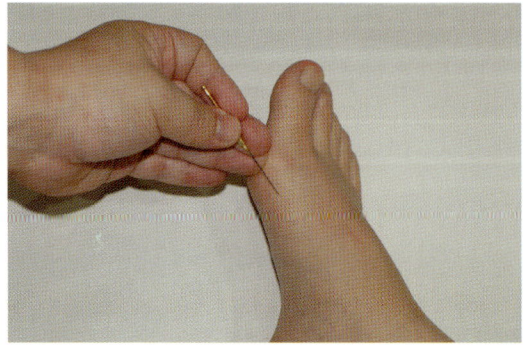

▲ 태백

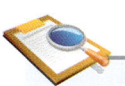

임상 예 수태음폐경의 사암침

1. **수관절증후군으로 온 53세 백인 여성**
   왼쪽 팔목이 아파서 움직이기가 힘들다고 함. 병원에서는 관절염 처방을 받고 약을 복용 중이나 6개월 동안 차도가 없었다고 함. 기운이 관절까지 뻗치지 못한 것으로 진단하고 폐보법을 쓴 지 5회 만에 90% 이상 호전됨.

2. **심한 두통으로 온 44세 백인 남성**
   두통을 앓은 지 3년 이상 되었으나 차도가 없다고 함. 이제는 진통제도 잘 듣지 않는다고 함. 맥을 보니 폐맥이 무척 가늘고 약해서 폐기허로 진단하고 폐보법을 씀. 침을 빼자 마자 두통이 많이 가셨다고 좋아함.

3. **마른기침을 하는 25세 백인 여성**
   3개월 전부터 계속 마른기침을 하며 목이 답답하다고 함. 폐보법 3회로 치료됨.

2) 수양명대장경(手陽明大腸經)

수양명대장경은 오행은 금이며 육경은 양명조금(陽明燥金)이고 유주시간은 묘시(卯時)이다. 대장을 두고 '전도지관(傳導之官), 변화출언(變化出焉)'이라고 하는 말이 있다. 이 말은 대장은 소화된 음식물을 전달하는 기관이고 음식물이 전달되는 동안 변화가 일어난다는 뜻이다. 대장과 표리되는 장은 폐이다.

대장이 부(腑)로써 표(表)이면 폐는 장(臟)으로 리(裏)가 된다. 폐와 대장의 연관 관계는 다음과 같다. 폐는 백(魄)이 저장되어 대장에 속한 항문을 백문(魄門)이라 한다. 또한 대장의 급성병에 폐의 극혈인 공최혈(孔最

穴)을 쓰니 폐와 대장이 상하(上下)로 상통함이 둘이면서 하나의 기능을 하며 같은 금(金)에 속한 것이다. 그래서 대장병은 폐로 조절하고 폐병은 대장으로 조절할 수 있다. 또한 폐는 습(濕)을 대장은 조(燥)를 조절한다. 폐, 대장의 상호표리 작용으로 전신의 피부와 내외의 기혈(氣血)과 조습(燥濕)에 영향을 미친다. 폐를 보하면 인체가 윤택해지고, 대장을 보하면 습했던 인체가 건조하게 되어 정상을 찾게 된다. 대장은 또한 소화기관의 말단 장부이면서 복압을 형성하여 허리를 바쳐 주고, 인체가 직립보행을 할 수 있게 해준다. 그래서 허리에 문제가 있을 때에도 대장경을 다스려 치료할 수 있는 것이다.

수양명대장경의 사암침 보법(補法), 사법(瀉法), 열격(熱格), 한격(寒格)

보법 : 족삼리, 곡지(+) 양곡, 양계(−)

사법 : 양곡, 양계(+) 통곡, 이간(−)

열격 : 양곡, 해계(+) 이간, 전곡(−)

한격 : 이간, 전곡(+) 양계, 곤륜(−)

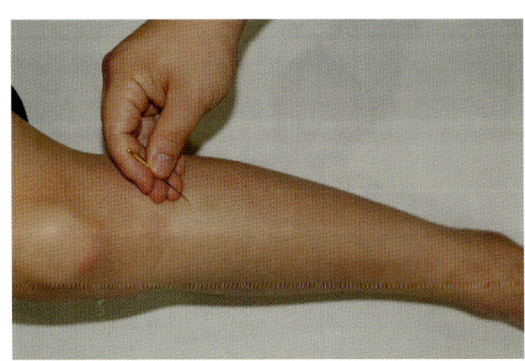

▲ 족삼리

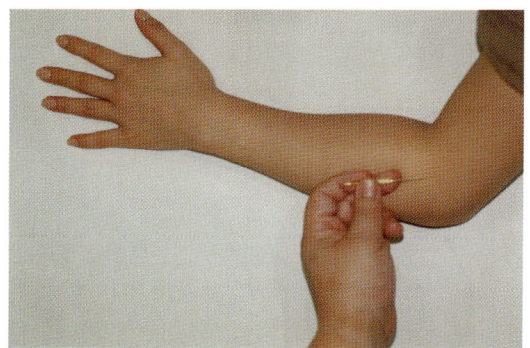

▲ 곡지

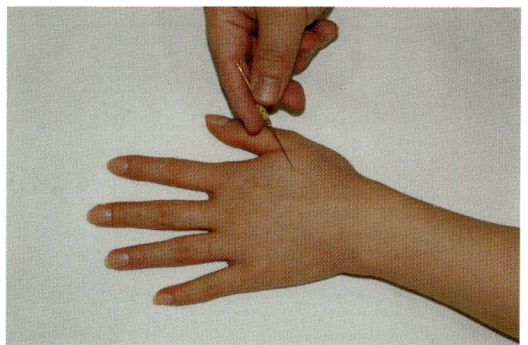

▲ 합곡

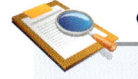 임상 예 수양명대장경의 사암침

1. 몸이 무척 뚱뚱하고 기운이 없는 멕시칸 여성

도통 기운이 없어 일하기가 힘들다고 함. 자꾸 눕고 싶고 몸이 무겁다고 함. 몸에 습이 많아 온 병으로 진단하고 양명조금한 대장보법을 씀. 10회 정도 치료 후 몸이 많이 가볍고 산뜻하다고 함. 일주일에 2회씩 3주 치료 후 살이 10kg 이상 빠짐.

2. 변비로 내원한 18세 백인 여성

일주일에 1번 정도 변을 볼 정도로 변비가 심하다고 함. 머리가 어지럽고 기운도 없다고 함. 약간 마른 여성이었으나 대장허(虛)로 보

> 고 대장보법을 시술함. 3회 치료 후 3일에 한번씩 변을 보기 시작함. 폐보법과 병행하여 10회 치료 후 모든 증상 없어짐.
>
> **3. 견비통으로 내원한 40세 멕시칸 남성**
> 공사장 인부로 일을 하는데 어깨가 아파서 일을 쉬고 있다고 함. 아픈 부위가 대장경의 유주와 일치하여 대장보법 시술 후 곡지와 실뜸을 같이 떠 줌. 3회 치료 후 아픔이 없어졌다고 함.

3) 족양명위경(足陽明胃經)

족양명위경은 오행은 토(土)이고 육경은 양명조금(陽明燥金)이며, 경락시간은 진시(辰時)이다. 위는 인체의 중앙으로 만물을 기르며 태극(太極)이 된다. 그래서 전신의 기(氣)와 혈병(血病)에 족양명경을 보하게 된다. 위장보법은 그러므로 누구에게나 건강 치료로 무난하다.

　다기다혈(多氣多血)인 양명경을 조절하는 다른 대표적인 처방은 사관(四關)침법이다. 혈의 원혈인 간경의 태충(太衝)과 기(氣)의 대표인 대장경의 합곡(合谷)혈을 위보법을 대신하여 전신기혈조절(全身氣穴調節)이라는 치료 원칙으로 만병(萬病)을 다스릴 수 있는 것이다. 사관혈(四關穴)을 자침함으로서 사상(四象)이 선후천팔괘로 전개되듯이 365혈로 기(氣)가 펼쳐지게 되는 것이다. 이렇듯 족양명위경이 기혈의 바다와 같이 전신을 자양하니 위가 건강해야 전신이 편안한 것이다.

　족양명위경의 사암침 보법(補法), 사법(瀉法), 열격(熱格), 한격(寒格)
　보법 : 양곡, 해계(+) 족임읍, 함곡(−)
　사법 : 족임읍, 함곡(+) 상양, 여태(−)
　열격 : 해계, 양곡(+) 내정, 협계(−)

한격 : 내정, 협계(+) 양계, 해계(-)

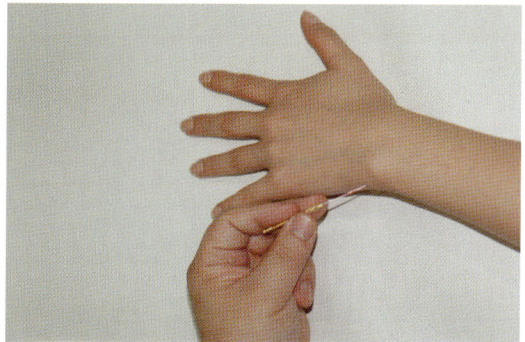

▲ 양곡

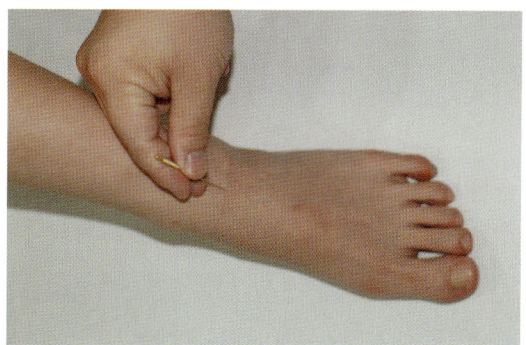

▲ 해계

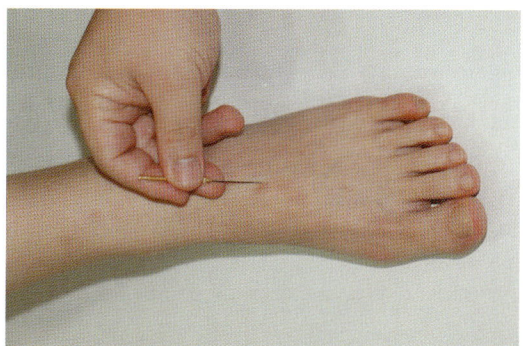

▲ 충양

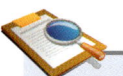 **임상 예** 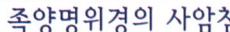 족양명위경의 사암침

1. **신경성 소화불량으로 내원한 17세 한인 여성**
   조금만 신경 쓰면 체한다고 함. 위장보법과 중완혈을 같이 취혈함.
   5회 치료 후 소화 기능이 좋아지기 시작했다고 좋아함. 약간 공부에 집착하는 성격이라 삼초침을 같이 병행하면서 많이 호전됨.

2. **눈밑이 떨린다고 내원한 56세 흑인 남성**
   떨리는 부위가 승읍혈과 일치하여 위장보법 시술.
   2회 치료 후 떨림이 멈춤.

3. **무릎이 아프다고 내원한 60세 백인 여성**
   진단 결과 실제 무릎이 아니라 무릎 약간 위쪽의 위장경락상인 상구혈과 음시혈 부분의 근육이 아픈 것이어서 반대쪽 위장보법 시술.
   6회 치료 후 통증이 없어짐.

4) 족태음비경(足太陰脾經)

족태음비경은 오행은 토이고, 육경은 태음습토(太陰濕土)이며, 경락시간은 사시(巳時)이다. 비장은 생각과 사지(四肢)를 주관하며 전신을 자양(滋養)한다. 오장육부가 중요하다하나 습토(濕土)인 기육(肌肉) 안에 모두 있고 그 기육(肌肉)으로서 모든 인체를 만든 것이니, 생명의 생육(生育)은 습토(濕土)에서 선행(先行)된 것이다. 그래서 사람은 비위(脾胃)가 좋아야 전신이 건강하고 윤택한 몸을 갖게 된다. 그러나 너무 생각이 많고 스트레스를 많이 받으면 기(氣)가 뭉쳐서 당뇨병 같은 만성병에 걸리게 된다. 또한 위산(胃散) 분비에 이상을 초래하여 체내산성화를 일으킬 수 있다. 비장은 알칼리의 총본산으로 체질 개선과 체내 진액의 본체이다. 기(氣)에서 습(濕)이 생(生)하고 진액이 되며 혈(血)도 되고 정(情)도 만들어짐으로 폐와 함께 비의 태음습(太陰濕)은 한의학의 대전제인 존진액(存津液) 보양기(補陽氣)의 처음과 끝이라 할 수 있겠다. 위경의 토혈(土穴)인 족삼리와 비경의 토혈인 태백(太白)혈로 표리로써 전신을 조절할 수 있다면 건강의 반은 이미 얻은 것이다.

족태음비경의 사암침 보법(補法), 사법(瀉法), 열격(熱格), 한격(寒格)

보법 : 소부, 대도(+) 대돈, 은백(-)

사법 : 대돈, 은백(+) 경거, 상구(-)

열격 : 대도, 소부(+) 음릉천, 곡천(-)

한격 : 음릉천, 곡천(+) 대도, 어제(-)

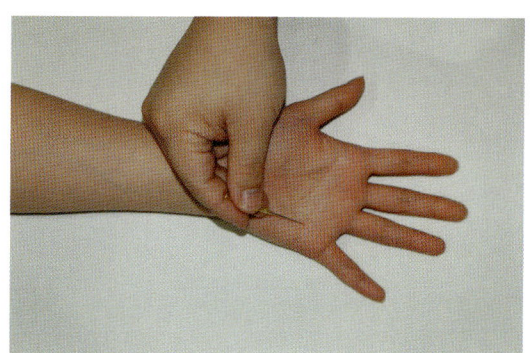

▲ 소부

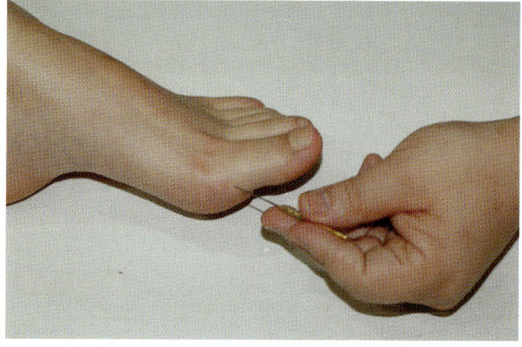

▲ 대도

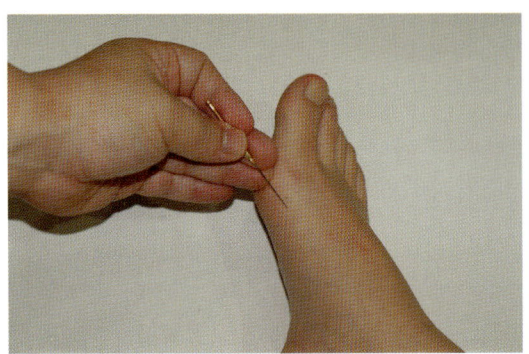

▲ 태백

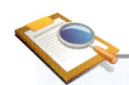 **임상 예** 족태음비경의 사암침

1. 당뇨 초기에 내원한 47세 한인 남성

혈당수치가 170정도 나와서 병원을 가기 전에 침부터 맞아 보려고 왔다고 함. 약간 소변량이 많고, 입술이 마른 것 이외에 다른 증상은 없다고 함.
비장보법과 태백혈을 같이 시술함. 5회 치료 후 혈당치 110으로 떨어짐.

2. 온 몸이 다 쑤시고 아프다고 하는 61세 백인 여성

6개월 전부터 딱 집어서 말할 수 없을 만큼 전신이 다 아프다고 함.
양방 의사가 침을 맞아보라고 권해서 들렀다고 함. 비장토의 문제로 보고 소부, 대도, 태백혈 자침 20분 후 바로 통증이 많이 가셨다고 함.

3. 손발에 힘이 없다고 내원한 50세 백인 여성

비장이 사지를 주관하지 못해서 온 병으로 진단 후 비장보법을 씀. 5회 시술 후 힘이 많이 돌아왔다고 함.

5) 수소음심경(手小陰心經)

수소음심경은 오행은 화(火)이고, 육경은 소음군화(少陰君火)이며, 경락 시간은 오시(午時)이다. 군화(君火)에서 상화(相火)가 나오니 전신화(全身火)의 작용은 심장군화의 불한불열(不寒不熱)에서 시작되는 것이다. 심장은 오장육부(五臟六腑) 중 태극(太極)이며 음양(陰陽)이고 사상(四象)이다. 그래서 음양으로 동맥과 정맥이 있고 사상으로 심방과 심실이 각각 2개씩 4개로 나누어져 있다. 목생화(木生火)의 원리로 간이 심장에 영향을 미치므로 욕심을 줄여 심장을 압박하지 말아야 한다. 심장은 혀에서 개규(開竅)하며 심포의 기(氣) 또한 혀로 나오니 모든 심장의 징후는 혀에 나타난다.

수소음심경의 사암침 보법(補法), 사법(瀉法), 열격(熱格), 한격(寒格)

보법 : 대돈, 소충(+) 음곡, 소해(-)

사법 : 음곡, 소해(+) 태백, 신문(-)

열격 : 소부, 행간(+) 심해, 음곡(-)

한격 : 심해, 음곡(+) 소부, 대도(-)

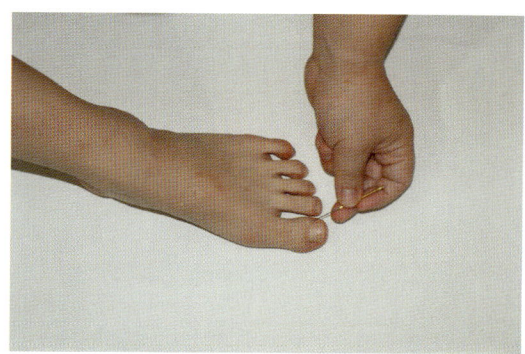

▲ 대돈

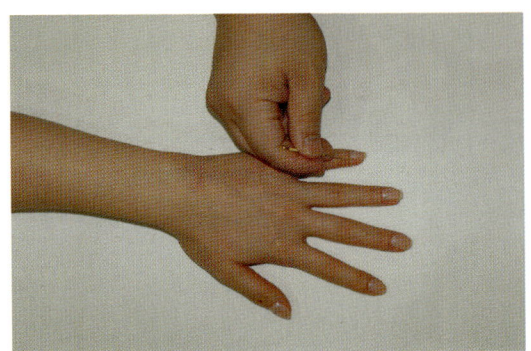

▲ 소충

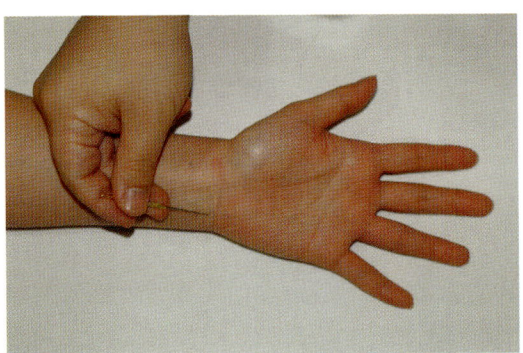

▲ 신문

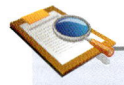 임상 예 — 수소음심경의 사암침

1. 이유 없이 가슴이 뛰고 불안하다고 내원한 18세 한인 여성
   심허(心虛)로 보고 심장보법을 씀. 10회 치료 후 많이 편해졌다고 함.

2. 음식을 먹어도 맛을 잘 못 느끼겠다며 내원한 40세 백인 남성
   심장보법 3회 시술 후 미각이 많이 돌아옴.

3. 불면증으로 내원한 33세 백인 여성
   심장이 허해서 신(神)이 안정이 되지 않아서 온 것으로 진단하고

> 심장보법과 우황청심환을 같이 처방함.
> 8회 시술 후 잠을 잘 잔다고 함.

6) 수태양소장경(手太陽小腸經)

수태양소장경은 오행은 화(火)이고, 육경은 태양한수(太陽寒水)이며, 경락 시간은 미시(未時)이다. 오행으로 화(火)이고 육기(六氣)로는 수(水)이니 그야말로 수화기제(水火旣濟)를 나타내는 가장 이상적인 장부라 할 수 있겠다. 그래서 선도수련(仙道修鍊) 시 단전(丹田)이자 소장의 모혈인 관원(關元)혈을 중요시하는 것이다. 단전은 뜨겁게, 머리는 차갑게가 수승화강(水乘火降)의 원리이다.

바로 소장이 불이면서 물이니 같은 태양경인 방광경과 함께 열을 조절하는 것이다. 또한 소장은 다혈소기(多血小氣)한 경락이다. 다혈(多血)인 경락임으로 영양을 흡수하여 혈(血)을 만드는 원천이라 할 수 있다. 인체의 진액(津液)은 전부 수(水)라 할 수 있다. 그런데 바로 소장이 다혈경(多血經)이면서 태양한수(太陽寒水)이니 혈(血)에 관한 병증에 소장보법만큼 좋은 치료가 없는 것이다. 또한 화생토(火生土)하니 비토(脾土)과 간혈(肝血)을 조화시킨다.

그리고 인체의 후면(後面)은 모두 태양경이니 수태양소장경의 후계(後谿)혈과 족태양방광경의 신맥(申脈)혈로 전신의 반을 다스릴 수 있는 것이다.

수태양소장경의 사암침 보법(補法), 사법(瀉法), 열격(熱格), 한격(寒格)

보법 : 족임읍, 후계(+) 족통곡, 전곡(−)

사법 : 통곡, 전곡(+) 족삼리, 소해(−)

열격 : 양곡, 양보(+) 전곡, 족통곡(−)

한격 : 전곡, 족통곡(+) 해계, 양곡(−)

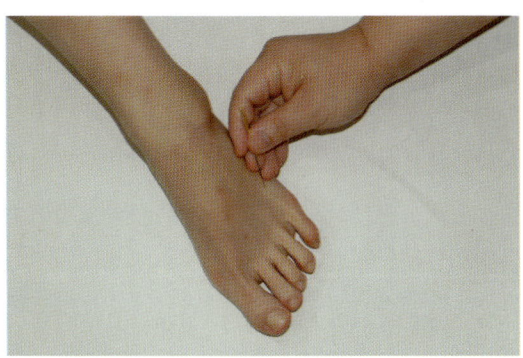

▲ 족임읍

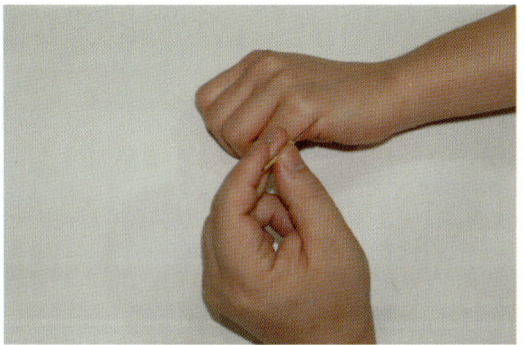

▲ 후계

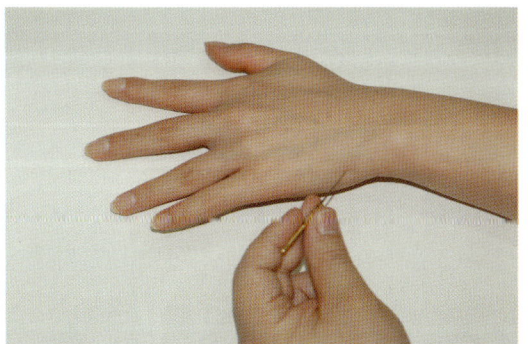

▲ 완골

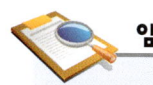

임상 예 : 수태양소장경의 사암침

1. **견갑골 주위가 아프고 결리다고 내원한 35세 백인 남성**
   아픈 부위가 소장경의 유주와 일치하여 소장보법과 후계혈에 실뜸을 같이 떠 줌. 2회 시술 후 편해졌다고 함.

2. **빈혈이 있고 생리량이 적다고 내원한 23세 한인 여성**
   혹시 다이어트 때문에 음식 섭취량이 적어 그런가 해서 물어보니 밥은 잘 먹는다고 함. 소장에서 흡수 기능이 떨어져 혈액을 잘 만들지 못하는 것으로 진단하고 소장보법을 씀. 12회 치료 후 빈혈과 생리량이 정상으로 돌아옴.

3. **어깨와 목이 아프다고 내원한 27세 멕시칸 여성**
   직장에서 컴퓨터 작업을 많이 한다고 함. 아픈 부위가 소장경과 일치하여 소장보법시술, 5회 치료 후 많이 편해졌다고 함.

7) 족태양방광경(足太陽膀胱經)

족태양방광경은 오행으로 수(水)이며, 육경으로는 태양한수(太陽寒水)이고, 경락유주시간은 신시(申時)이다. 방광은 진액(津液)을 저장하고 있다가 적당량을 소변으로 배출시키는 장부이다. 신장과 함께 오행으로 수(水)에 속하며 태양한수(太陽寒水)의 경락으로, 마치 철탑의 피뢰침과 같이 머리의 열(熱)을 지음(至陰)혈을 통해 땅으로 유도하여 소멸시키는 역할을 한다. 그래서 지음혈이 천(天)의 열을 사(寫)하는 요혈(要穴)이 되는 것이다. 또한 눈, 머리, 목, 어깨, 등, 허리, 둔부, 다리, 발까지 방광경이 지배를 하고 있다. 그래서 방광경을 다스리면 해당 부위를 모두 치료할 수 있다. 특히 신장과 함께 허리병을 치료하는 대표적인 경락이다.

족태양방광경의 사암침 보법(補法), 사법(瀉法), 열격(熱格), 한격(寒格)

보법 : 상양, 지음(+) 족삼리, 위중(-)

사법 : 족삼리, 위중(+) 족임읍, 속골(-)

열격 : 곤륜, 양계(+) 내정, 족통곡(-)

한격 : 내정, 족통곡(+) 곤륜, 양보(-)

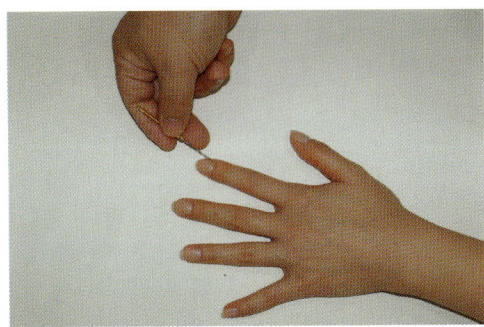

▲ 상양

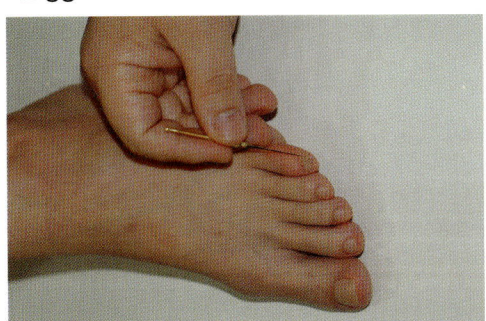

▲ 지음

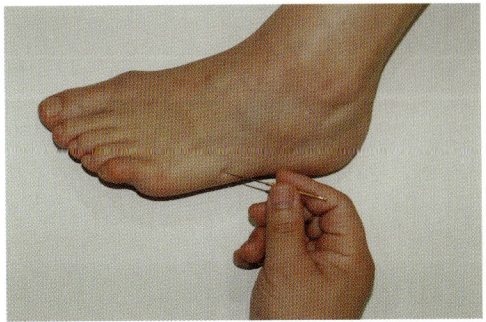

▲ 경골

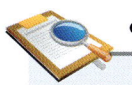 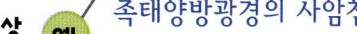

족태양방광경의 사암침

1. **허리가 아프다고 내원한 48세 백인 남성**
   부부관계 후 허리가 아파서 똑바로 펴기도 힘들다고 함. 2주 정도 양방에서 치료 받았으나 효과가 없다고 함. 방광경보법 시술 후 곤륜에 실뜸 3개를 떠 주자 바로 허리가 펴지고 통증이 없다고 함.

2. **소변을 자주 본다고 내원한 29세 한인 여성**
   거의 1시간에 한번씩은 화장실을 간다고 함. 밤에도 뇨기 때문에 깬다고 함. 방광허로 진단하고 방광경보법과 족통곡을 같이 시술함. 5회 치료 후 많이 좋아졌다고 함.

3. **다리 뒤쪽 오금이 땡겨서 걷기가 불편하다고 내원한 60세 백인 여성**
   병증이 3년 가까이 됐는데 전혀 호전이 없었다고 함. 양방에서 근육주사도 2회 맞았다고 함. 상양, 지음, 족통곡 시술 후 곤륜에 실뜸 3개를 떠 주자 바로 호전되어 편하게 걸어감.

8) 족소음신경(足小陰腎經)

족소음신경은 오행으로 수(水)이고, 육경으로는 소음군화(少陰君火)이며, 경락유주시간은 유시(酉時)이다. 신장은 작강(作强)의 기관(器官)이며 기교(技巧)가 출현(出現)하는 곳이다. 좌수우화(左水右火)로 좌(左)는 신수(腎水)로 수분을 배설하고, 우는 명문(命門)으로 정기(精氣)를 맡고 정신(精神)의 집으로 원기(元氣)의 뿌리가 된다. 오행으로 목생화(木生火)의 좌혈(左血)이며 금생수(金生水)의 우기(右氣)이니 양(陽)이 극(極)하여 음(陰)이 되고 음(陰)이 극(極)하여 양(陽)이 되는 자연의 이치와 일맥상통하는 기혈(氣血)의 조화가 신장에서 이루어진다. 그래서 신장이 오행으로 수(水)이며 육경으로 군화(君火)가 된다. 또한 신장은 방광과 함께 피를 맑게 정화하고 소변을 만들어 배출한다. 특히 신장의 사구체는 전해질을 조절하여 산과 알칼리의 평행을 유지하는데 중요한 역할을 한다. 건강을 위해서는 전신의 산도(酸度)가 아주 중요하다. 산성 식품의 과다 복용은 신장에 많은 부담을 준다. 따라서 자연 식품을 많이 섭취하여 신장에 부담을 주지 말아야 한다. 신장의 건강은 전신의 원기(元氣)의 근본이다. 그리고 또 신장은 삼초(三焦)의 상화(相火)로써 내분비를 조절한다. 골수(骨髓)로 뇌를 채워 신(神)을 작용시켜 기억력 등의 모든 정신 작용에 영향을 미친다. 신장은 뼈를 만들어 인체에 근본을 부여하며 치아(齒牙)로써 자신의 건강 상태를 나타낸다.

북방수(北方水)로 임계수(壬癸水)이며 우주의 일육수(一六水)로 선천지원(先天之源)이 된다.

족소음신경의 사암침 보법(補法), 사법(瀉法), 열격(熱格), 한격(寒格)

보법 : 경거, 부류(+) 태백, 태계(-)

사법 : 태백, 태계(+) 대돈, 용천(-)

열격 : 연곡, 어제(+) 음곡, 음릉천(-)

한격 : 음곡, 음릉천(+) 연곡, 행간(-)

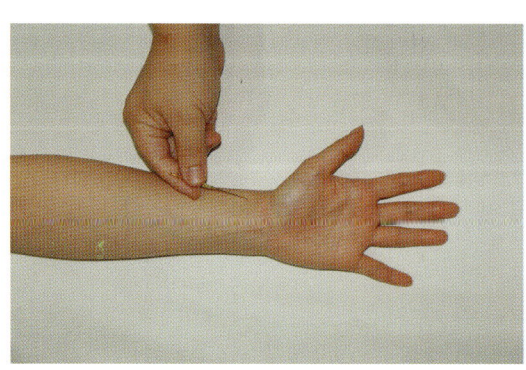

▲ 경거

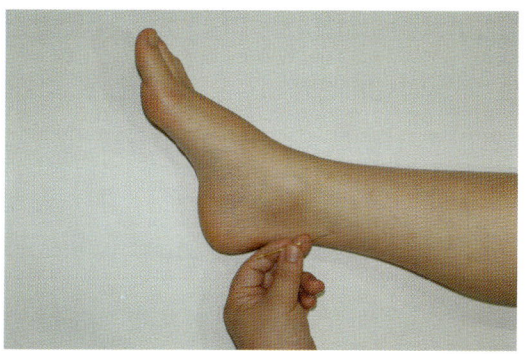

▲ 복류

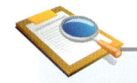 임상 예 족소음신경의 사암침

1. 두통과 기억력 감퇴로 내원한 50세 백인 남성

    머리가 텅 빈 것처럼 멍하고 전체가 울리듯이 아프다고 함. 최근 기억력이 급속도로 떨어졌다고 함. 신허로 진단 후 신장보법과 육미지황환을 같이 처방. 3주 치료 후 두통이 없어지고 2개월 후 기억력이 좋아졌다며 기뻐함.

2. 허리가 아프고 손발이 냉하고 얼굴이 씰룩거린다며 내원한 22세 한인 남성

    진단 결과 12세부터 계속된 술, 대마초, 성생활로 신장이 고갈되어 음허생풍(陰虛生風)이 오고 있는 상태. 신장보법과 십전대보탕에 육미를 가감하여 같이 처방. 1개월 후 80% 이상 호전됨.

3. 아침에 일어나면 허리를 펴기가 힘들다고 내원한 51세 백인 남성

    일어나서 잠시 움직이면 괜찮다가 자고만 일어나면 허리를 펴기가 힘들다고 함. 신양허(腎陽虛)로 진단하고 신장보법과 신수혈에 뜸을 뜸. 4회 시술 후 증상이 사라짐.

9) 수궐음심포경(手厥陰心包經)

수궐음심포경은 오행으로 화(火)이고, 육경으로는 궐음풍목(厥陰風木)이며, 경락유주시간은 술시(戌時)이다. 심포(心包)는 형체는 없으나 기능적으로 존재하며 심장의 기능을 보조하여 전신을 지배하는 장기라 할 수 있다. 심장의 본체인 군화(君火)에 비해 상화(相火)로 지칭되는 심포는 심장의 박동시스템이라 할 수 있다. 그래서 심포는 전신의 생리적인 정보를 총괄한다. 한 국가의 정보부와 같은 은밀하고 소리없는 무형(無形)의 장부인 것이다.

수궐음심포경의 사암침 보법(補法), 사법(瀉法), 열격(熱格), 한격(寒格)

보법 : 대돈, 중충(+) 음곡, 곡택(-)

사법 : 음곡, 곡택(+) 태백, 대릉(-)

열격 : 노궁, 행간(+) 곡택, 음곡(-)

한격 : 곡택, 음곡(+) 노궁, 대도(-)

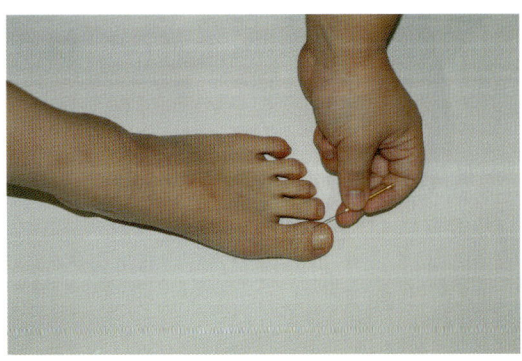

▲ 대돈

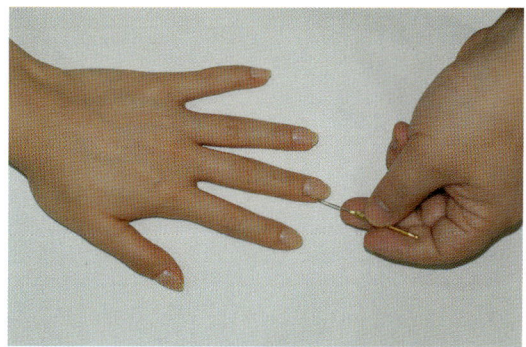

▲ 중충

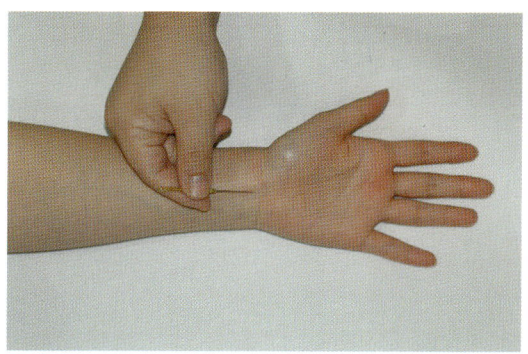

▲ 대능

 **임상 예** 수궐음심포경의 사암침

1. **손목 통증으로 내원한 20세 백인 여성**

   손목을 안쪽으로 땡길 때 통증이 있다고 함. 아픈 부위가 대릉혈 부위임. 안으로 말아당기는 궐음풍목이 약하다고 보고 심포경보법을 씀. 1회 시술 후 괜찮다고 함.

2. **가슴이 답답하고 열감이 있다고 내원한 40세 한인 여성**

   심포의 문제로 보고 대돈, 중충, 내관, 단중을 같이 시술. 3회 치료 후 많이 편해졌다고 함.

3. 겨드랑이 부위가 이유 없이 아프다고 내원한 25세 백인 여성
병원에서는 원인이 없다고 하는데 본인은 통증이 심하다고 함. 해당 부위가 극천혈과 유사하여 심포경보법을 씀. 2회 시술 후 통증이 사라짐.

10) 수소양삼초경(手少陽三焦經)

수소양삼초경은 오행으로 화(火)이고, 육경으로 소양상화(少陽相火)이며, 경락유주시간은 해시(亥時)이다. 삼초경은 다기소혈(多氣少血)의 경락이고 삼초는 이름은 있으되 형태가 없는 형이상학적인 장부이며 애욕(愛慾), 명예욕 등의 2차 욕망을 주관한다. 같은 무형(無形)의 장부인 심포와 비교를 하면, 심포가 기(氣)적인 차원의 유심적(有心的) 장부라면 삼초는 내분비와 같은 유형적(有形的) 물질을 조절하는 장부라 할 수 있다.

수소양삼초경의 사암침 보법(補法), 사법(瀉法), 열격(熱格), 한격(寒格)

보법 : 족임읍, 중저(+) 족통곡, 액문(-)

사법 : 족통곡, 액문(+) 족삼리, 천정(-)

열격 : 지구, 양보(+) 액문, 족통곡(-)

한격 : 액문, 족통곡(+) 해계, 지구(-)

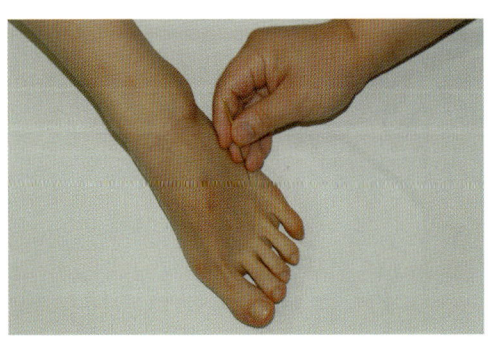

▲ 족임읍

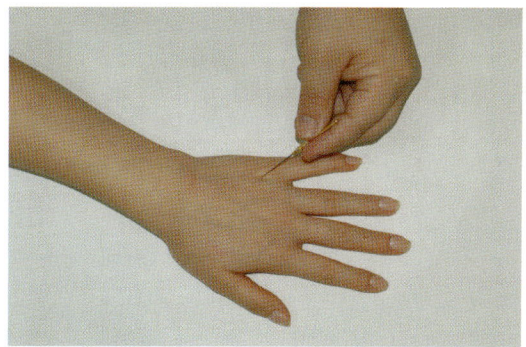

▲ 중저

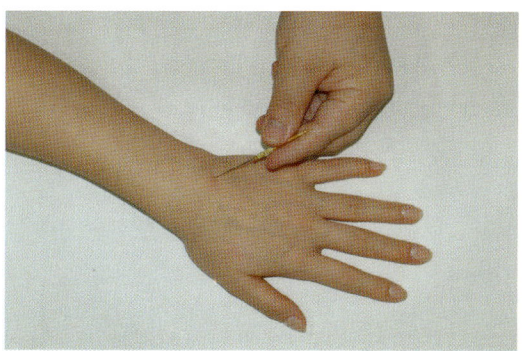

▲ 양지

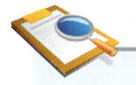

임상 예 수소양삼초경의 사암침

1. 강박관념이 심하다며 내원한 47세 한인 남성

3년 전 이혼 후 더 심해졌다고 함. 한 가지를 골똘히 잘 생각하며 예전 일들이 잊혀지지 않고 자꾸 생각난다고 함. 삼초보법과 외관혈을 같이 시술함.
일주일에 1회씩 6개월 치료 후 증상이 50% 정도 호전됐다고 함.

2. 손등과 손목이 아프다고 내원한 41세 흑인 여성

은행에서 일하며 컴퓨터 작업을 많이 한다고 함. 아픈 부위가 삼초경의 유주와 일치하여, 족임읍, 중저, 외관혈을 자침. 10회 시술 후

> 90% 이상 좋아짐.
>
> **3. 우측 견비통으로 내원한 65세 백인 남성**
> 감기에 걸렸을 때 기침을 많이 했는데 기침할 때마다 오른쪽 팔과 어깨 부위에 통증이 있다고 함. 감기가 낫고 나서도 여전히 팔이 아프다고 함. 소양상화 작용이 약한 것으로 보고 삼초보법 3회 시술 후 증상이 없어짐.

11) 족소양담경(足少陽膽經)

족소양담경은 오행으로 목(木)이고, 육경으로는 소양상화(少陽相火)이며, 경락유주시간은 자시(子時)이다. 담경은 인체의 측면을 담당하는 경락으로 뒤에 있는 방광경과 앞에 있는 양명경 사이에서 열(熱)이 오르내리는 것과 음양을 조절하는 역할을 한다. 그래서 음양표리한열허실(陰陽表裏寒熱虛失)을 모두 조절하는 중정지관(中正之官)의 역할을 하는 것이다. 또한 한 나라의 군기(軍氣)와도 같이 몸의 중심에서 함부로 범접할 수 없는 위치와 깊이로 추상같은 성질을 가지고 있기 때문에 그 강력함은 미세한 양으로도 전신에 영향을 미치는 소양(少陽)의 심오함을 가지고 있는 것이다. 전신을 살아 움직이게 하는 기(氣)의 총사령관이 담소양(膽少陽)이므로 눈의 정기(精氣)가 약한 야맹증과 무기력증 등을 치료한다.

족소양담경의 사암침 보법(補法), 사법(瀉法), 열격(熱格), 한격(寒格)
보법 : 족통곡, 협계(+) 상양, 족규음(−)
사법 : 상양, 족규음(+) 양계, 양보(−)
열격 : 양보, 곤륜(+) 협계, 이간(−)
한격 : 협계, 이간(+) 양보, 전곡(−)

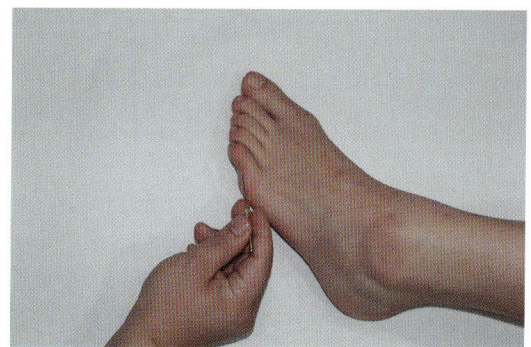
▲ 족통곡

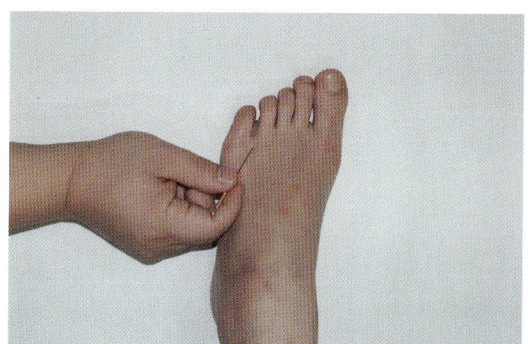
▲ 협계

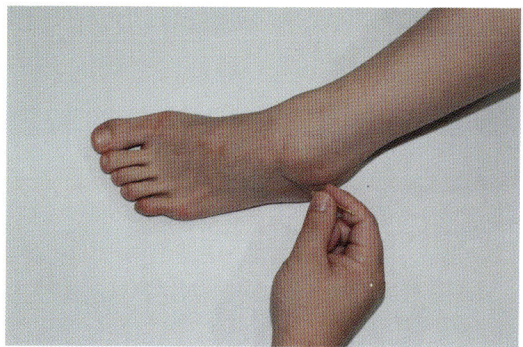
▲ 구허

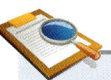 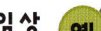 족소양담경경의 사암침

1. 다리가 땡기고 아파서 밤에 잠들기가 힘들다고 내원한 38세 백인 남성
   아픈 지가 2개월 이상되었다고 함. 진통제를 먹어도 잠들기가 힘들다고 함. 아픈 부위가 담경과 유사하여 반대쪽에 담보법을 씀. 5회 시술 후 증상이 없어짐.

2. 담결석 수술 후 소화가 안 된다고 내원한 50세 한인 여성
   담보법을 주로 사용하여 6개월 이상 치료 후 많이 좋아졌다고 함.

3. 걸을 때마다 발이 땅에 닿으면 아프다고 내원한 42세 멕시칸 여성
   아픈 부위가 족임읍 부위와 일치하여 담보법 시술. 3회 치료 후 증상이 없어짐.

12) 족궐음간경(足厥陰肝經)

족궐음간경은 오행으로 목(木)이고, 육경으로 궐음풍목(厥陰風木)이며, 경락유주시간은 축시(丑時)이다. 오행과 육기(六氣)가 모두 목(木)으로 강력한 풍기(風氣)를 가지고 있다. 경락적으로는 음적(陰的)인 경락이기 때문에 경락이 인체 중 가장 개인적이고 은밀한 생식기를 바람처럼 한바퀴 감고 올라갔다. 천일생수(天一生水)하고 지이생화(地二生火)하여 삼생만물(三生萬物)함은 손풍(巽風)과 진뢰(震雷)의 작용으로 천지(天地)가 사귀어 춘목(春木)이 생기는 것이다. 간의 수렴(收斂)과 소설(疏泄) 작용 역시도 풍(風) 작용이다. 호흡은 물론 우주만물과 인체의 생명유지는 풍(風) 작용 없이는 한순간도 이루어질 수 없다. 궐음풍목(厥陰風木)을 천인지(天人地)의 삼재(三才)론으로 보면, 하늘에서는 바람이고 땅에서는 나무이며,

바다에서는 물고기와 바닷물의 흐름과 같다. 인체로 보면 혈액순환이 풍 작용이라 할 수 있겠다. 그래서 나무의 껍질과 물고기의 비늘의 모양이 비슷하고 혈액의 비린내와 물고기의 비린내가 유사하다. 간풍이 평기(平氣)를 이루어야 인체가 건강하다. 만약 간풍(肝風)이 태과(太過)하거나 불급(不及)하면 중풍(中風)이 유발된다.

족궐음간경의 사암침 보법(補法), 사법(瀉法), 열격(熱格), 한격(寒格)

보법 : 음곡, 곡천(+) 경거, 중봉(-)

사법 : 경거, 중봉(+) 소부, 행간(-)

열격 : 행간, 연곡(+) 곡천, 척택(-)

한격 : 곡천, 척택(+) 행간, 소부(-)

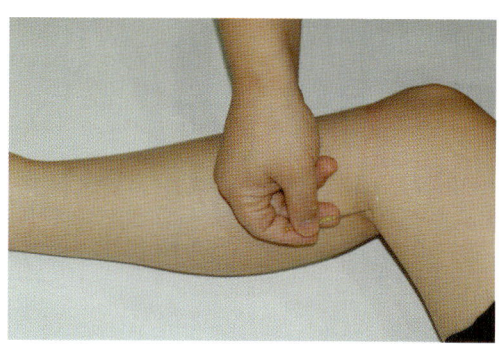

▲ 음곡

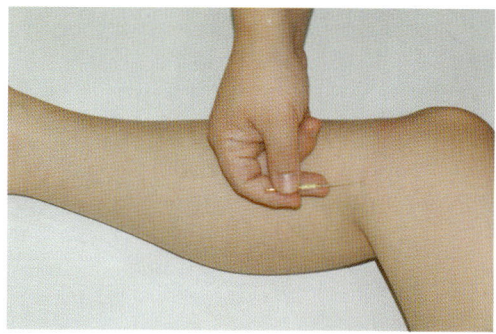

▲ 곡천

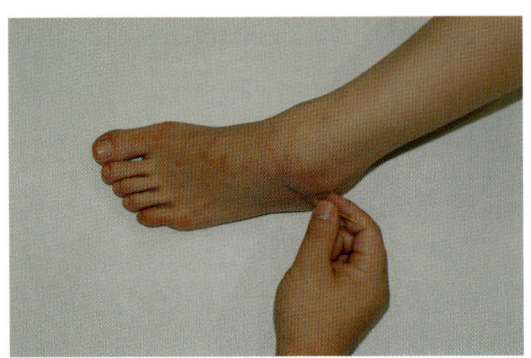

▲ 구허

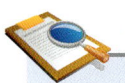 임상 예 족궐음간경의 사암침

1. **만성피로로 내원한 50세 한인 남성**
   아침에 일어나기가 힘들고 늘 피곤하다고 함. 부부관계를 안 한 지 3년이 되었다고 함. 간보법과 더불어 담보법을 병행하여 3주 치료 후 피로감이 가시고 부부관계를 했다며 좋아함.

2. **생식기 입구 쪽이 쓰리고 아프다며 내원한 43세 백인 여성**
   병원에서는 병명을 모르겠다고 함. 진통제를 복용 중이나 효과가 별로 없다고 함. 간경으로 보고 간보법 시술 후 바로 차도를 보임.

3. **넓적다리 부위가 살짝 닿기만 해도 아프다고 내원한 31세 흑인 여성**
   닿기만 해도 아프니 걷기도 불편하고 부부관계도 불가능하다고 함. 간경의 문제로 보고 치료. 4회 치료 후 증상이 사라짐.

책을 구상할 때 따주기에 들어가기에 앞서 기(氣)와 경락(經絡)에 대한 개략적인 설명을 먼저 하고, 초급과정으로 따주기와 중급과정으로 사암침법을 정리하고 고급과정으로 기공(氣功)에 관해서 언급하려고 하였다. 그러나 지면이 짧고 너무 많은 내용이 들어가는 것 같아 기공(氣功)에 관한 부분은 다음에 다시 기공 서적으로 책을 따로 펴기로 했다. 어느 정도 공부를 해 보신 분들은 알겠지만, 명리학(命理學), 풍수지리(風水地理), 천문(天文), 관상(觀象), 한의학(韓醫學) 중 어떤 것을 공부하든지 동양 학문의 정점에는 결국 선도(仙道)가 자리하고 있다. 그 선도(仙道)의 핵심이 결국은 기수련(氣修練)이다. 또한 한국의 선도는 불교와 결합되어 사실상 구분이 많이 모호해졌다.

　필자는 종교인이나 특히 한의학을 하는 사람이라면 반드시 기수련(氣修練)을 해야 한다고 생각한다. 왜냐하면 한의학의 처음과 끝은 결국 기(氣)이기 때문이다. 기(氣)를 느끼지 못하면서 한의학을 한다는 것은 어불성설이다. 침도(鍼道)를 이루기 위해서는 반드시 기(氣)를 알아야 한다. 한의학이라는 학문으로서 사람을 치료하는 것은 어느 정도의 의술(醫術)은 될 수 있지만 의도(醫道)를 이루기는 요원하다. 한의학을 공부하면서 한의사들을 대상으로 '기(氣)를 진짜로 믿느냐?' 혹은 '정말 기가 있다고 생각하느냐?' 라고 물었을 때 80% 이상이 잘 모르겠다고 대답하는 것을 보고 놀라지 않을 수 없었다. '그러면 어떻게 침치료를 확신하고 할 수 있느냐?' 라는 질문에 그냥 배운대로 놓으니까 어느 정도 효과가 있더라고 대답하거나 침을 놓았을 때 양방에서 말하듯이 호르몬이나 신경을 운운하는 것을 보고 참으로 많은 실망을 했다.

　필자는 다행이 운이 좋게도 훌륭한 스승님들을 많이 만날 수 있었기에 꽤 뛰어난 기공사(氣功士)가 될 수 있었다.

　기공사로서 필자는 사람 몸에 손을 대지 않고도 기(氣)를 환자의 몸에 넣어서 왠만한 병은 다 치료할 수 있다. 사람을 보면 그 기운을 느껴서 어떤 장부가 어떻다든가 하는 느낌이 들어온다. 필자의 제자 중에는 실제로 사람의 인체를 투시하고 기운을 직접 눈으로 보는 제자들도 있다. 예전에 어떻게 한의학이 발생했을까를 생각해 보면 이런 선도(仙道) 수련을 하신 선인(仙人)들이 직접 경락을 보고 느끼면서 경혈도(經穴圖)를 만들지 않았을까 생각이 든다.

중국의 편작이 벽 넘어로 지나가는 사람을 보고, 인체를 투시했다는 얘기가 있다. 요즘 사람들은 이 말이 단순히 편작을 신격화하기 위해서, 또는 업적을 높이기 위해서 후세 사람들이 지어낸 말이라 생각하지만, 실제 그런 일들을 겪고 있는 필자는 당연히 믿을 수 밖에 없다.

침을 놓을 때는 침을 따라 침을 시술하는 사람의 기운이 주입이 된다. 그 기운의 좋고 나쁨도 병을 치료하는 데 중요한 요인으로 작용하는 것도 알아야 한다. 그래서 똑같은 침자리를 자침해도 어떤 사람은 환자가 잘 낫고, 어떤 사람은 잘 낫지 않는 것이다. 기공사가 침을 놓을 때는 침 끝에 기운이 모여서 에너지가 돌고 있음을 볼 수 있다. 미국 뉴저지에서 혈액암의 일종인 선암(腺癌)을 치료할 때 침을 꽂아 놓고 기를 넣으니 침이 마치 안테나 역할을 하는지 기의 흐름과 강도가 3배 이상 세지는 경험을 한적이 있다. 그 경험은 마치 원시인이 불을 발견한 기쁨에 비할 만큼 나에게 신선한 충격으로 다가왔다.

기수련(氣修練)을 해보지 않은 사람은 필자가 갑자기 무슨 뜬금없는 소리를 하냐고 할 수도 있을 것이다. 그러나 워낙 중요한 내용이고 꼭 알리고 싶은 말이기에 지면을 할애하여 말하는 것이다. 어차피 수련을 해보면 다 알 수 있는 일이다.

또 간혹 기수련을 7년 했다, 10년 했다, 심지어 20년 이상 했다는 분들도 간혹 만날 수 있었는데 그토록 오랫동안 수련을 하고도 본인의 건강하나

챙기지 못했거나 수련 세월에 비해 기공 능력이 미미한 분들이 참으로 많아 안타까웠던 적이 있다.

나중에 다시 책으로 알리겠지만 가장 중요한 수련 비결은 스승이 직접 경맥개혈(經脈開穴) 과정에 개입하여 경락을 타동시켜 주는 것이다. 중국의 4대 기공사 중의 한명인 엄신에게 어떤 사람이 "당신은 어떻게 해서 그렇게 젊은 나이에 그런 능력을 가질 수 있었습니까?"라고 물어본 적이 있다. 그때 엄신의 대답이 "전 어렸을 때부터 스승님이 직접 개혈 과정에 개입을 하셨고 어느 정도 몸이 열린 후 여러 가지 수련공법들을 같이 익혔습니다. 스승님의 개입이 가장 큰 도움이 됐다고 생각합니다." 였다. 필자 역시 이런 방식으로 수련을 받았고 또 같은 방식으로 제자를 가르치고 있다.

스승이 직접 기(氣)를 넣어서 경락을 타동시키는 수련을 하면 일주일에 한두 번씩 1시간 수련만으로 3개월이면, 손이 열려 손으로 기를 감지하고 풍수를 볼 수 있고 6개월 정도면, 웬만한 자신의 병은 고칠 수 있으며, 1년이면 기를 발공하여 사람을 치료할 수 있는 기공사의 반열에 들 수 있다.

예가 적절할지 모르겠지만 무협지를 예를 들면 1갑자의 내공을 쌓기 위해서는 좋은 내공심법(內攻心法)으로 대략 60년을 수련해야 한다. 그러나 어떤 기연으로 3갑자 고수가 1갑자를 직접 넣어 주면 단숨에 1갑자의 공력을 얻을 수 있는 것과 유사하다.

수련을 하여 활용하는데 10년에서 20년이 걸린다면 무슨 의미가 있겠는가?

물론 도(道)를 얻기 위해서 좀더 영적인 차원을 위해서 수련하는 것은 제외하겠다. 도(道)란 이생에서 못다 이루면 다음생 또한 기약할 수 있는 것이니 말이다.

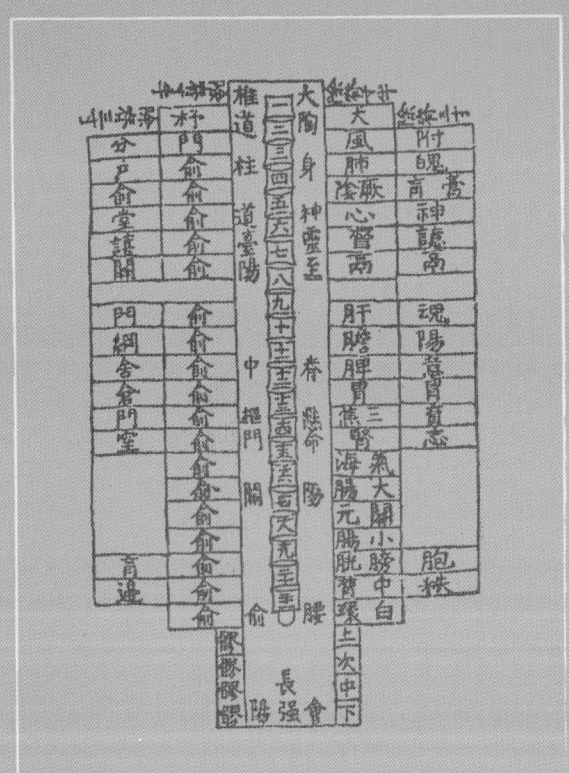

배부혈도

IV. 한국을 넘어 세계로

21. 세계의 한의사 제도

보도자료1 2008년 10월 24일 – 데일리 서프라이즈 권용진 기자

주가폭락의 근저에 깔려 있는 경기침체의 여파로 이미 우리나라가 IMF 구제금융 대상국이 됐다는 소문이 나돌고 있는 가운데 우리 사회에서 취업이 안돼 놀고 있는 이른바 '청년백수'들의 숫자가 150만명에 달한다는 지적이 나왔다.

취업정보포털 '잡코리아'의 김정철 본부장은 24일 평화방송 라디오 '열린세상 오늘, 이석우입니다'에 출연해 "9월의 청년실업률은 6.1%로 전체 실업률 3%보다 2배나 높다"고 말하고 "중요한 것은 공식적인 실업자 통계에 잡히지 않은 집단들, 즉 실업상태에 있지만 실업으로 잡히지 않는 취업준비생이 60만명으로 추산되고 있고, 청년층이지만 아예 쉬고 있는 취업단념자들 등을 합치면 청년백수들이 150만명 이상인 것으로 보고 있다"고 밝혔다.

김 본부장은 이어 "세계경제의 둔화로 일자리 창출의 관건인 국내 내수시장이 침체되고 있는 것이 큰 요인"이라면서 "그러다 소비와 투자가 위축이 되고, 이것이 고용시장의 위축까지 갖고 오고 있다"고 설명했다.

그는 특히 "기업은 채용의 판단을 경제지표보다 선행하는 경향이 있다"며 경기침체에 대한 불안심리가 고용을 축소시키는 원인으로 작용하고 있다고 밝힌 뒤 "또 다른 요인으로는 기업이 신입사원보다는 바로 성과를 낼 수 있는 경력자 수시채용을 선호하는 채용 관행이 늘어나는 것"이라고 덧붙였다. 따라서 청년백수는 늘어날 수밖에 없다는 것이다.

김 본부장은 이어 "대학도 이런 현장의 요구를 경청해서 기업이 원하는 인재를 배출할 수 있도록 교육의 질을 높여야 한다"고 꼬집었다.

보도자료2 2008년 10월 28일(화) ⓒ '글로벌 종합일간지' 아시아투데이

– 청년취업난 갈수록 태산, 청년실업률 평균의 2배, 취업자 1년새 7만명 줄어..
고령층은 "더 일하고파"

날로 가중되는 청년실업 상태를 반영, 청년층 인구가 감소하는 가운데 취업자는 더 빠른 속도로 줄고 있으며, 청년실업률은 6.9%에 달해 전체 평균 실업률의 2배가 넘

는 것으로 나타났다.

　반면 고령층의 경우는 생애 가장 오래 몸담은 직장에서 평균적으로 20년8개월을 근무한 후 53세에 퇴직하는 것으로 조사됐고, 이들 중 절반 이상이 금전적 이유나 일하는 즐거움을 얻기 위해 더 일할 의지가 있는 것으로 확인됐다.

　통계청은 올해 5월 기준으로 청년층(15~29세)과 고령층(55~79세)의 경제활동부가조사를 실시한 결과, 이렇게 나타났다고 24일 밝혔다.

– 청년고용률 전년비 0.5%포인트 하락

통계청에 따르면, 청년층 인구가 감소하는 상황에서도 취업난이 가중되면서 취업자는 더 빨리 줄고 있는 것으로 나타났다.

　5월 기준 청년층 인구는 982만1000명으로 지난해 5월(986만3000명)에 비해 4만2000명 감소했지만, 같은 기간 중 취업자 수는 422만2000명에서 415만4000명으로 6만8000명 줄어, 인구 감소폭에 비해 취업자 감소가 더 컸다.

　이에 따라 청년층 고용률은 42.3%로 지난해 5월(42.8%)에 비해 0.5%포인트 하락했고 청년실업률은 6.9%로 전체 실업률(3.0%)의 두 배가 넘었다.

　청년층 가운데 재학생은 432만2000명으로 전체의 44%였고, 고용시장에 본격 진입하는 졸업·중퇴자는 50.7%인 497만5000명이었다. 휴학생은 전체의 5.3%인 51만6000명으로 집계됐다. 재학생 비율은 2005년 5월 39.3%, 2006년 5월 41.5%, 2007년 5월 43.3%, 2008년 5월 44% 등으로 매년 높아지고 있다.

　졸업·중퇴 청년층 취업자(347만1000명)의 산업별 분포를 보면 사업·개인·공공서비스업의 취업자 비중이 43.2%(150만명)으로 가장 높은 반면, 농림어업 비중은 0.7%(2만3000명)에 불과했다.

– 첫 직장 평균 근속년수 2년도 못돼

졸업·중퇴 후 임금근로자로 취업한 경험이 있는 젊은이들은 모두 438만3000명이었고, 이들이 첫 취업까지 걸린 평균 소요기간은 11개월로 전년과 동일했다. 첫 취업까지 걸린 기간은 3개월 미만이 52.1%(228만1000명)로 가장 많았다.

그러나 1~2년 미만 11.4%(49만9000명), 2~3년 미만 5.3%(23만2000명), 3년 이상 9%(39만3000명) 등 4명 중 1명은 1년 이상의 장기간이 소요되는 것으로 나타나, 청년층의 장기실업 문제가 심각한 것으로 드러났다.

그러나 이렇게 어렵게 취업하고도 이른바 '불완전취업'이 많아, 입사 후 얼마 안돼 그만두는 경우가 많은 것으로 드러났다. 임금근로 취업경험자들의 첫 직장 평균 근속기간은 20개월로, 지난해 대비 1개월 감소했다.

첫 직장 근속기간은 1~2년 미만이 24.1%(105만8000명)로 가장 많았고, 6개월~1년 미만이 20.4%(89만6000명)로 그 뒤를 이었다. 3개월도 채 견디지 못한 경우도 전체의 12.1%(52만8000명)에 달했고, 3~6개월 미만은 14.4%(63만1000명)로 집계됐다. 이직사유를 살펴보면 보수·근로시간 등 '근로여건 불만족'이 전체의 43.3%로 가장 많았고, '개인·가족적 이유' 19.2%, '전망이 없어서' 9.5% 등의 순이었다.

- 고령층 평균 20년 8개월 근무, 53세 퇴직

한편 고령층의 취업 경험을 조사한 결과, 이들은 생애 가장 오래 몸담은 직장에서 평균적으로 20년 8개월 근무한 후 53세에 퇴직하는 것으로 나타났다. 고령층으로 현재 직장을 갖고 있거나 취업 경험이 있는 835만6000명의 평균 근속 기간은 20년 8개월이었다. 가장 오래 일한 직장에서 이미 퇴직한 588만7000명의 경우, 평균 만 53세에 해당 직장을 떠난 것으로 집계됐으며, 퇴직이유로는 건강이 좋지 않아서(26.8%), 사업부진·조업중단·휴업·폐업(26.0%), 정년퇴직(11.3%) 등이 많았다.

고령층의 57.1%는 '일을 더 하고 싶냐'는 질문에 "그렇다"고 답했다.

취업을 원하는 배경으로는 돈(31.2%), 일하는 즐거움(19.8%) 등을 거론했으며 희망하는 일자리 형태는 전일제가 74.1%로 가장 많았고, 희망 임금은 월평균 50만~100만원 미만이 34.8%로 비중이 가장 컸다.

〈윤광원 기자 gwyoun@asiatoday.co.kr〉

간단히 2개의 기사를 스크랩해 보았다. 위 기사에서 보듯이 현재 한국의 경제 상황과 실업문제는 심각하다. 특히 사회에 나와 가장 활발하게 활동하고 우리 경제를 이끌어나가야 할 청년들의 반수 이상이 실업자이다. 청년 실업문제는 한 사회가 가장 빨리 해결해야 할 시급한 과제이다.

이 책의 마지막 장의 제목을 '한국을 넘어 세계로'로 잡아 보았다.

그 이유를 지금부터 말하겠다.

앞부분에 따주기와 사암침법과 기수련에 대해 언급을 한 것은 물론, 그 자체만으로도 독자들에게 도움을 주기 위해서이지만 필자의 진짜 의도는 이 마지막 장이라 할 수 있다.

바로 이러한 우리 민족의 가장 뛰어난 문화유산인 한의학을 배워서 세계로 진출하자는 말을 하고 싶은 것이다. 현재에도 세계 각국에서는 우리의 한의학으로 국위를 선양하고 성공적인 이민 생활을 하는 사람들이 많이 있다. 실력만 있다면 어디서든 대우를 받을 수 있는 것이 의술이다. 그 중 한의사야 말로 현대 의학의 한계에 부딪친 서양에서 가장 대우받을 수 있는 직업이다.

한국에서 한의사가 되는 길은 어렵다. 또 학과과정 6년을 마치고도 임상과정에 대학원까지 마치면 거의 10년이 걸린다. 일반인이 지금 한의학에 관심이 있다고 해도 다시 대학시험을 준비하거나 편입을 준비하는 것은 정말 쉬운 일이 아닐 수 없다. 또 막상 그렇게 어렵게 입학을 해서 공부를 하고 개업을 하였는데도 현재 경영난을 겪고 있는 한의원이 3분의 2 정도라고 한다. 앞으로 의료시장 개방으로 미국이나 중국과 FTA를 통해 외국 한의사가 국내에 들어올지도 모른다. 개방이 안 된다 할지라도 지금도 국내 시장은 포화상태라는 말을 많이들 한다. 또 심심하면 한번씩 터지는 중국

산 한약재 문제와 한약의 원가공개 등으로 많은 한의원들이 경영난을 겪고 있다. 한약에 대한 수요가 줄은 대신 상대적으로 거대해진 건강보조식품 시장의 성장 역시 경영난을 가중시키고 있다. 또한 앞으로 피부미용사제도가 국가기능사로 인정이 되면서 현재 한의원에서 시행하고 있는 피부비만 치료 부분에서도 막대한 타격을 입을 것이다. 이런 상황에서 굳이 국내 한의사를 고집할 필요는 없지 않을까? 예전에 한국에서 한의원을 경영하다가 미국으로 이민을 와서 미국사우스베일로 한의과대학에서 강의를 하셨던 한 교수님의 말씀이 생각난다. "한의학의 미래는 밝다. 그러나 한국 한의학의 미래는 어둡다."

세계가 지금 한국 침구인들을 기다리고 있다. 황우석 박사가 예전에 인터뷰에서 한국인 만큼 손기술이 정교한 민족은 없다고 말한 적이 있다. 세계에서 쇠젓가락으로 콩을 집을 수 있는 민족은 우리 민족밖에 없다. 그런 타고난 손재주와 수천년을 핏속에 이어져온 우리 민족만의 영성(靈性)은 세계 최고의 한의사가 될 수 있는 자질을 부여한 것이다. 특히 한의학은 직관의 학문이기 때문에 공부를 잘 하는 사람보다는 소질이 있고 영성이 뛰어난 사람이 더 잘 할 수 있는 학문이다. 벌써 이 책에 관심이 있고 침구 공부를 해본 사람이라면 그런 자질이 충분한 사람이라 생각한다.

여담이고 개인적인 체험이지만 머리말에서 잠깐 언급했듯이 미국세도나에서 명상 중에 약사여래부처님과 합일되는 체험을 하고 난 뒤 승려가 되기로 결심을 했다. 그때 머릿속에 선명하게 떠오르는 말이 '의도(醫道)를 통해 상불(商佛)이 되어라.'였다. 그러면서 든 생각이 한국에 한 5년정도는 꼭 있어야겠다는 생각이 들었다. 그때는 왜 그런 생각이 들었는지 이해가 되지 않았다. 단순히 마음에서 울린 우연한 생각인 줄 알았다. 그 말이

나의 화두가 되었다. 마침 미국에서 자리도 잡혀가고 좋은 기회들도 많이 주어지고 제자들도 늘고 있던 시기라 한국에 오는 것은 쉽지 않은 결정이었다.

이제 한국에 들어와서 선원(禪院)을 개원하고 한국사회교육원 김정구 원장님과 뜻을 합해서 같이 일을 하다보니 어느 정도 부처님의 뜻을 알 듯하다.

아마도 외국에서 보다 한국에서 먼저 그동안 배운 것들을 많은 이들에게 알리고 가르쳐서 세계로 내보내라는 뜻인 듯하다. 그들이 세계에서 한국 침구술을 알려 나간다면 태권도에 이어서 오히려 태권도보다 수십 배 강한 힘으로 국위를 선양할 수 있을 것이다.

21. 세계의 한의사 제도

미국, 중국, 한국을 제외한 많은 나라에서는 이민을 가서 특별한 자격없이 침구을 직업으로 삼을 수 있다. 특히 20개국이 넘는 중남미와 유럽, 필리핀, 베트남 등이 그러하다.

필자가 운영하는 청심선원 안에는 지성 한국사회교육원이 같이 있다. 선원에서는 기공수련과 기문둔갑 등의 명리학을 강의하고 한국사회교육원에서는 따주기와 침구학을 강의한다. 한 1년 과정이면 전부 배울 수 있도록 과정을 짜놓았는데 물론 어떤 정식 학위가 주어지는 것은 아니기 때문에 외국에서의 정식 학교와 과정이 궁금한 분들이 있을거라는 생각에서 정보를 모아 보았다.

1) 미국

필자가 공부한 곳도 미국인데, 최근에 FTA로 국내 한의 시장 개방 문제가 쟁점화되면서 한국 한의사가 미국 한의사를 침구사로 폄하하는 일이 자주 있다.

일단 한국에 비해서 미국 한의대가 입학이 쉬운 것은 사실이다. 그러나 졸업 후 하는 일에는 전혀 차이가 없다. 한국 한의원과 똑같다고 생각하면 된다. 그런데 한국에서 비하하는 이유가 미국 한의사의 영어 표기가 'Licensed Acupuncturist'로 되어 있어서 글자 그대로 해석을 해서 '침구사'라고 비하를 하는 것 같은데, 미국 사정을 잘 몰라서 하는 말이다. 예를 들어서 미국에서는 정형외과 의사를 'Orthopedist', 치과 의사를 'Dentist', 피부과 의사를 'Dermatologist', 마취과 의사를 'Anesthetist', 방사선 전문의를 'roentgenologist', 산부인과 전문의를 'Uterologist' 등으로 표시한다. 그 외에도 각 전문분야 의사 대부분이 '-ist'로 되어 있다. 그런데 미국 한의사가 'Acupucturist'라고 이를 두고 '침구사'라고 표현하는 것은 어불성설이다. 그보다 Acupuncturist가 하는 업무 범위를 살펴보아야 할 것이다. 캘리포니아 한의사위원회(California Acupuncture Board)에서 규정한 미국 한의사의 업무 범위는 다음과 같다. 침(Acupuncture), 전기침(Electric Acupunture), 부항(Cupping), 뜸(Maxa), 한약(Herb Formural), 미네랄(Mineral), 비타민(Vitamin), 지압(Acupressure), 마사지(Massage), 단전호흡(Breathing Exercise), 명상(Meditation) 등이다. 위에서 알 수 있듯이 미국 한의사가 단순히 침과 뜸만 하는 것은 아니다. 한국 한의사가 미국 한의사를 무시하는 것은 서울대 영문과 학생이 지방의 수능점수가 낮은 대학의 영문과 학생을 무시하는 것과 비슷하다. 그러나 졸업하면 어차피 같은 학사이고, 또 서울대 영문과를 나왔다고 해서 영어를 지방대 학생보다 더 잘하는 것은 아니다. 개인의 적성과 노력이 실력을 말해주듯이 미국 한의사도 마찬가지이다. 예전에 TV에서 유명한 한의사 한분이 자신이 학교 다닐 때는 한의학과를 다니는 게 창피해서 미팅도 못 나갔다고 말씀하신 적이 있다. 한의대 입학경쟁률이 높아진 것은 불과 얼마되지 않았다. 그럼에도 지금의 기득권 때문에 계속 해외 한의사들을 비하하는 것은 결국 누워서 침 뱉기임을 알아야 한다. 어차피 포화 상태인 국내 시장에서 살길을 찾으려면 자신들도 해외를 겨냥해야 함이 자명하기 때문이다.

다음의 내용들은 여러 가지 자료들 중에서 특히, 「김세영 미국 한의사 CA/NCCAOM 제도 분석과 유형별 합격가이드(김영사)」를 많이 참고하였다. 미국 한의사 제도에 더 많은 관심이 있는 분들은 이 책을 사서 보면 많은 도움이 될 듯하다.

(1) 미국의 한의학 현황

미국에 한의학이 소개된 시기는 대체로 약 150년 전에 대륙횡단 철도공사를 위해 미국에 도착한 중국인들에 의해서라고 추정된다. 체계적인 정착은 1972년 미국과 중국이 수교를 이루면서 시작되었다. 중국에서 침으로 마취하여 뇌수술을 성공시켜 미국 의사들을 놀라게 한 후 침자마취가 많은 관심을 받게 되어 미국에 침술이 들어온 결정적인 계기가 되었다. 1973년도에 네바다주에서 한의사 면허가 합법화되었고, 이어서 1975년도에는 캘리포니아주와 하와이주가 한의사 면허를 합법화하였다.

처음 설립된 미국 한의대는 스티브 로잔블러트가 세운 에큐펑쳐 칼리지(Acupucture College)이다. 처음에는 이렇게 시작되어 오늘날에는 미국 전역에 60여 개에 가까운 한의대가 설립되었다. 한국인이 많이 사는 LA 주위에만 현재 9개의 한의대가 있고, 한의원은 2000여 개나 된다. 최근에는 미국 이민을 온 국내 한의사들도 많이 늘어서 현지 개원을 하거나 미국 한의대에서 교수로 활동하는 경우도 많이 있다.

세계 건강보조식품 시장 1위가 미국이다. 미국인은 벌써부터 수술이나 양약 등과 같은 인위적인 의료에 많은 염증을 느끼고 있다. 최근 들어서는 패스트푸드 같은 인스턴트 식품의 부작용이 많이 알려져서 채식주의자들도 급격하게 늘고 있다. 또 대체의학에 대한 관심도 무척 늘어나 꽤 많은 지원금이 대체의학을 연구하는 학교에 지원이 되고 있다. 현재 미국에는 대체의학의사(Naturepathy Doctor)라는 의사도 있어서 양방의를 MD라고 하듯이 이들을 ND라고 부른다. 그만큼 미국은 현재의 양방 위주의 의료체제를 개선하기 위해서 많은 노력을 하고 있다. 한의학 역시 미국에서 가장 주목 받고 있는 대체의학 중 하나이다. 미국 한의사이기도 한 UC IRVINE(캘리포니아 얼바인주립대)의 해부학과 교수인 서창석 박사는 주정부의 많은 지원하에 침술이 인체에 미치는 영향 등 수많은 논문을 발표하고 있다. 이뿐 아니라 미 전역에서 침술에 대한 연구는 수백만 달러의 지원금하에 이루어지고 있다. 이런 연구들에 한국인 출신 미국 한의사들이 주도적인 역할을 하고 있다는 것이 괄목할 만하다. 또한 지금까지 배출된 미국 한의사는 미국 전역을 비롯하여, 캐나다, 호주, 영국, 스페인, 터키, 필리핀 등 여러 나라에서 활발한 의료 활동을 하고 있다. 이것은 한국을 제외한 대부분의 나라에서 미국 한의사가 인정받고 있다는 얘기다. 미국 보건부 자료에 따르면, 지난 1995년 미국 전체 인구의 3분의 1이 한방을 포함한 대체의학 치료를 받은 경험이 있다고 한다. 미국 인구를 약 2억5000만 명으로 추정할 때 7000만 명 정도의 국민이 한방 관련 대체의학을 신뢰하고 있다는 사실을 암시해 주는 대목이다. 또한 FDA(미국 연방 식품의학국)는 1996년 3월 침을 3등급 연구대상 치료기구에서 2등급 자격있는 전문의료인이 시술할 수 있는 치료기구로 인정했다. FDA의 이같은 결정은

곧바로 미국 의학계의 관심을 끌었고, 한의학이 건강보험의 부분적 혜택을 받을 수 있게 하는 계기가 되었다. 현재 캘리포니아주 한의사 면허 소지자는 1만 5000명이 넘는다. 여기에 1만 3000명이 넘는 미국연방 침구사, 한약사인 NCCAOM 자격 소지자까지 합하면 3만 명에 가까워진다. 현재 미국은 한의사 자격증을 가지고 활동할 수 있는 법적 시스템이 잘 보장되어 있다. 한의사란 직업은 미국 3만여 개의 직업 중 100대 유망 직종에 들만큼 인기를 얻고 있다. 한의학에 대한 관심이 갈수록 늘어나고 있는 추세여서 시장의 성장성도 무척 밝다. 최근 들어서는 캘리포니아주 면허인 CA면허와 NCCAOM 자격증을 영어권 나라에서 부분적으로 인정하고 있기도 하다. 특히 캐나다, 영국, 뉴질랜드, 멕시코 등의 특정 주에서는 간단한 절차와 시험을 통해 면허 사용을 허가해 주고 있다. 미국 한의사의 세계 진출과 그로 인한 국제 한의사로서의 역할이 증폭되고 있는 실정이다.

(2) 미국의 한의사 시험 제도

① 캘리포니아 주 한의사 면허(CA: California Acupuncture)

CA 면허는 캘리포니아주 한의사 위원회(California Acupuncture Board)에서 주관하는 캘리포니아주만의 독자적인 면허이다. NCCAOM 자격이 있더라도 캘리포니아에서 한의사로 활동하기위해서는 CA 면허를 취득해야 한다.

엄밀히 말하면 NCCAOM 자격은 민간 자격증(Certificate)이고, CA 면허는 말 그대로 주 정부에서 인정한 자격증(License)이기 때문이다. NCCAOM 응시자격은 CA 면허에 비해 상대적으로 낮고 시험도 쉬운 편이다. 그래서 CA 면허가 까다로운 자격 제도와 엄격한 심사 기준 등으로 인해 미국 한의학 발전의 축을 형성하는 대표적인 한의사 제도인 것이다.

② 미국 연방 침구사, 한약사 자격(NCCAOM: The National Certification Commission for Acupuncture and Oriental Medicine)

NCCAOM 자격증은 침구와 한약 전문가로서 국제적 표준을 갖추었음을 인정하는 것이다. 캘리포니아, 네바다, 뉴저지주를 제외한 미국의 대부분의 주에서 사용된다. 최근 국내의 많은 한의사와 중국의 중의사가 NCCAOM 자격시험을 볼 만큼 실질적으로 미국 내에서 광범위하게 사용되는 한의사 자격증이다. 또한 캐나다, 호주, 남미의 일부 국가에서도 NCCAOM 자격이 통용되고 있다. 현재 미국을 비롯한 세계 각국에 1만 3000여 명의 NCCAOM 자격증 소지자들이 한의사로 활동하고 있다. NCCAOM 자격증을 취득한 한국인은 약 300여 명 정도이며, 이들 중 상당수는 미국과 캐나다에서 한의원을 개원하여 한의사로 활동하고 있다. 이렇게 NCCAOM 자격증을 취득한 한국인이 적은 이유는 별도의 면허제도를 유지하는 캘리포니아주에서는 NCCAOM이 통용되지 않기 때문이기도 하고, 응시료가 CA 면허보다 훨씬 비싸고, NCCAOM은 민간단체로 한의사의 권익보호보다는 자신들의 돈벌이에 더 관심이 있다는 우려 때문이기도 하다.

캘리포니아, 캔자스, 켄터키, 앨리배마, 미시간, 미시시피, 노스타코타, 사우스다코타, 오클라호마, 와이오밍 주를 제외한 41개 주와 워싱턴 D.C.에서는 NCCAOM의 자격이 통용된다.

2) 중국
(1) 중의대 현황
중국 내 중의대학의 숫자는 대체로 한국의 특별시, 직할시에 해당하는 지역에 1~2개, 그리고 한국의 도에 해당하는 각 성에 1~2개의 중의대가 있다.

그 중 유명대학으로는 상해, 북경, 남경, 광주, 성도 중의대 등이 있으며, 기타 다른 대학들도 나름대로의 장점과 특성이 있기 때문에 어느 대학이 더 낫다라고 말하기는 힘들다. 무엇보다 중요한 것은 중국 내 모든 학교들이 적극적으로 유학생의 유치를 원한다는 것이다. 유학생에게는 일반적으로 자국 학생보다 훨씬 높은 학비가 책정되기 때문이다. 중국 중앙정부에서도 중의학 분야를 전망 좋은 산업으로 책정하고 몇몇 대학들에 대하여는 막대한 재정지원을 아끼지 않고 있다.

(2) 입학 및 조건

고등학교 졸업 이상의 학력을 갖은자로서 HSK(한어수평고사) 6급 이상이어야 하는 것이 기본이고, 학교에 따라서는 신입생의 연령 제한도 하는데 대체적으로 상한 연령이 40세이다. 그러나 중국 학생에게는 연령 제한이 엄격하지만 외국인에게는 거의 적용을 하지 않고 있는 실정이다.

(3) 학제

중국에서 중의사 제도는 여러 가지 제도가 공존하고 있다. 3년 전과제의 조리사 제도가 있는가 하면 7년 석사의 중(中), 서의(西醫) 결합의사(醫師) 제도도 있다. 기타 다른 제도들도 있지만 보편적으로는 5년이 기본학제로서 졸업 후 중의사 고시에 합격하면 중의사가 될 수 있다.

5년 학제에서는 4년간 이론과목을 이수하고 1년간 임상을 한으로서 졸업을 하게 되는데 졸업증서와 의학사 자격이 부여된다.

특기할 것은 외국 유학생에 대하서는 5년 졸업은 같으나 1년 더 임상을 하여야만 중의사 고시를 볼 수 있다는 것이 다르다. 따라서 외국 유학생은 학제가 6년이라고 해야 할 것이다.

(4) 중의사(中醫師) 시험

학제에서 언급했듯이 이론과목 이수 4년, 임상 2년 후에 중의사 고시에 응시할 자격을 준다. 시험은 1차와 2차로 구분하여 시행되는데 확정된 일자는 아니지만 1차 시험은 대체적으로 6월 중에, 2차 시험은 9월 중에 시행되며 합격자 발표는 12월 중에 한다. 1차 시험은 실기와 이론이 병행되며, 2차 시험은 이론만으로 시험을 보게 된다. 시험 과목은 중의내과, 방제학, 서의내과, 침구학 등 임상에 꼭 필요한 13과목으로 구성되어 있고 나머지 1과목은 의료법규이다. 합격선은 총 600점 만점에 370점 정도면 합격 가능하다.

그러나 절대평가가 아니고 상대평가여서 응시년도에 따라 합격선이 조정되기 때문에 대체적으로 380점이면 안정권이라 할 수 있다.

(5) 중의사의 향후 전망

일단 국내에 중의사 제도가 FTA를 통해서 개방이 될지는 확실치 않다. 그러나 가능성은 많은 것 같다. 왜냐하면 중국 정부가 동북공정을 비롯한 여러 가지 정치, 경제적 목적으로 한국의 의료시장 개방을 강력히 원하기 때문이다. 미국 같은 경우는 미국 내 한의사들이 국내 개방을 어느 정도 원하는 것이지, 국가 차원에서는 큰 필요성을 느끼지 않는다. 또 미국에서 자리를 잡은 한의사들이 굳이 국내에 들어오려고도 하지 않는다. 그러나 중국의 경우는 일단 환율 차이가 많이 나는 등 수익적인 측면에서 중의사들도 한국 진출을 강하게 원하고 있다. 중국은 한국 시장 개방을 염두에 두고 이미 한국과 비슷한 학제를 맞추어 놓고 있다. 또 중의사가 있음에도 불과하고 조의사(朝醫師) 제도를 따로 만들어 얼마 전에 1회 조의사 시험까지 치뤘다. 조의사란 '조선 의사'라는 뜻으로 중국 내에 있는 조선족들 중에 한국 한의학을 이어가는 사람을 말한다. 벌써 그런 시험까지 실시하며 한국의 고대사부터 현재의 한의학까지 모두 흡수할 생각을 하고 있는 것이다. 그런 여러 가지 상황과 FTA 협정 등을 기초로 예측하면 한국의 의료 개방의 가능성은 매우 높다.

뉴질랜드 역시 금년에 이미 중국과 FTA 협정을 체결함으로서 의료 개방을 하였고, 중국과 FTA 협정을 추진하는 여타 국가 역시 마찬가지 일 것이다.

FTA 협정이 아니더라도 이미 미국이나 유럽 국가 등에서 중의사가 개업을 하고 시술을 하는 것이 어제 오늘의 일이 아니다.

동양의학 중 중의 치료가 이미 전 세계의 80% 이상을 석권함으로서 중국에서는 중의학을 고부가 가치 산업으로 인정하고 몇몇 중의대와 그 부속 병원들을 중점 육성키 위해 막대한 재정을 지원하고 있다. 국내에 남경중의대학의 분교가 생겨서 국내 최초로 한국에서 4년 학제과정을 듣고 임상은 중국에서 마치고 HSK(한어수평고사) 6급을 따면 중의사 고시에 응시할 자격을 준다고 한다. 미국에도 중의사들이 아주 많은데 그들 말을 들어보면 중국에서 공부하기는 무척 힘들다고 한다. 책 전체를 외우라는 등 학과 공부 자체가 무척 힘들더라는 말을 많이들 했다. 또 유학생활을 하려면 학비 외에 여러 가지 부대 비용도 많이 들 것이다. 국내에서 학과과정을 듣고 중국에서 임상을 할 수 있다면 꽤 매력적인 제도인 것 같다.

3) 캐나다

캐나다는 13개 주로 이루어져 있는데, 이 중 벤쿠버와 앨버타주를 제외한 나머지 주에서는 특별한 한의사 면허 제도가 없어서 누구나 한의업을 할 수 있다. 벤쿠버와 앨버타주는 캐나다한의대를 졸업해서 시험을 봐야 하며 자격 요건이 미국만큼이나 까다롭다.

4) 영국

미국의 한의대 영어 수업 교재 중 대부분이 지오바니라는 영국 사람이 저술한 책이다. 그 만큼 유럽에서 한의학을 빨리 받아들인 나라가 영국이다. 영국에서는 17개의 대학교와 전문대학에서 정식 한의학 교육을 하고 있으며 대체의학 관련 대학원 석사과정도 개설되어 있다. 그러나 아직 공식적인 한의사 제도가 없기 때문에 몇 가지 조건만 갖추면 한의원을 누구나 개업할 수 있다.

먼저 침구사협회에 회원으로 가입하고 개설하고자 하는 관할기관에 우리나라의 사업자등록증과 같은 허가서를 교부받으면 된다.

5) 스페인

유럽의 다른 나라와 마찬가지로 아직 국가에서 주도하는 침구사 제도나 법규는 없다. 그러나 침술 자격이 있는 기술자는 스페인의 민간협회가 인정하는 추천서가 있으면 관할기관에서 허가를 받아 침술 활동을 할 수 있다.

스페인은 한국 재야 침구인들에게는 꿈의 국가라고도 할 수 있다. 조훈이라는 한국 분이 스페인에 진출하여 현재 대학도 설립하고 침구방송국도 운영하고 있으며, 스페인 의사들을 상대로 침구 강의를 하고 있다. 침시술

한번에 한화로 20만 원 정도를 받으며, 약 20년 만에 꽤 큰 부를 이루었으며 스페인에서는 굉장한 유명인사가 되었다. 국내언론에도 여러번 소개된 적이 있다.

6) 브라질

브라질은 대부분의 남미 국가와 마찬가지로 아직까지는 일정 침구 교육을 받았다는 증명서류만 있으면 누구나 한의원을 개업할 수 있다. 한국인, 중국인, 일본인 등 약 2,000명의 침구사가 벌써 브라질에 진출해 있는 등 브라질은 남미국가 중 침구사들에게 가장 인기 있는 나라이기도 하다. 그러나 침구사법 제정에 관한 법안이 1995년 의회를 통과함으로써 앞으로는 정규 대학과정을 거쳐야만 침구원을 개설할 수 있을 것 같다.

7) 아르헨티나

따로 침구사 제도는 없으나 한국인들이 침구를 많이 하는 나라이기도 하다. 피부 미용사를 취득하면 자유롭게 침구 활동을 할 수 있다. 학원 등록과 과정은 몇 개월 걸리지 않는 쉬운 과정이라 한다.

8) 터키

터키는 한국인에 대한 인식이 좋다고 한다. 6 · 25 전쟁에도 참가해서 우리나라를 도왔으며 우리나라를 형제의 나라라고 부른다고도 한다. 별도의 침구사 제도는 없으며 단, 현지인과 합작을 하면 한의원을 개원할 수 있다고 한다.

9) 독일

독일에서는 침구 치료가 일반 의사와 간호사 등 일반 의료인들에게 널리 활성화되어 있다. 독일 의사들이 특히 관심을 많이 가지고 직접 약초를 재배하는 등 한의학에 굉장한 열의를 보이고 있다. 실제 어떤 병원에서는 한방을 공부한 양방 의사가 환자가 처음 방문하면 병증을 진찰하고 병증에 따라 양방 치료나 한방 치료를 결정해준다고 한다. 침구사에 대한 정식 제도는 아직 없지만 국제학술대회에 논문발표 등 아주 왕성한 활동이 이루어지고 있으며, 침술에 대한 보험 제도 역시 비교적 잘 발달되어 있다. 미국 한의사나 중의사 면허를 가진 사람이 독일에서 의료행위를 하는 데에는 큰 어려움이 없으나 독일 내의 체류 문제가 해결해야 할 가장 큰 문제이다.

10) 프랑스

프랑스는 명실공히 유럽 침구학의 맹주라 할 수 있다. 이침(耳鍼)의 발생지가 프랑스인 것만 봐도 알 수 있다. 1952년 프랑스 의학 아카데미는 침술을 현대의학의 한 분야에 편입시키려는 노력도 했다. 단 아쉬운 점은 양의사만이 침술 의료 행위를 할 수 있도록 법제화하였다는 점이다. 침술에 대한 자격과 뛰어난 의술이 있어도 의사의 감독하에서만 부분적으로 의료 행위를 할 수 있다는 점이 무척 아쉽다.

11) 이탈리아

이탈리아의 침구학에 대한 관심 역시 뜨겁다. 양의사가 병원 개업을 할 때 침을 놓을 수 있느냐 없느냐가 개업 성공을 좌우하기도 한다. 그러나 양의사만이 침구 시술을 할 수 있기 때문에 외국의 한의사가 이탈리아에서 한의원이나 침구원을 개업하는 것은 사실상 불가능하다.

12) 러시아

러시아 역시 침구 시술은 양의사만이 할 수 있도록 법제화되어 있다. 중국과 가까운 지리적 여건 때문에 한의학이 오래 전에 전수되어 양의사들의 한의학에 대한 수준이 꽤 높은 편이라 한다. 러시아 의사는 6개월간 침구 이론 공부를 하고 임상 실습을 하면 침구 시술을 할 수 있다. 외국 한의사나 자격있는 침구인의 경우는 러시아 의사의 지휘감독하에 일정 부분 침구 치료를 할 수 있다.

지금까지 대략적인 세계의 한의사 제도를 살펴보았는데 제도가 확고하여 바로 한의원을 개업하지 못하는 곳이나 양방 의사만이 침구 시술이 가능한 곳도 있지만, 20개국이 넘는 중남미 국가와 동남아시아 국가들과 아직 우리에게 잘 알려져 있지 않은 수 많은 유럽 국가 등은 여전히 기회의 땅이 될 수 있다. 무엇보다 중요한 것은 도전정신이며, 실제 환자를 치료해 낼 수 있는 실력이다. 실력만 있다면 전 세계가 여러분에게 열려 있다. 이제는 한국인이라는 생각보다 지구인이라는 생각을 더 가져야 할 만큼 교통과 통신의 발달로 세상은 가까워지고 좁아졌다. 필자는 침구술과 수기요법, 괄사요법, 기공능력 등을 같이 갖추어 세상에 나간다면 반드시 성공적인 삶을 살 수 있을 것이라 확신한다.

■ 참고서적

- 고성훈　성훈 따주기 (우리 출판사)
- 김정암　정암수족침 입문 (태웅 출판사)
- 박선식　광명침을 이용한 광명수지침법 (빛과 세상)
- 이수맹　맹따주기 1초 응급처치 (중앙생활사)
- 이병국　바늘 하나로 할 수 있는 31가지 응급처치 (life21)
- 김준수　정곡사혈요법 ((주)삼일문화사)
- 김세영　미국한의사 CA/NCCAOM 제도분석과 유형별 합격 가이드 (굿이포메이션)
- 이경제　기통찬 한의사 이경제의 이침 이야기 (김영사)
- 유태우　번역 (중국침구학), 사혈침요법 (음양맥진출판사)
- 송기수　핵심동의학 (도서출판 정담)
- 김정구　생활한의학 (지성서원), 침도 (지성서원)
- 송점식　의학집요 (주민출판사)
- 김홍경　동양의학혁명 (도서출판신농백초), 활투사암침법 (도서출판신농백초)
- 김광호　벽암 강의록

■ 인터넷자료

- 네이버 지식IN
- 네이버 백과사전
- 두산세계대백과사전
- 국제한의학교류센터 홈페이지
- 사암한방의료봉사단 홈페이지
- 다음카페 국제한의사 커뮤니티

청심선원 강좌 안내

문의전화 02-2268-1075

강좌	강의내용	강의시간	대상
정경침법	황제내경과 운기학을 바탕으로 한 12경락과 기경 팔맥 침구학	월요일 오후 7시 30분 ~ 목요일 오후 7시 ~	침구학을 공부하는 일반인
사암침법	고유의 침법인 사암도인 침경법 (3개월 과정)	토요일 오후 3시 ~	해외 포교를 목적으로 하는 스님이나 전도사님, 사암침법을 단기간에 체계적으로 공부하고 싶은 분
기문침법	기사회생의 침법으로 유명한 기문둔갑 침법은 구궁도에 팔맥교회혈이 자리하고, 시가 기문의 팔문을 배당하여, 해당 증상에 대한 팔문이 팔맥교회혈 중 어디에 닿는지를 포국해서 파악하여 자침하는 침법	매월 첫째 주 일요일 오후 2시 ~	기문둔갑을 공부하신 분과 기문침법을 임상에 활용하고자 하는 한의사
따주기	응급 시를 비롯하여 가정에서 간단하게 피를 빼 줌으로 웬만한 병은 자신이 스스로 치료할 수 있는 따주기 요법	매월 셋째 주 일요일 오후 2시 ~ 매월 마지막 주 토요일 오후 1시 ~	건강을 지키고 싶은 일반인
기문둔갑 명리	병법 술수의 하나로, 하도(河圖)·낙서(洛書)의 수(數) 배열 원리 및 이를 이용한 《주역》 건착도(乾鑿度)의 구궁(九宮) 법이 그 원형이다. 둔갑술(遁甲術)이라고 부르기도 한다. 천문·지리·인사의 삼재(三才)와 시간과 공간을 집목한 내용으로 인사(人事)는 물론 국운(國運)과 미래를 예측할 수 있는 학문 (6개월 과정)	수요일 오후 3시 ~	기문둔갑을 활용하여 인생 전반에 대한 지침을 삼고자 하는 분, 성공적인 사회생활과 사업을 성취하고자 하는 분, 명리 공부를 심도 깊게 하고자 하는 분, 6개월 수료 후 개업을 원하시는 분

강좌	강의내용	강의시간	대상
기공수련	약 6개월간의 수련으로 손으로 기를 느끼고, 기로 사람을 치유할 수 있는 능력을 양성하며 자신의 건강을 지킬 수 있는 심신 수련법	수요일 오후 6시 ~ 토요일 오전 11시 ~	기를 직접 운용하고 심신을 건강하게 하고자 하는 분, 기를 이용하여 타인을 치료하고자 하는 재야 의료인 및 한의사
수기요법	경락의 흐름을 조절하여 경혈의 막힘을 뚫어 주어 병 중 치료가 가능한 요법으로, 임·독맥과 12경락의 순행을 살펴 보사하는 경혈 지압법과 인체의 근육, 뼈, 관절들이 정상 위치에서 벗어난 척추의 부정렬을 바르게 교정하는 수기법으로 예방과 유지적인 측면에 역점을 두어 영양과 운동을 겸한 신경, 근육, 골격을 복합적으로 다루는 요법	별도 문의	어떤 도구도 필요 없이 손만으로 인체를 교정하고 치료하고자 하는 분, 마사지 숍 창업을 준비하거나 현재 운영 중인 분, 피부 미용사
괄사요법	청혈(淸血)요법이라고 하여 특정한 도구(괄사판, 숟가락, 주걱 등)를 사용하여 특정 부위의 어혈(瘀血)이나 육음(風熱暑濕燥寒)에 의하여 경락이 소통되지 않아 통증을 느낄 때 긁고, 문지르고, 뜯고, 두드려 막혀 있는 경락의 어혈을 풀어줌으로써, 혈액 순환 개선과 배설 기능을 통해서 면역 기능 증강과 신진대사의 촉진, 질병 예방과 치료를 할 수 있는 자연 치유법	별도 문의	간단한 도구로 어혈을 풀어주어서 병을 치료하고 건강한 피부를 가꾸고자 하는 분, 현재 피부 미용 숍을 운영 중인 피부 미용사
피부미용	피부 미용사 국가자격증 취득 대비 이론 및 실기 강의	별도 문의	피부 미용사 국가자격증 취득을 원하는 분